マンガで学ぶ
医療統計

高橋麻奈 著
Takahashi Mana

春瀬サク 画
Haruse Saku

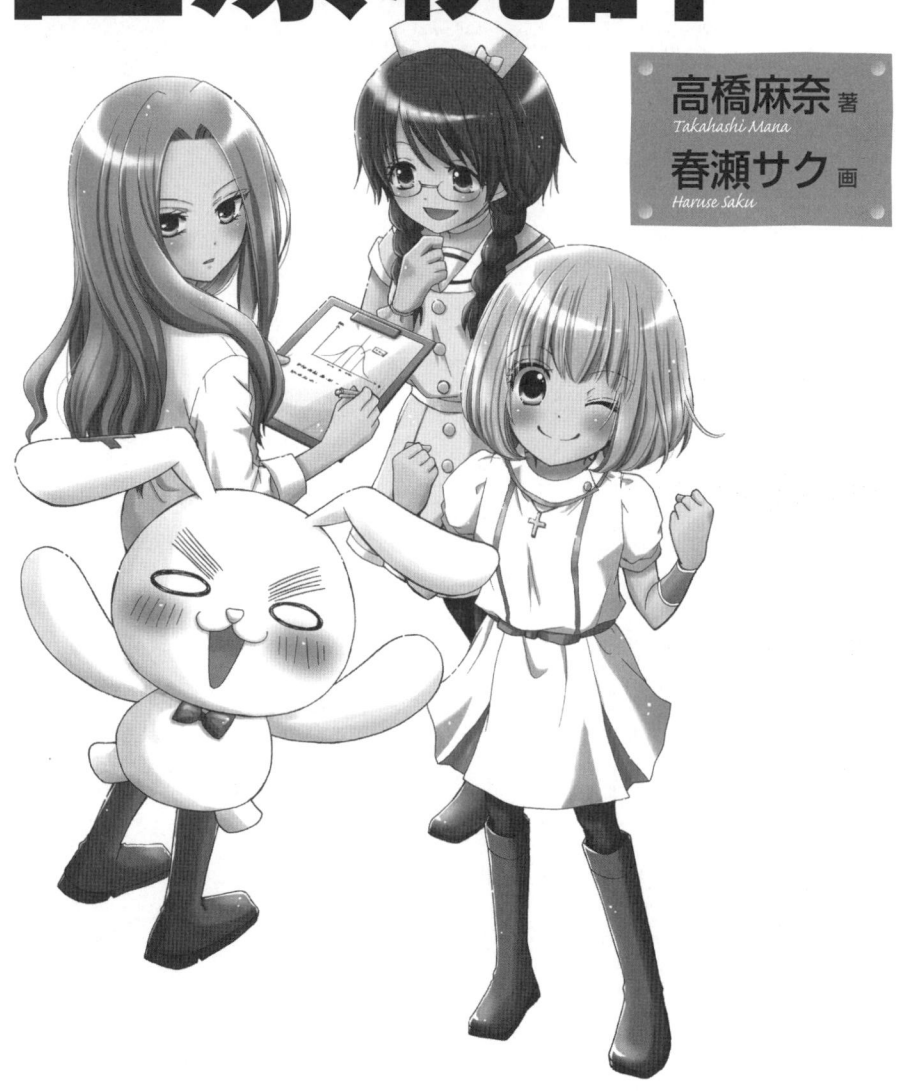

みみずく舎

■まえがき

　皆様は統計についてどんなイメージをもっていらっしゃるでしょうか。実験やアンケート調査でたくさんのデータを集めるイメージでしょうか。集まったデータを鋭く分析していくイメージかもしれません。統計は医療のさまざまな場面で利用されています。臨床・疫学研究のレポート・論文執筆，看護研究での調査，医薬品の臨床試験，保健分野の各種統計など，統計は医療のさまざまな分野において，幅広く応用されています。けれども，こうしたさまざまな場面で統計を目にするたび，「統計って，難しいなあ……」と感じていらっしゃる方は多いかもしれません。

　この本では，医療統計の基本を，マンガを通して学んでいくことにしましょう。平均・分散・標準偏差などといった言葉はよく耳にするかもしれません。いろいろな指標の意味を理解して，使いこなせるようになることが大切です。また，各種の統計分布の考え方や利用方法を学ぶことも重要です。推定・検定は統計を利用する上で欠かせないテクニックとなっています。各章末にはＱ＆Ａや，確認のための問題も準備しました。各章で勉強したことを復習してみるとよいでしょう。

　本書では一歩進んで，分散分析・多変量解析・生存時間解析の基礎などについても学ぶことにします。基本を押さえて，さらに高度な統計手法にチャレンジしてみてください。

　本書は春瀬サク様の手で，素晴らしいマンガとなりました。楽しく，親しみやすい書籍となっています。RB5 メディカルハイスクールに通う登場人物たちとともに，医療統計の基本を学んでみてください。

　なお，マンガ化の作業にあたりましては，みみずく舎の皆様にお世話をいただきました。関係者の皆様に感謝いたします。

　医療統計を学ぼうとする皆様にとって，本書がお役に立つことを願っております。

2013 年 7 月

高 橋 麻 奈

■目　次

まえがき……………………………………………………………………高橋麻奈…i

Chap. 0　医療統計の世界へようこそ ……………………………………………… 1
　　　　　「統計は医療に欠かせないのだ！」

Chap. 1　データの整理 ……………………………………………………………… 13
　　　　　「各種の指標を使えばデータの傾向をつかむことができるじゃろう」
　　　　　まとめ／Ｑ＆Ａ／問題 ……………………………………………………… 32

Chap. 2　相関・回帰 ………………………………………………………………… 35
　　　　　「データがどんな単位でも関係なく使える方法を教えてやろう」
　　　　　まとめ／Ｑ＆Ａ／問題 ……………………………………………………… 54

Chap. 3　推定・検定 ………………………………………………………………… 59
　　　　　「一部のデータから全体の傾向を推測するのは統計の重要な役割なのじゃ」
　　　　　まとめ／Ｑ＆Ａ／問題 ……………………………………………………… 88

Chap. 4　分　割　表 ………………………………………………………………… 99
　　　　　「では分割表を使って検定をしてみましょう」
　　　　　まとめ／Ｑ＆Ａ／問題 ……………………………………………………… 124

Chap. 5　分散分析 …………………………………………………………………… 129
　　　　　「比較するグループが３つ以上ある場合には分散分析が必要です」
　　　　　まとめ／Ｑ＆Ａ／問題 ……………………………………………………… 152

Chap. 6　医療分野への応用 ………………………………………………………… 157
　　　　　「目的に応じて分析手法を選べるようにならないといけないですね」
　　　　　まとめ／Ｑ＆Ａ ……………………………………………………………… 180

付　　録 ………………………………………………………………………………… 181
解　　答 ………………………………………………………………………………… 182

あとがき……………………………………………………………………春瀬サク…187

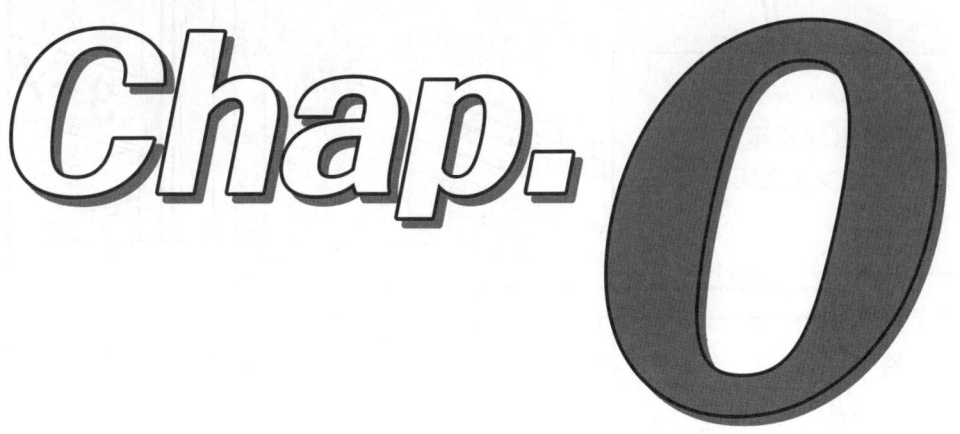

Chap. 0

医療統計の世界へようこそ

医・歯・薬・看護・保健等，医療系の業務に従事される皆様の中には，統計を苦手に感じている方々も多いのではないでしょうか。医療従事者への道にすすもうとしているRB5メディカルハイスクールの生徒たちも例外ではないようです。統計は医療の中でどのように役立てられるのでしょうか。この章では医療統計の目的をみていきましょう。

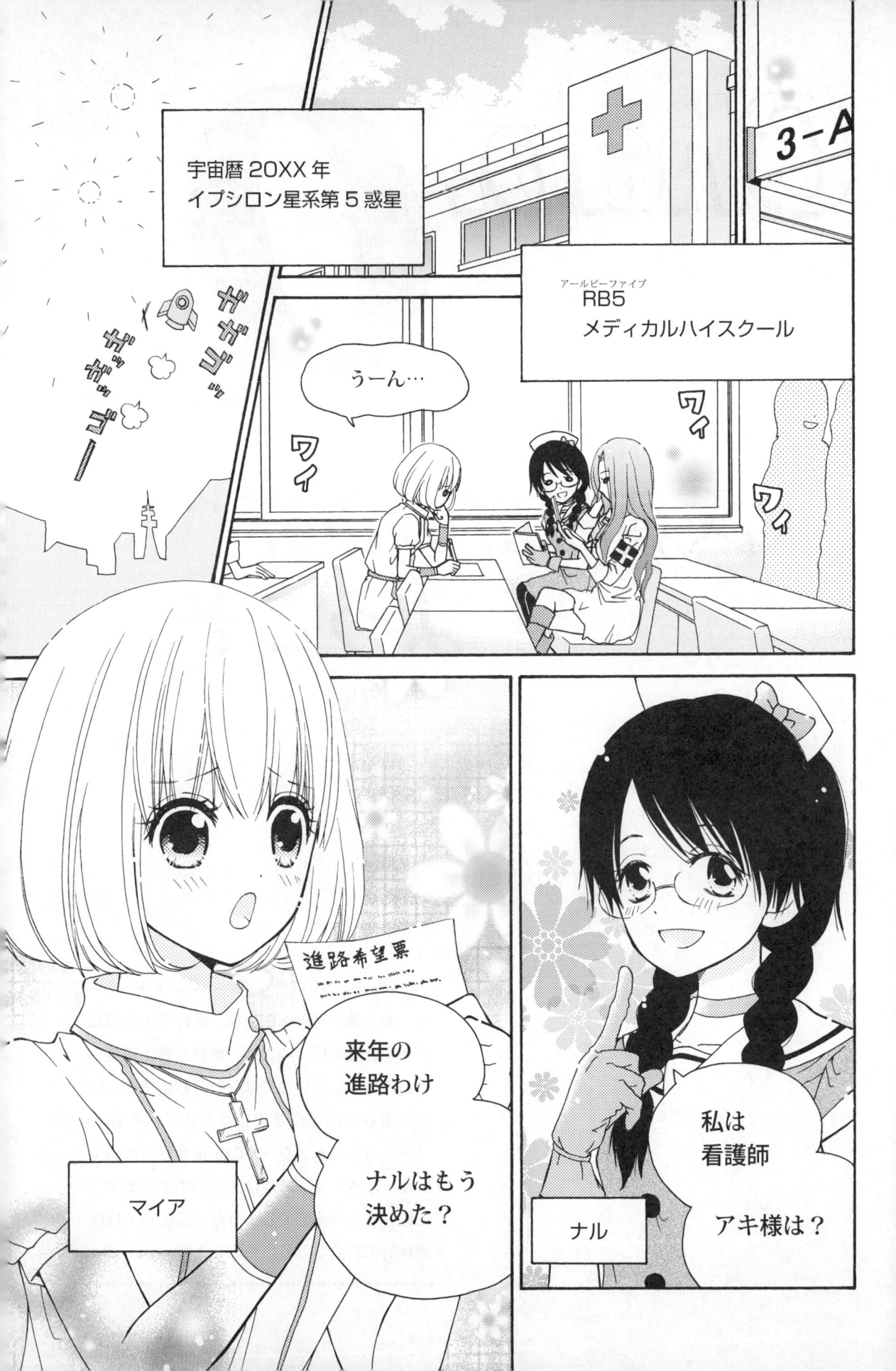

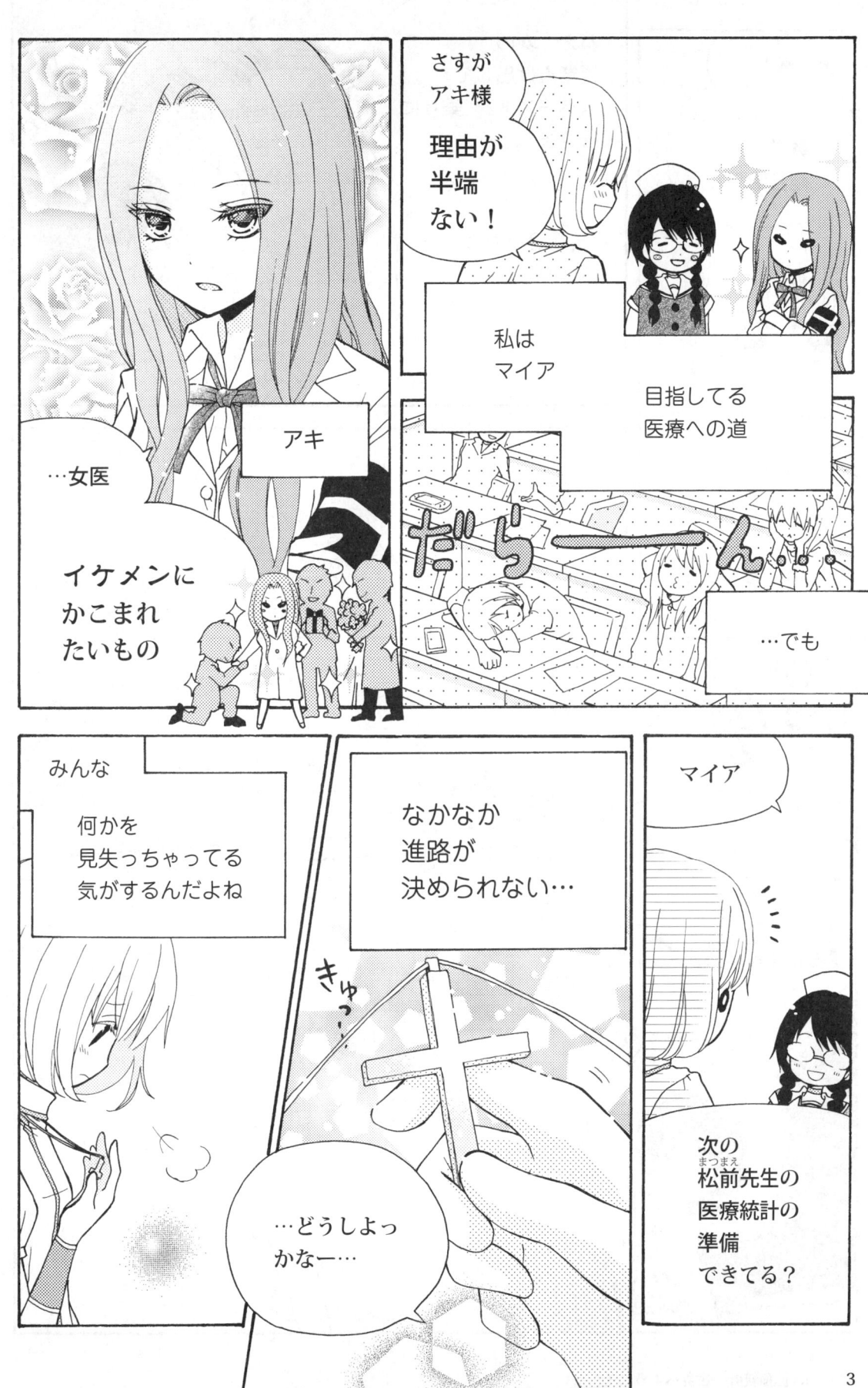

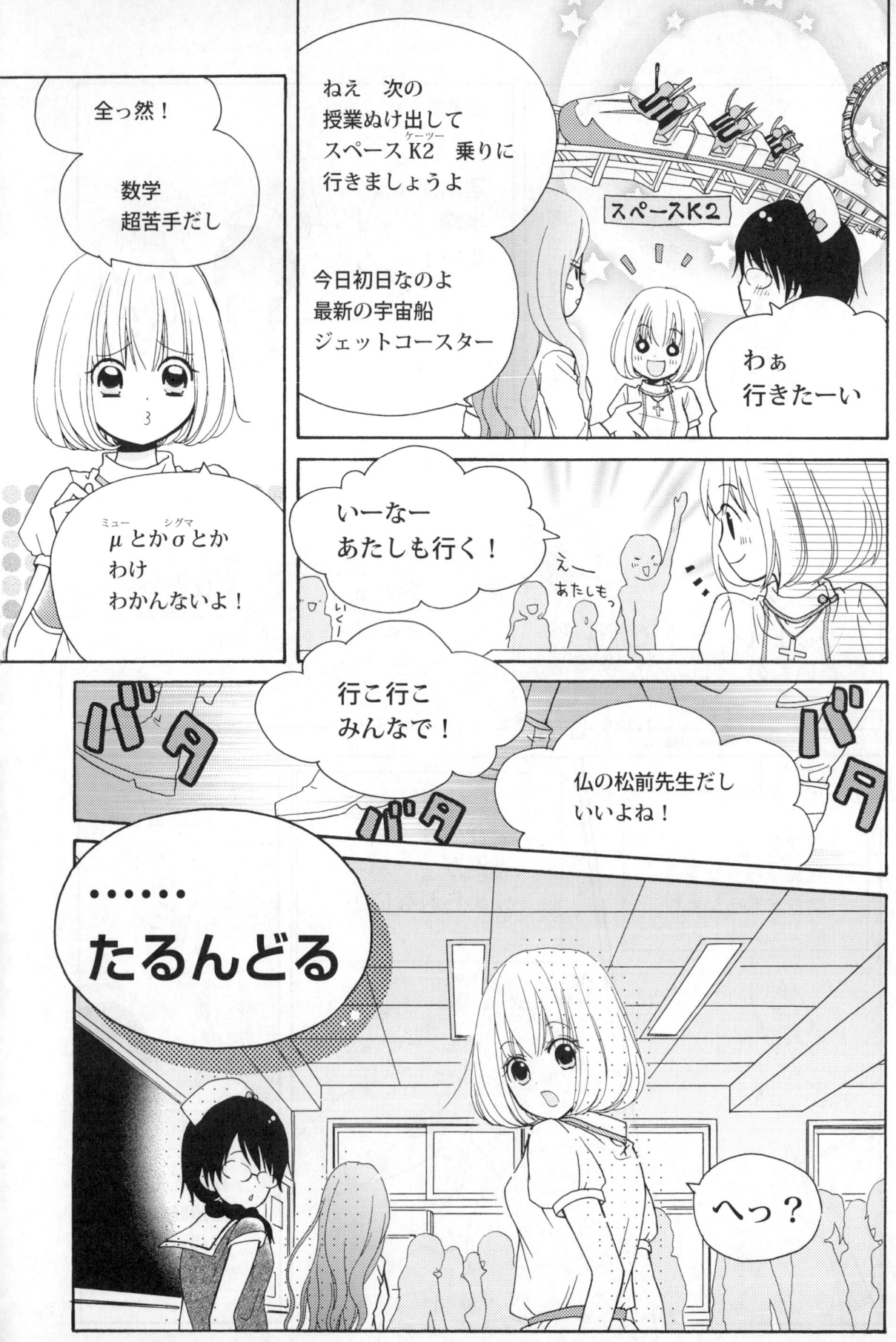

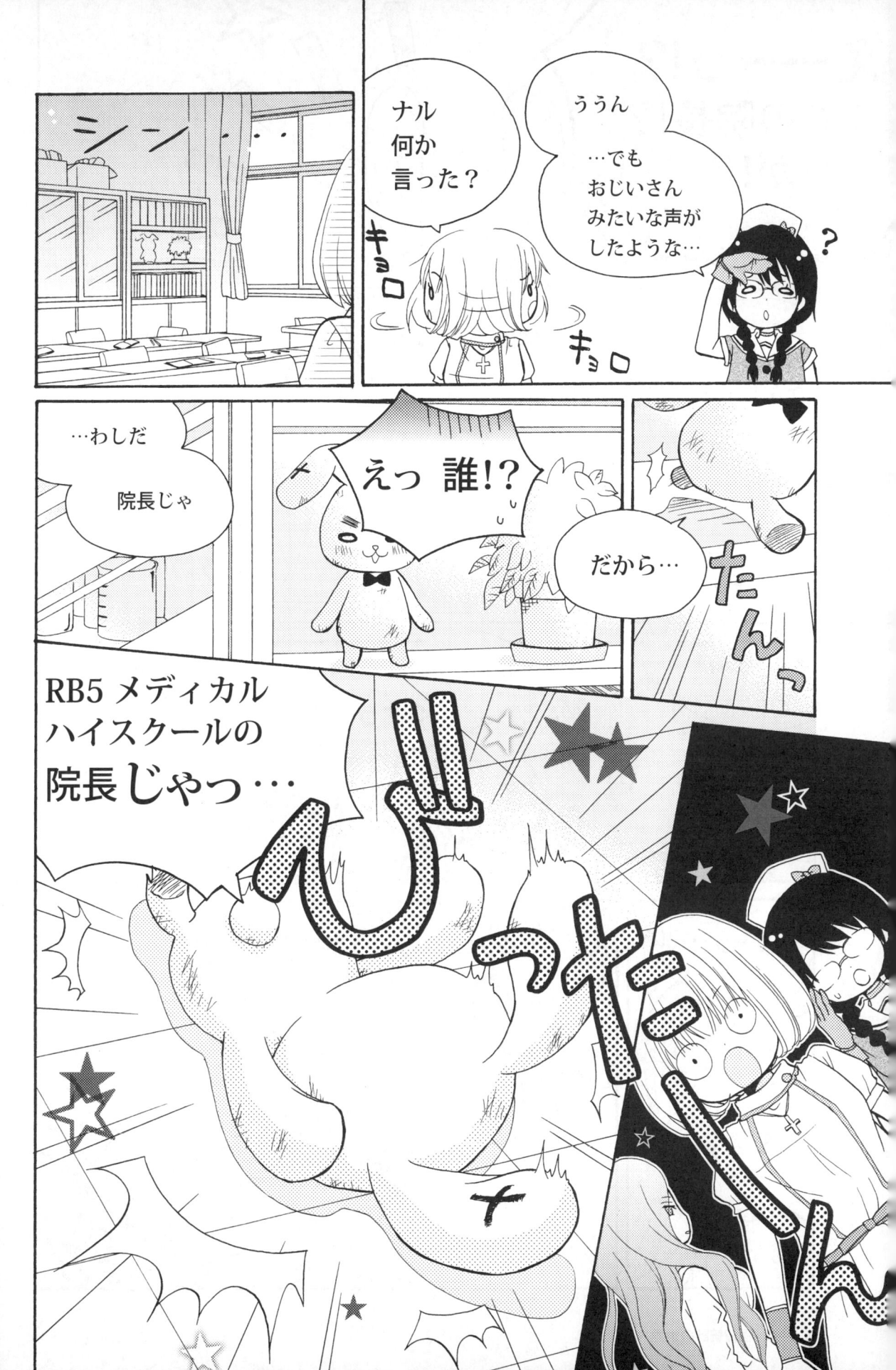

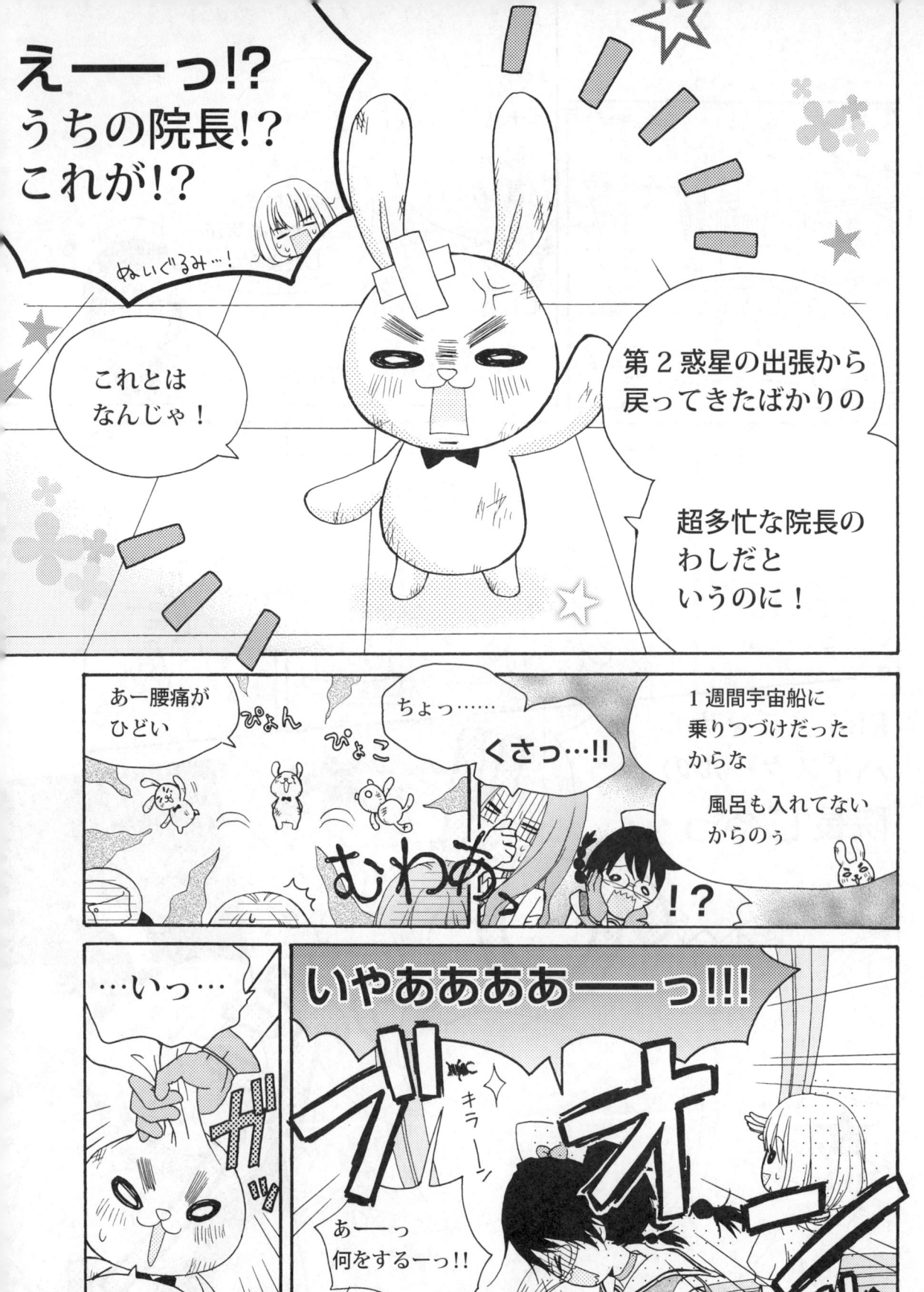

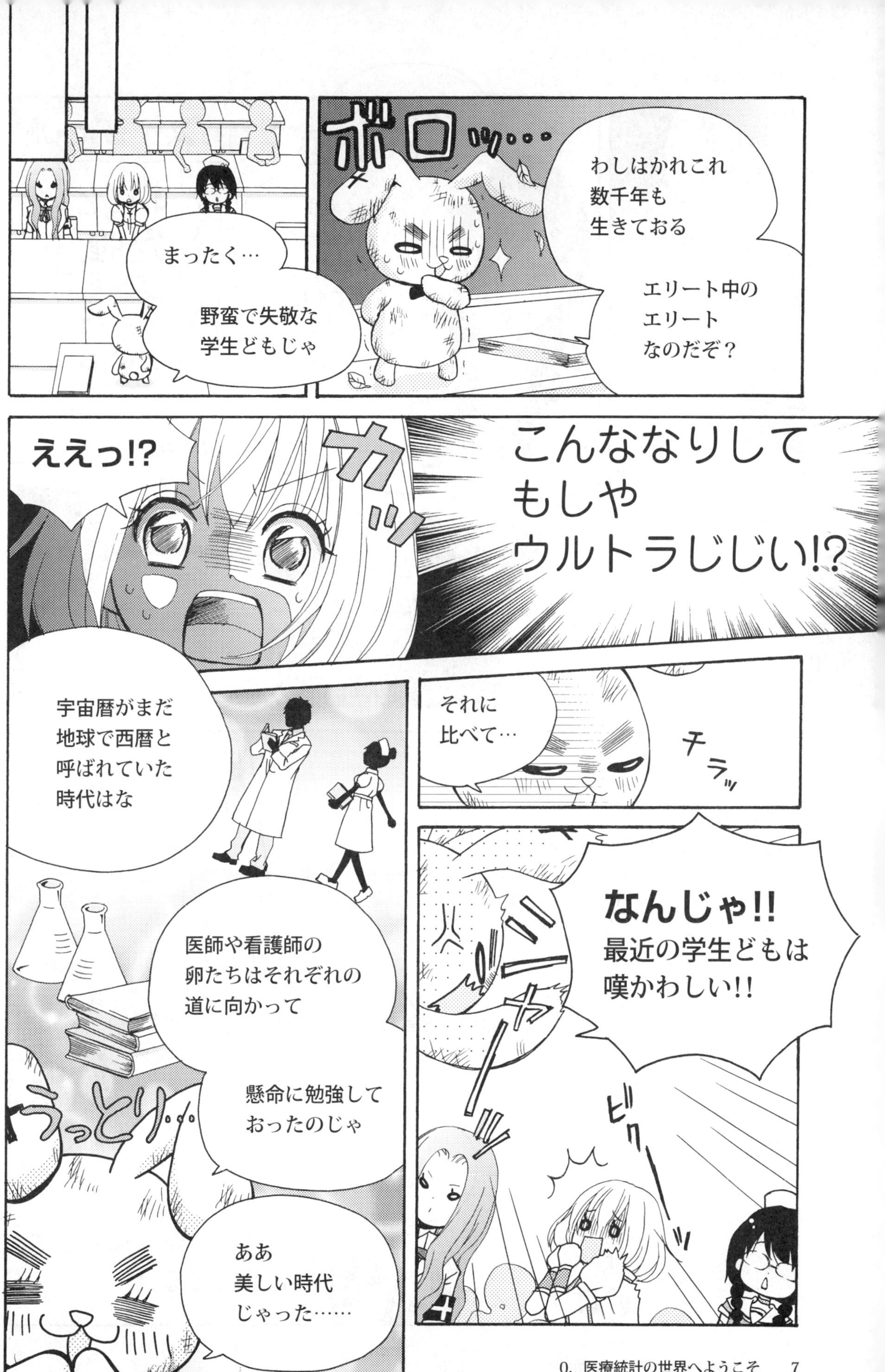

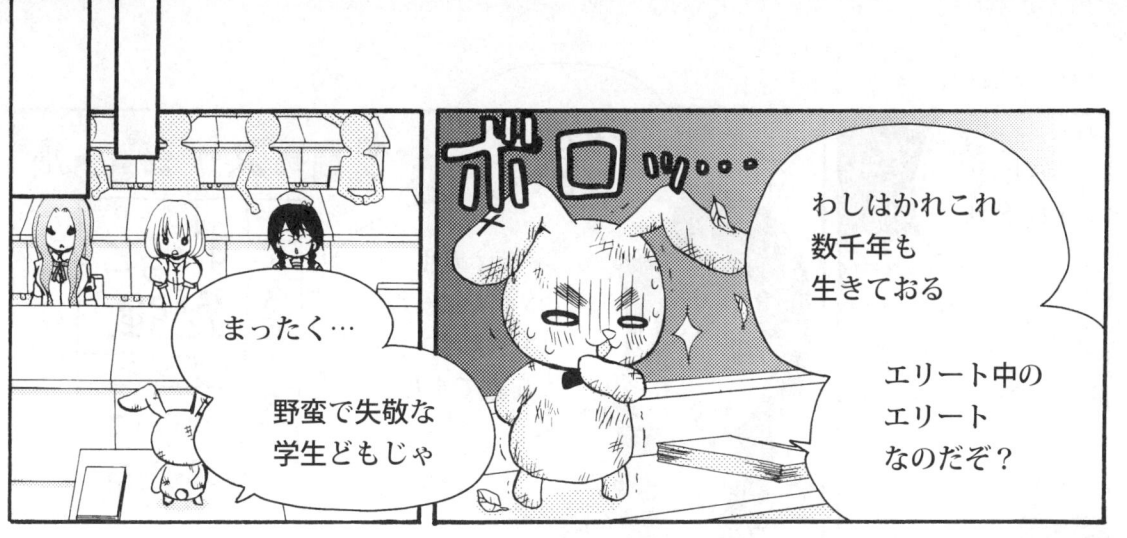

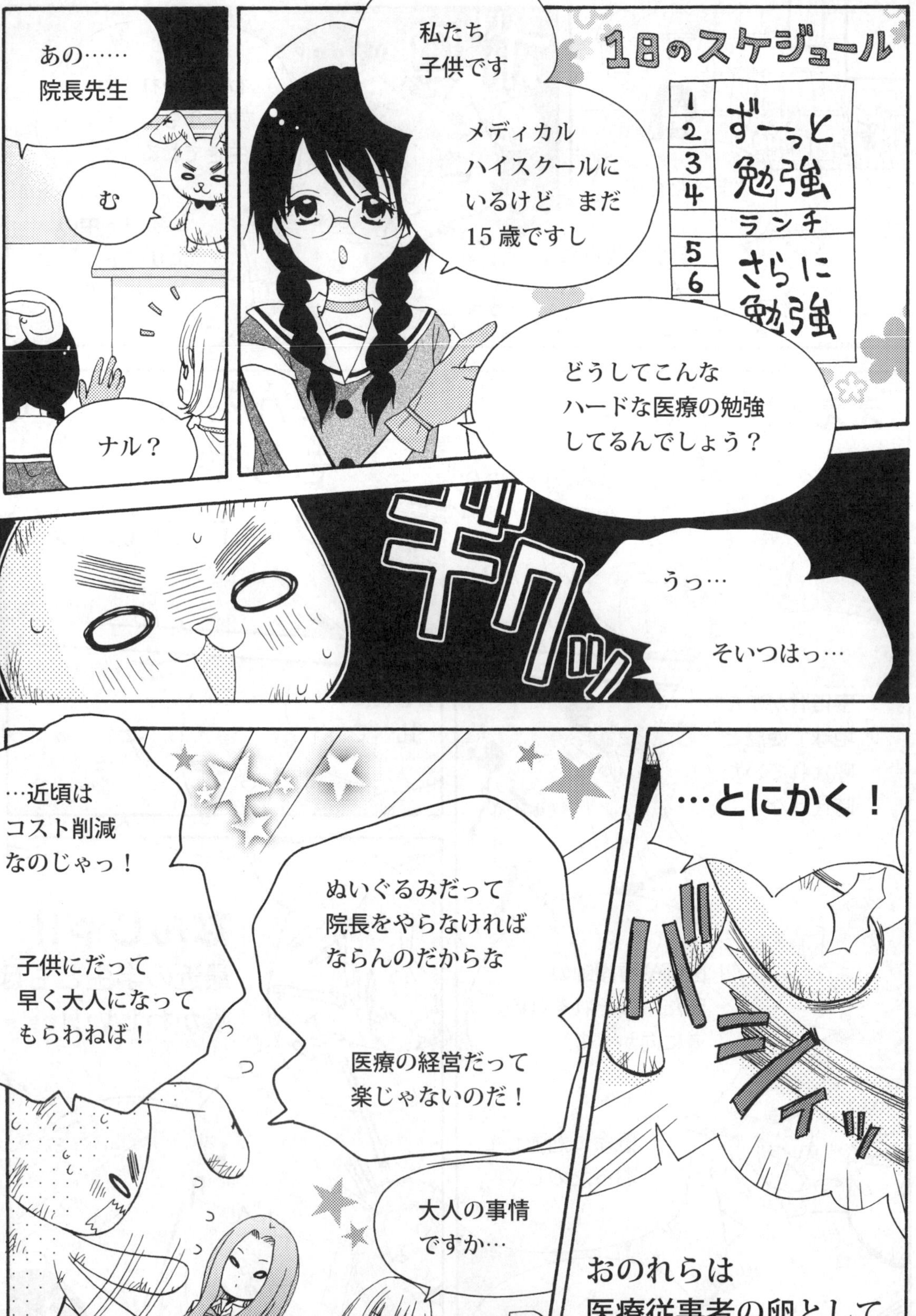

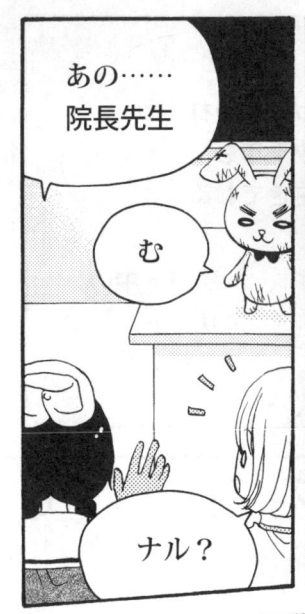
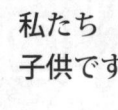
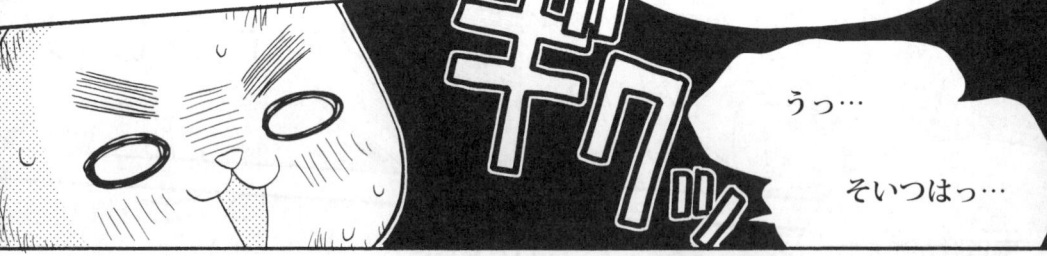

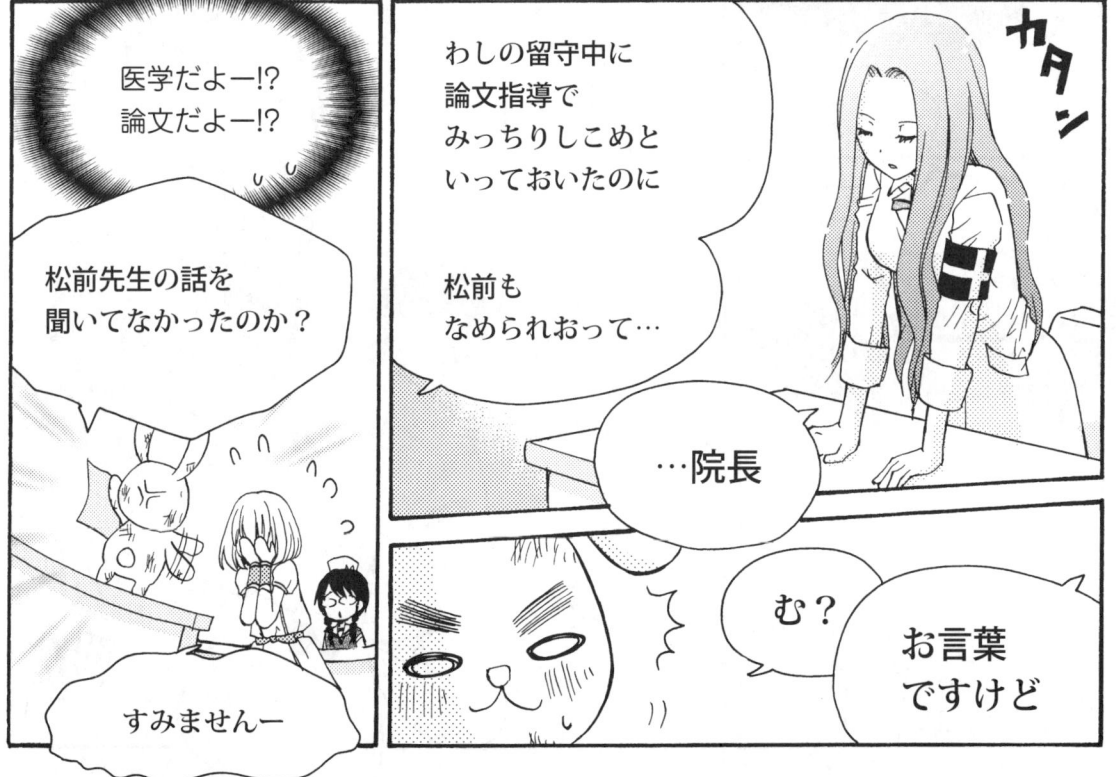

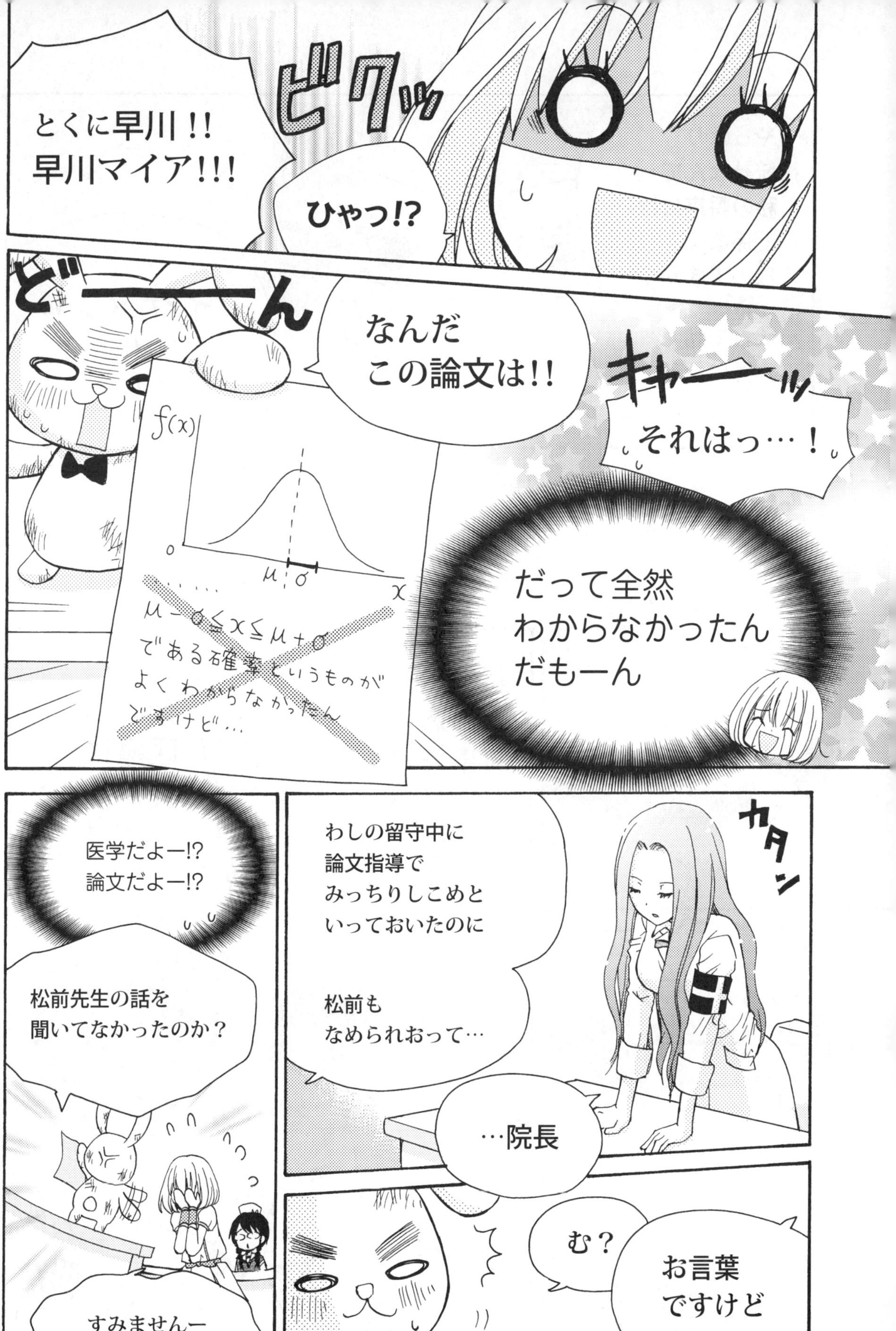

0. 医療統計の世界へようこそ

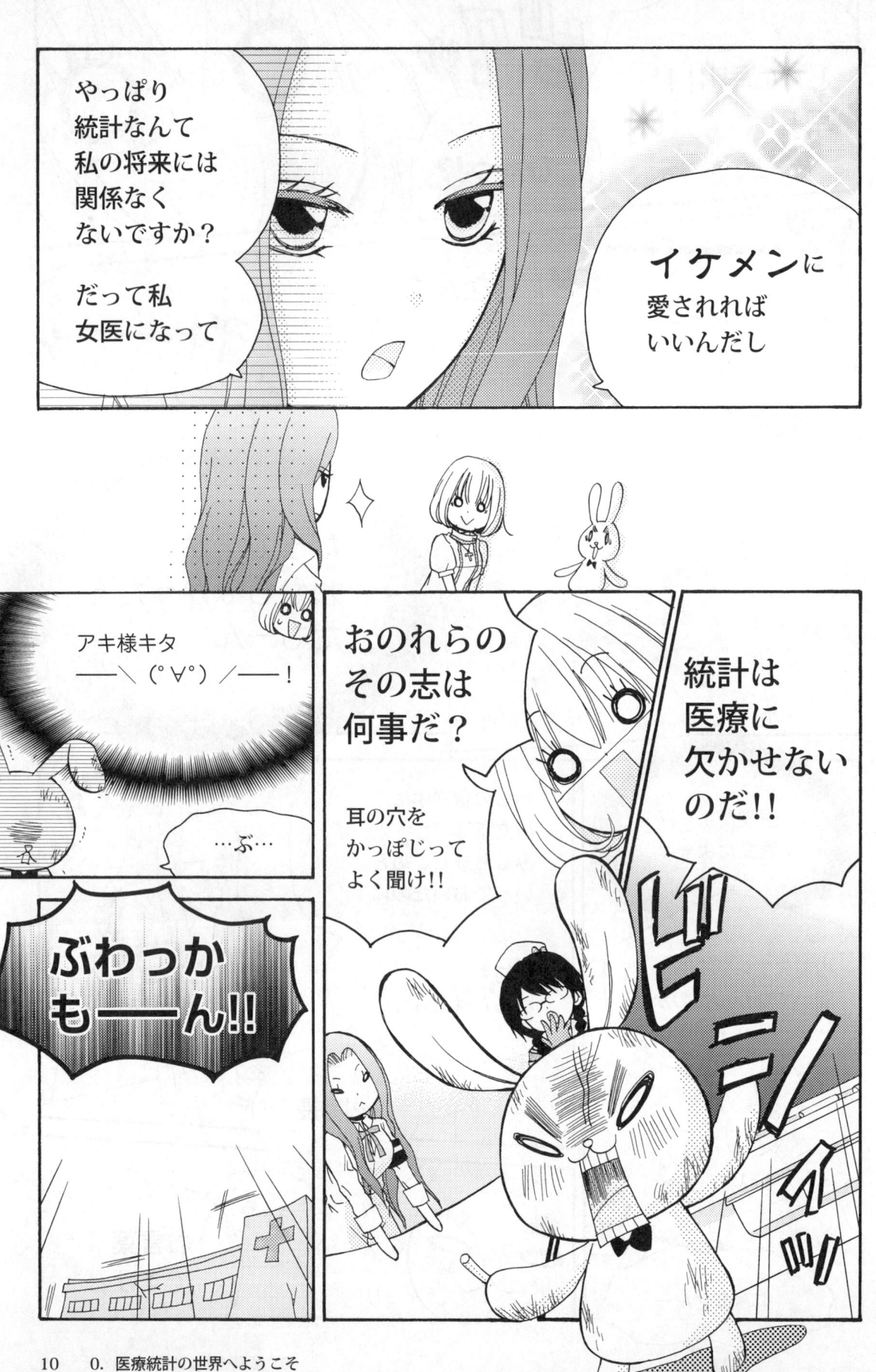

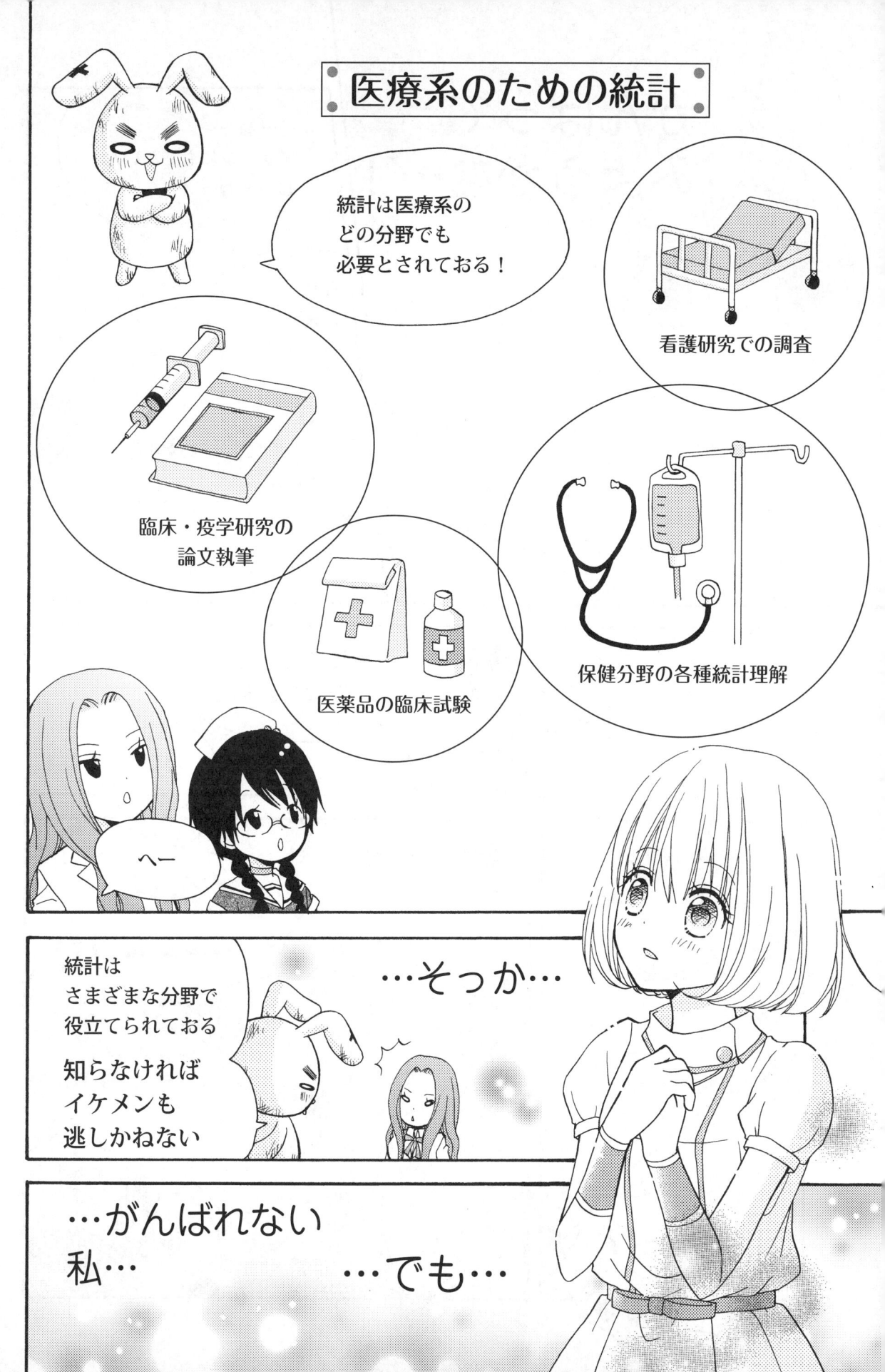

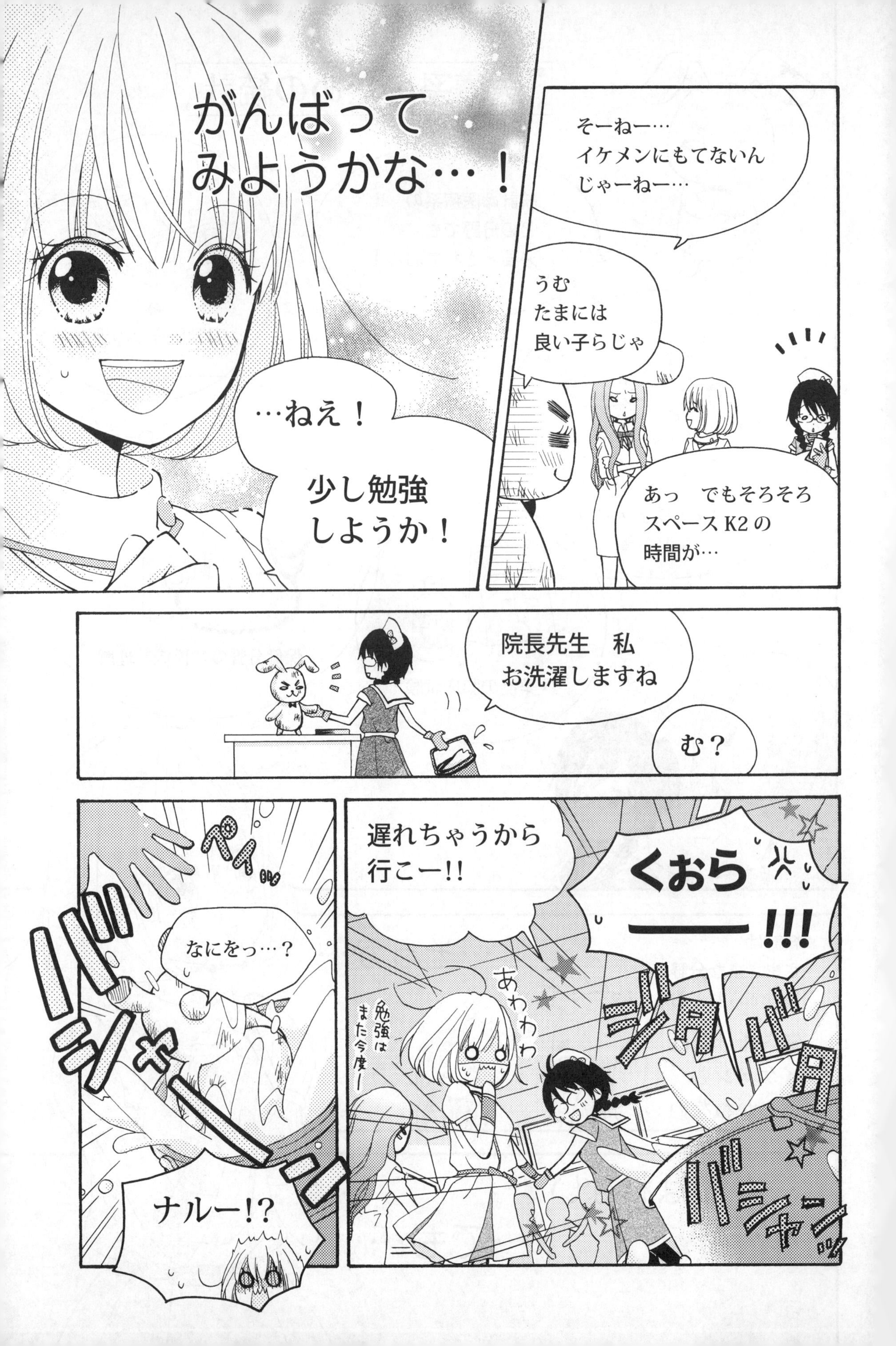

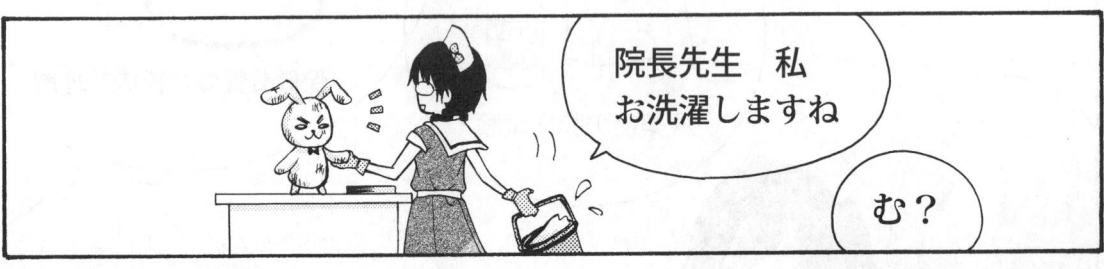

Chap. 1

データの整理

この章では統計データを整理することからはじめていきましょう。データを整理することは、データの種類を知り、統計を学ぶ上で欠かせない作業となります。
平均や分散など、各種統計に関する指標を目にする機会は多いでしょう。こうした指標の意味を知ることは大切です。さまざまな指標を使いこなせるようになりましょう。

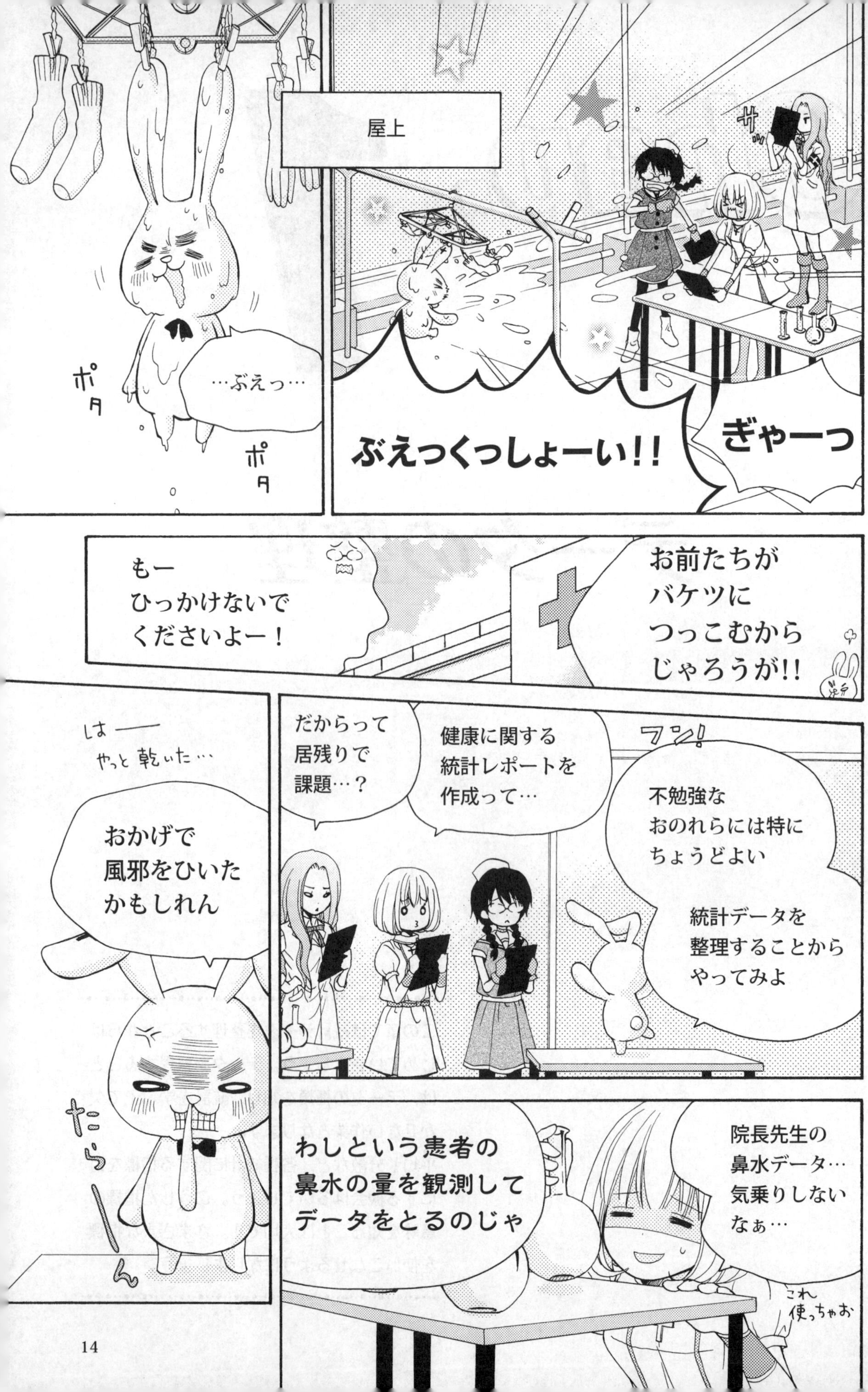

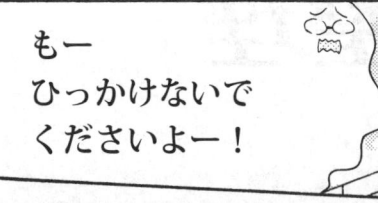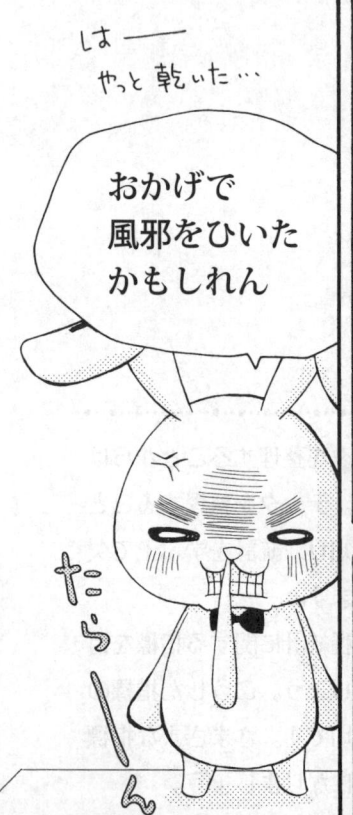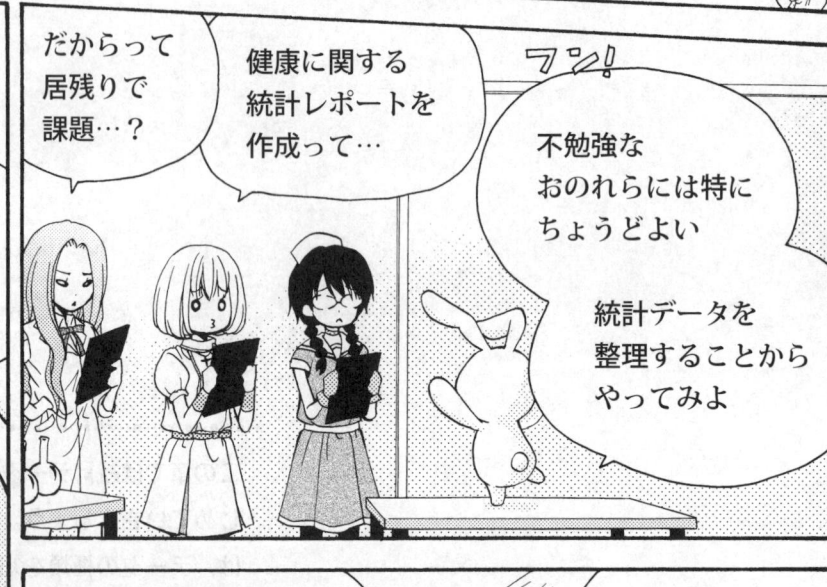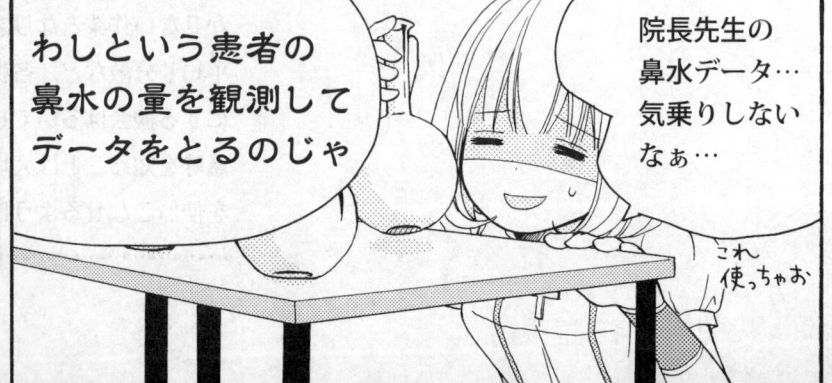

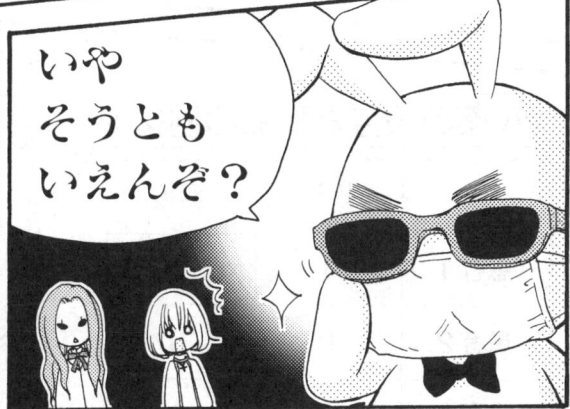

そうじゃ この場合 横1行が1件のデータになるわけじゃな

できましたっ

こんなふうになるんじゃないですか

このように数値で計測できるデータを「量的データ」という

鼻水の量の記録　単位(mL)

1時間後	20.5
2時間後	15.6
3時間後	12.1

量的データ

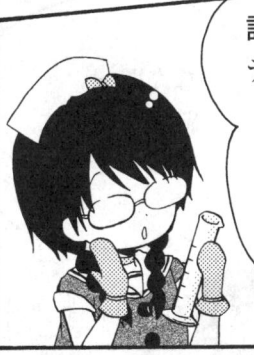

計測できるデータって…
データを計測するのは当たり前じゃないんですか？

いや そうともいえんぞ？

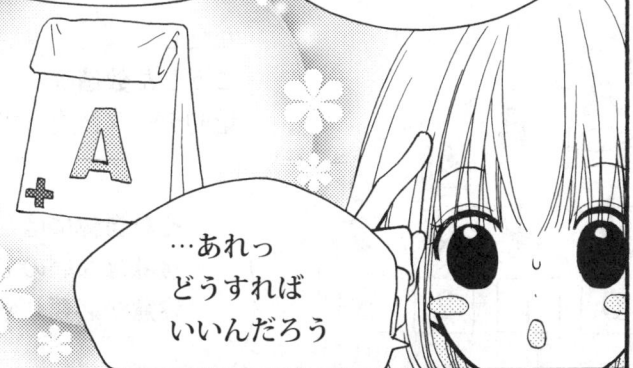

ある薬Aを飲んだときにくしゃみが止まるかどうかについて調査したいとする

これはどういうデータをとればいい？

…あれっ どうすればいいんだろう

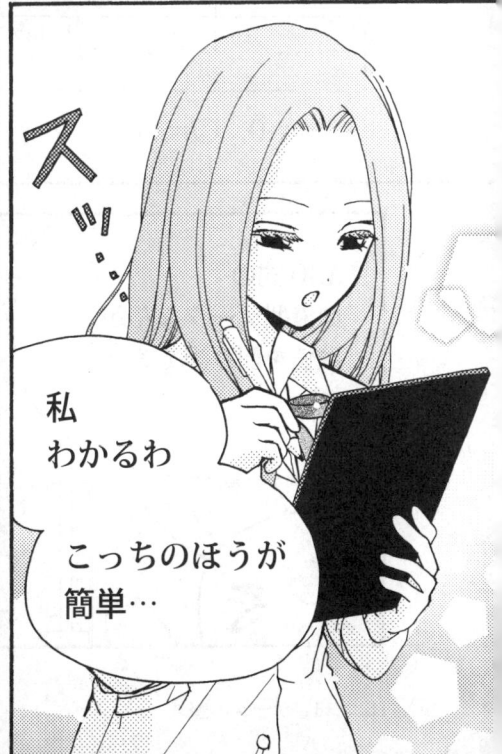

スッ…

私 わかるわ

こっちのほうが簡単…

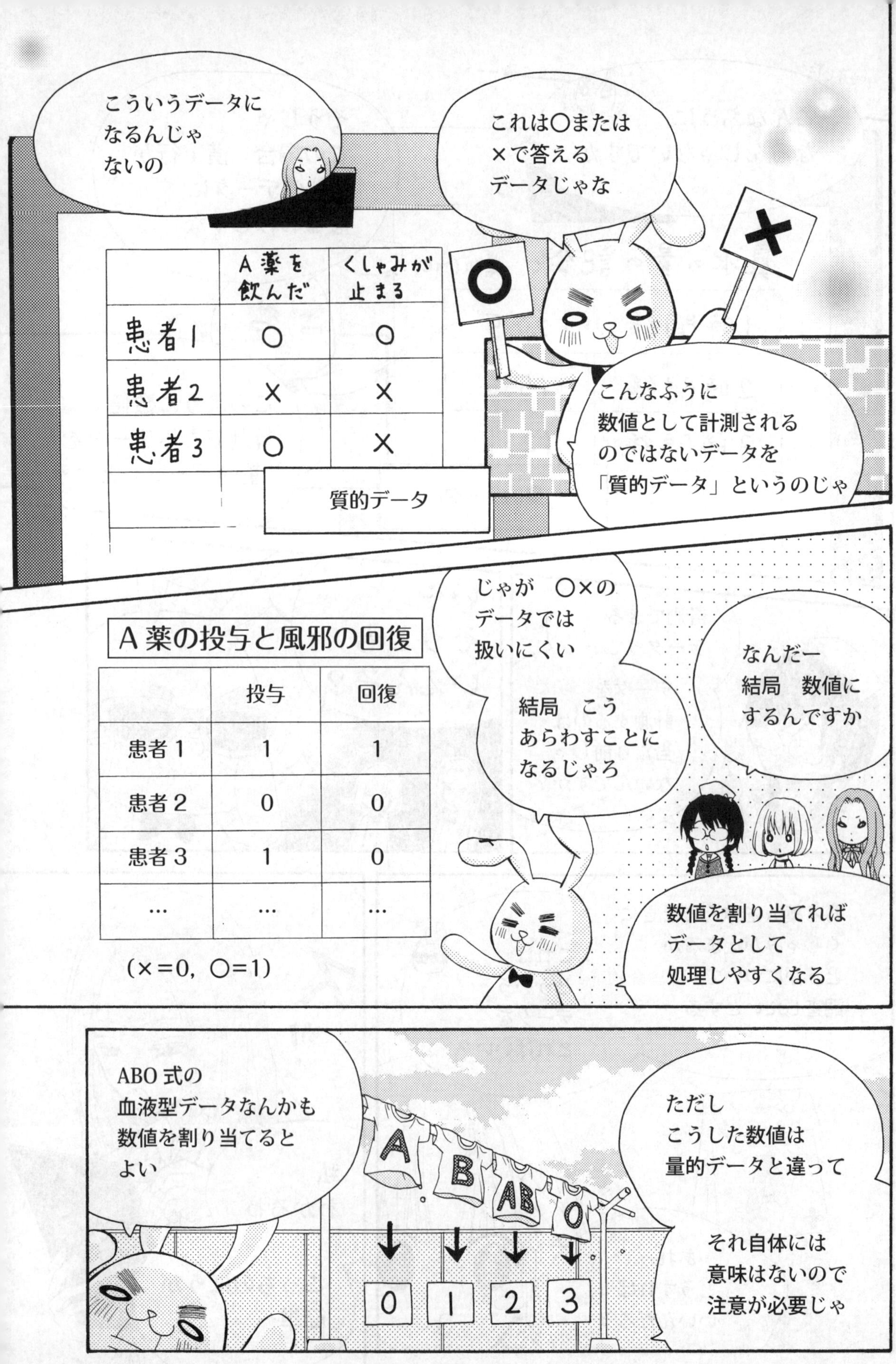

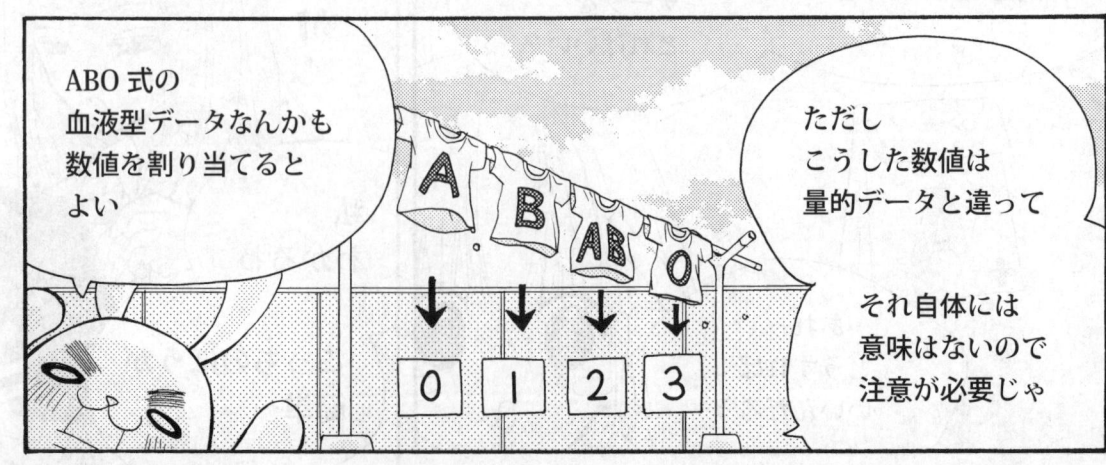

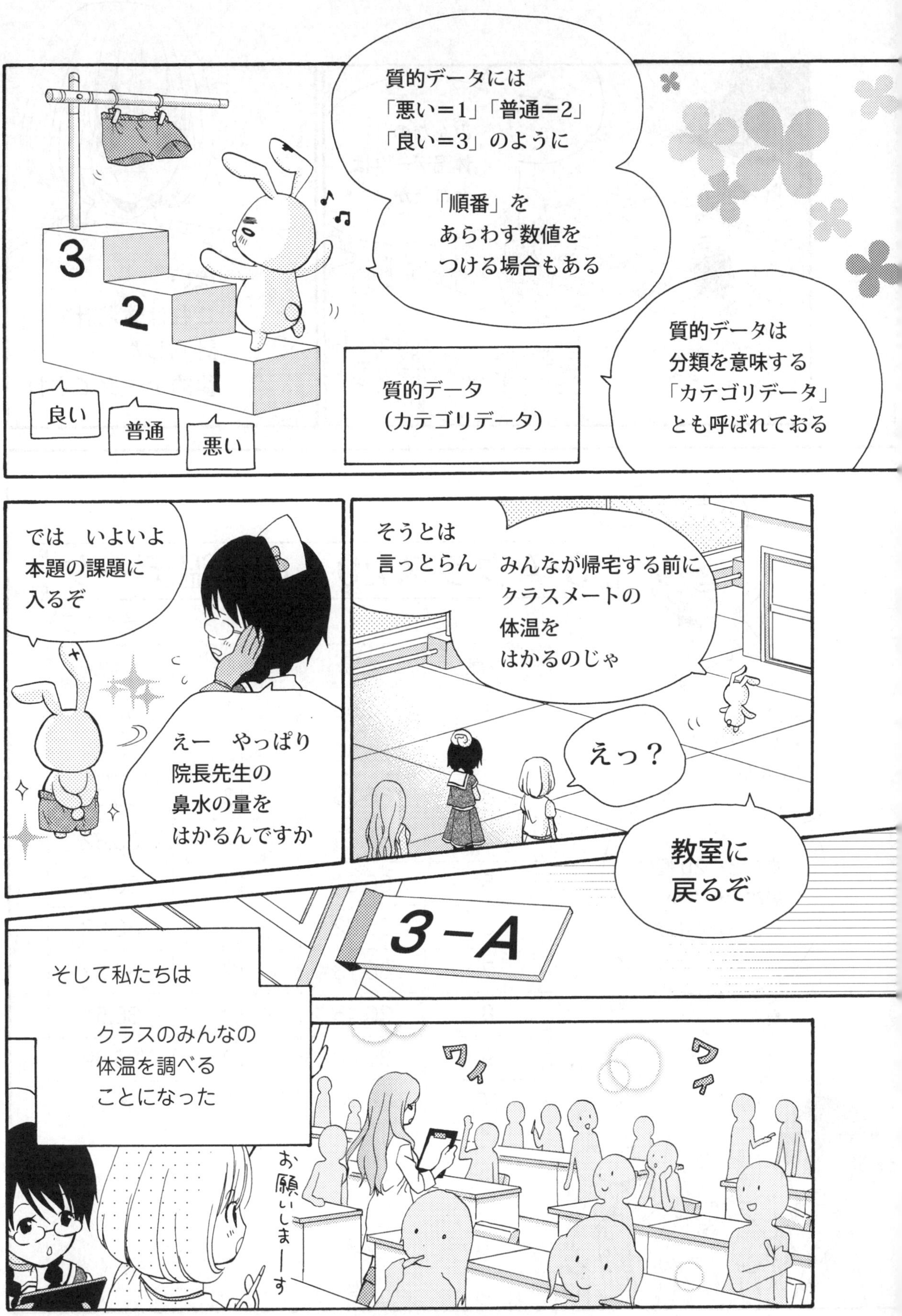

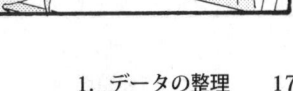

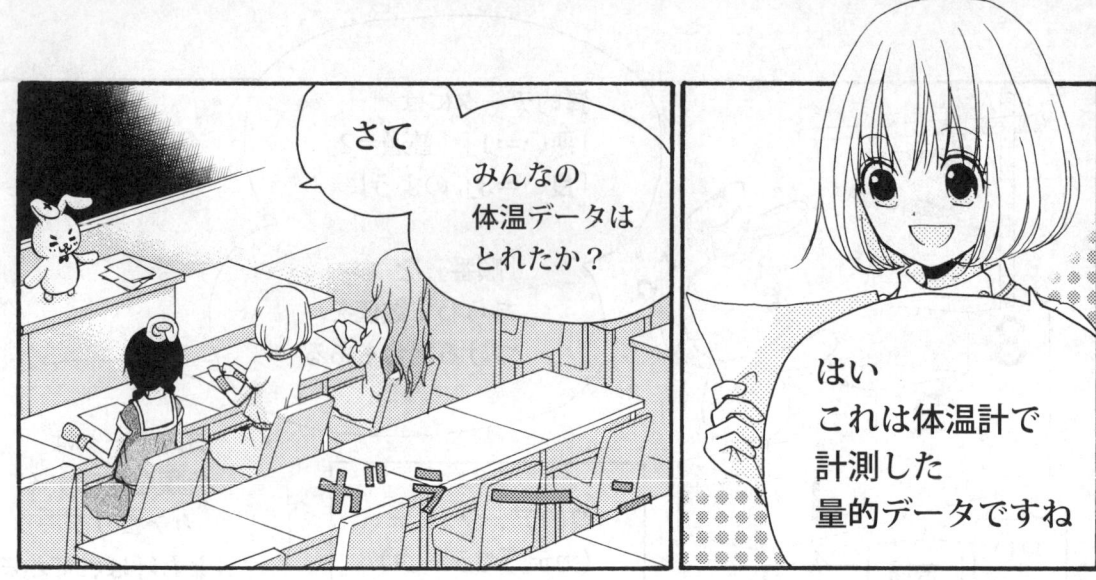

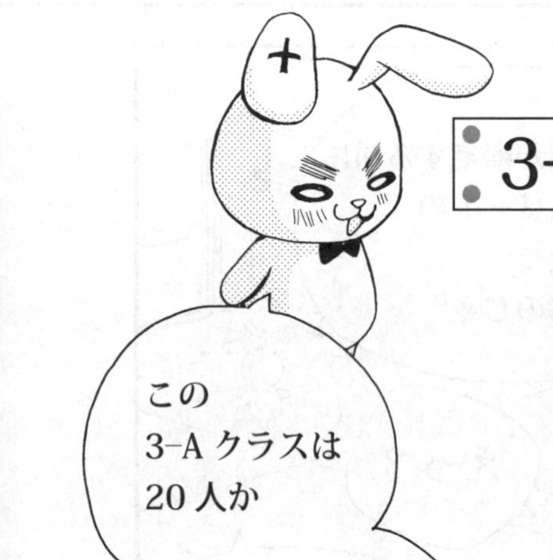

3-Aクラス20人の体温データ

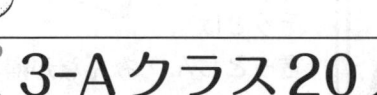

(単位：度)

生徒	体温	生徒	体温
1	36.55	11	36.56
2	36.32	12	36.53
3	36.38	13	36.54
4	36.65	14	36.82
5	36.61	15	36.46
6	36.22	16	36.78
7	36.13	17	36.67
8	36.45	18	36.54
9	36.48	19	36.69
10	36.70	20	36.92

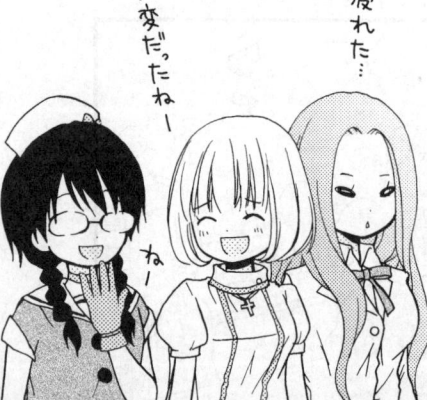

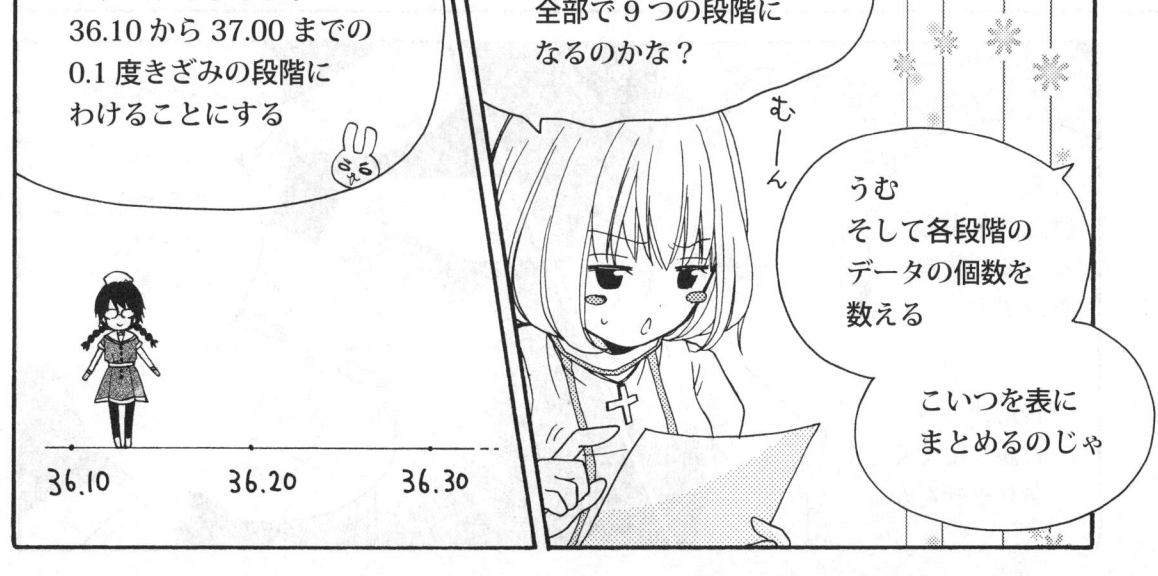

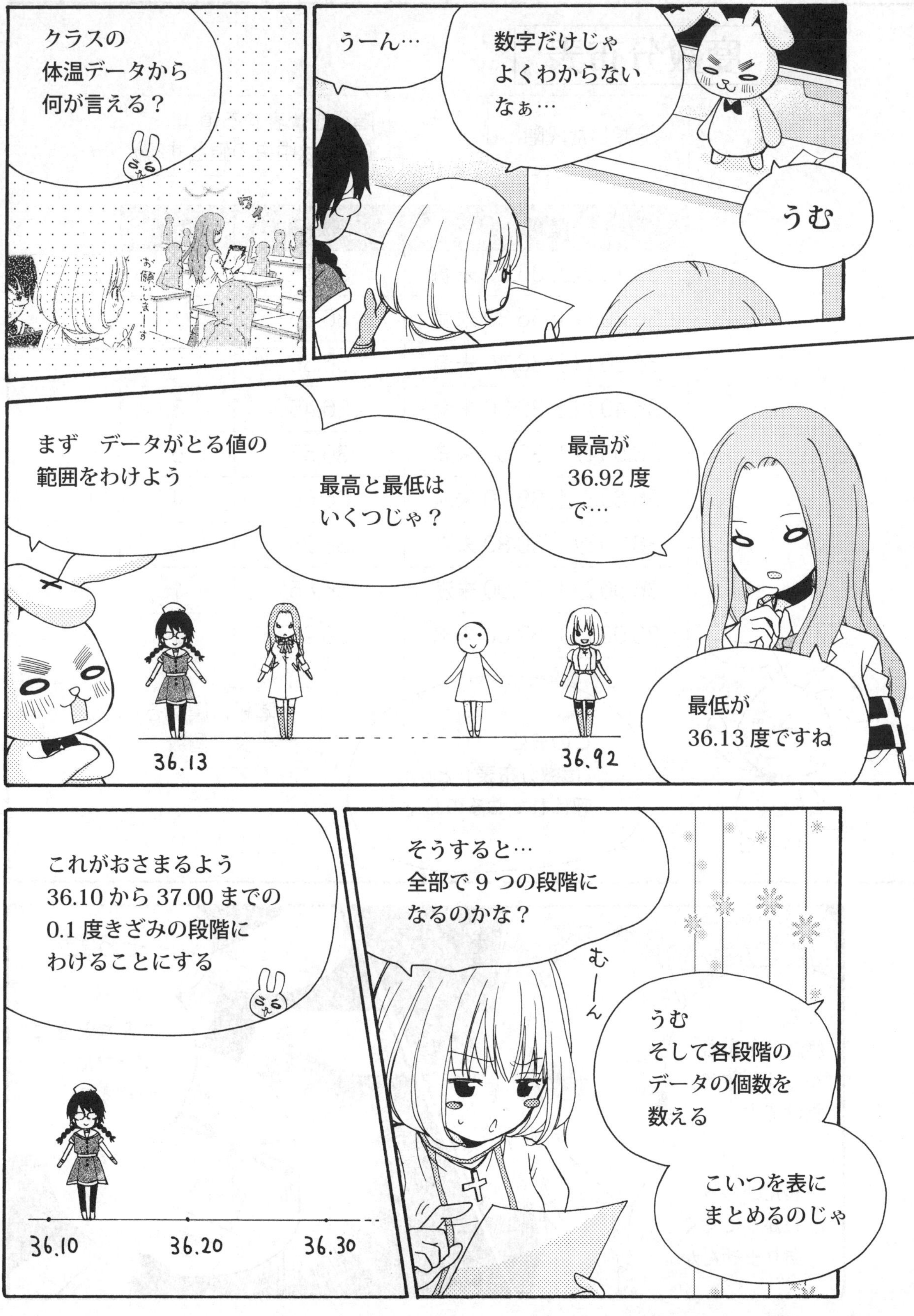

度数分布表

分類した段階 → 階級

階級を代表する値（通常は中央の値とする）→ 階級値

階級	階級値	度数
36.10 以上 36.20 未満	36.15	1
36.20 以上 36.30 未満	36.25	1
36.30 以上 36.40 未満	36.35	2
36.40 以上 36.50 未満	36.45	3
36.50 以上 36.60 未満	36.55	5
36.60 以上 36.70 未満	36.65	4
36.70 以上 36.80 未満	36.75	2
36.80 以上 36.90 未満	36.85	1
36.90 以上 37.00 未満	36.95	1

各階級に属するデータの個数

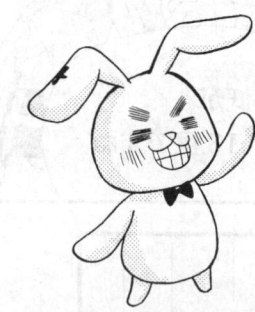

この表は「度数分布表」と呼ばれておるのじゃ

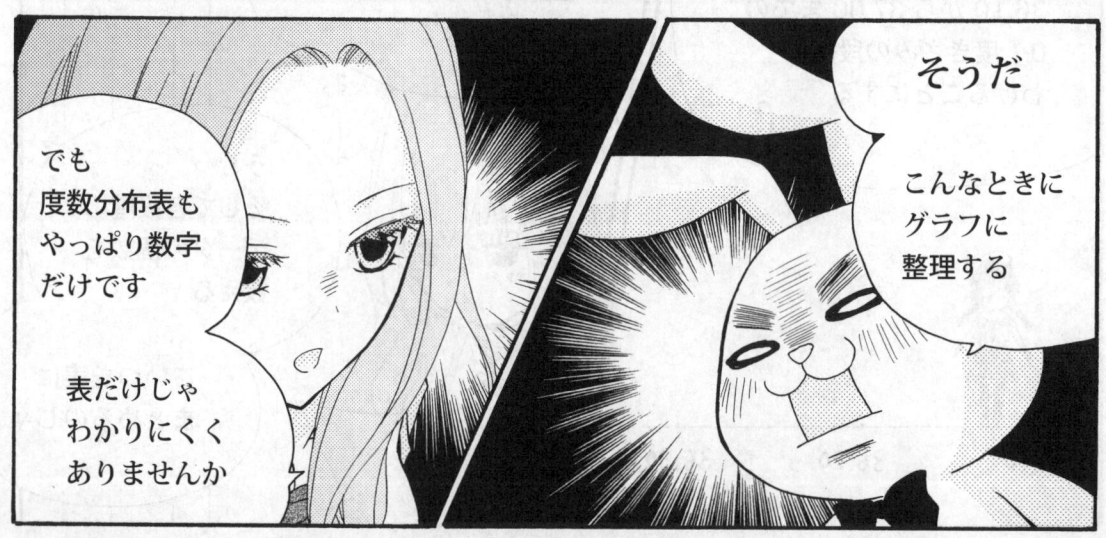

でも度数分布表もやっぱり数字だけです

表だけじゃわかりにくくありませんか

そうだ

こんなときにグラフに整理する

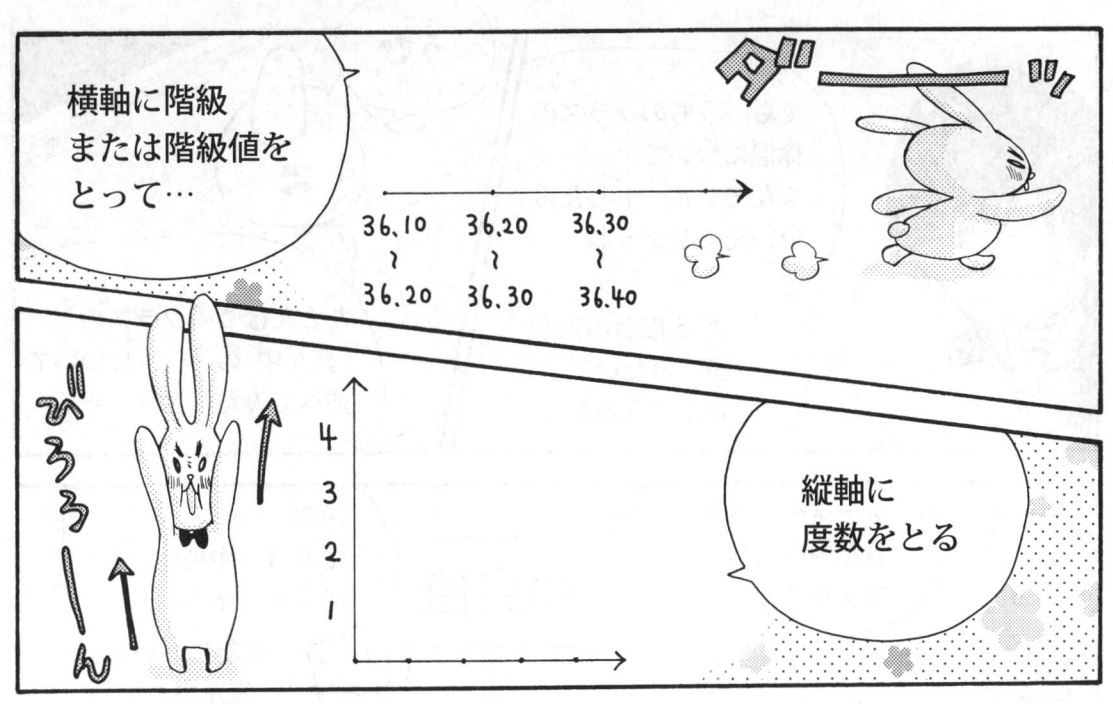

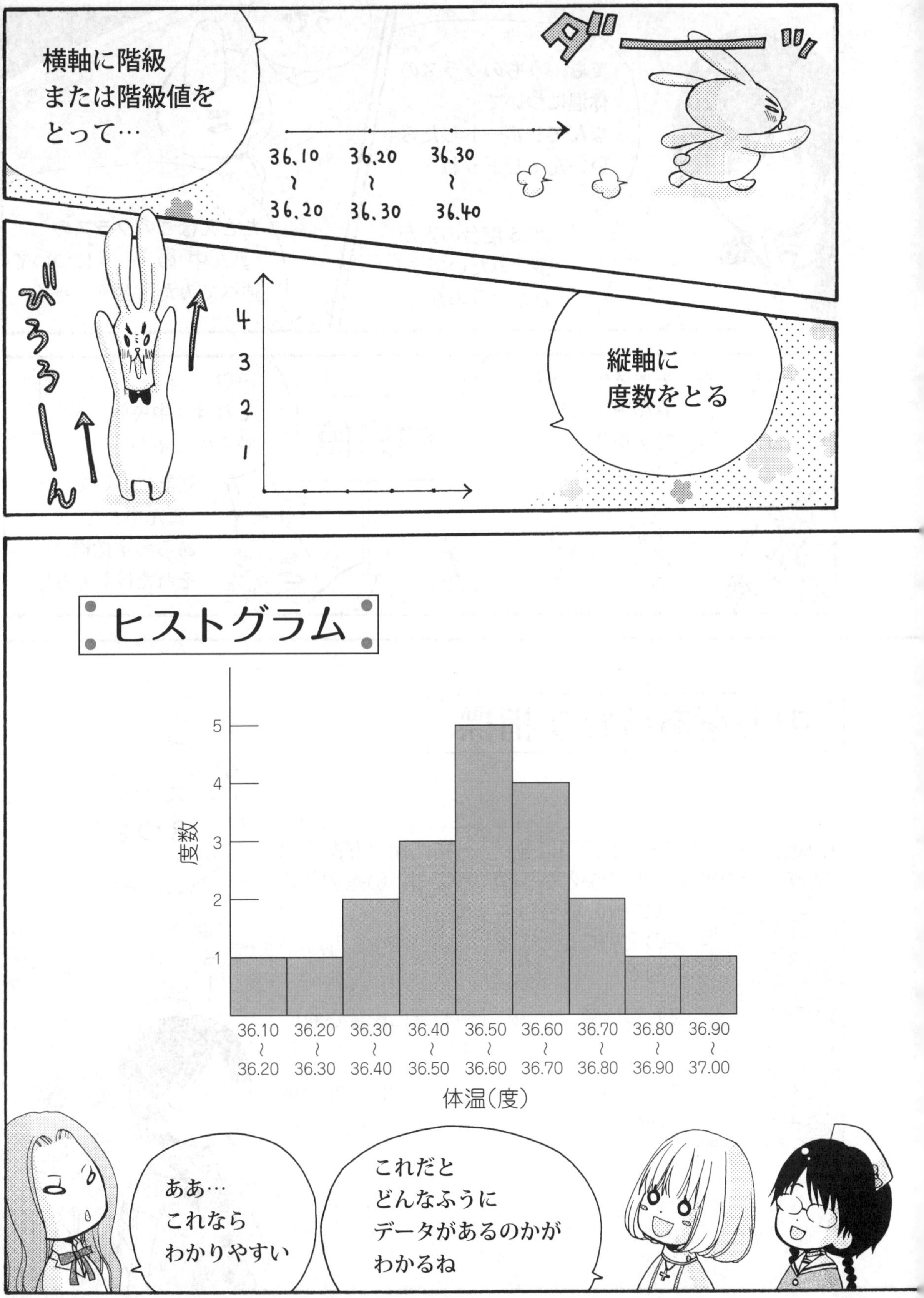

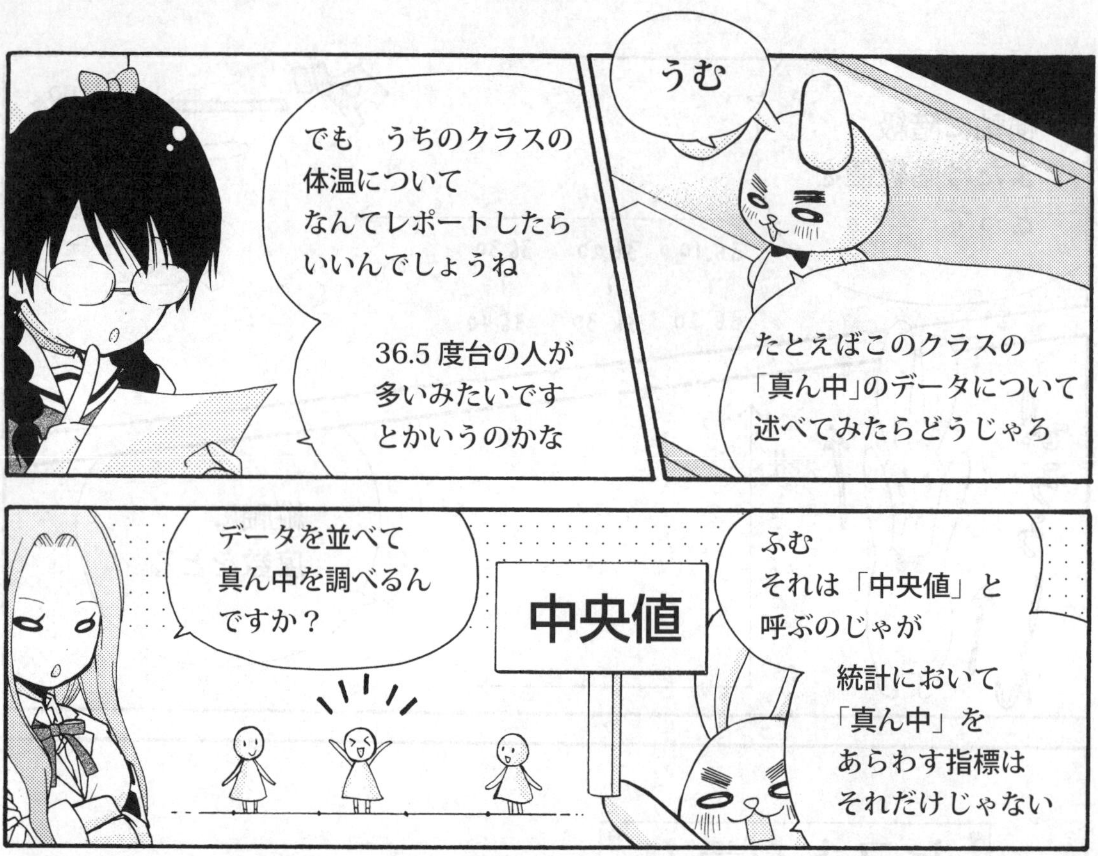

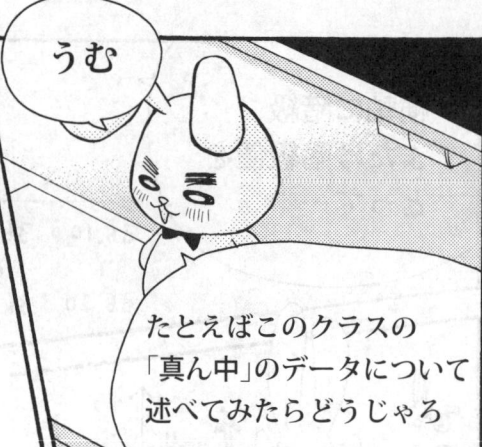

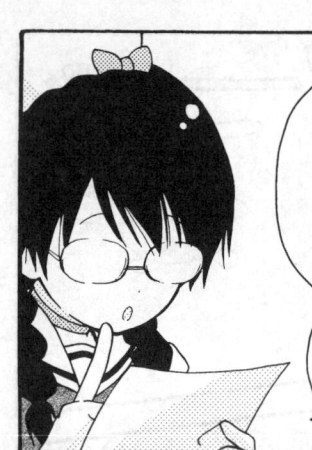

中央をあらわす指標

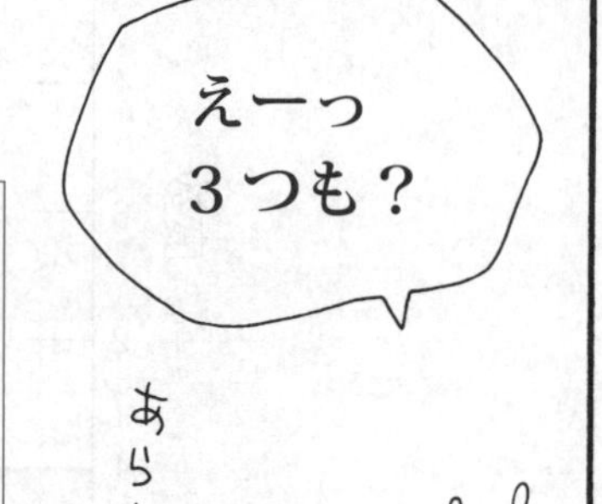

中央値 (メディアン)	データを値順に並べたとき中央となる値(偶数個の場合は中央の2個を足して2で割る)	分布に偏りがある場合にもよい指標となる
最頻値 (モード)	最も多い値	外れ値に影響されにくい
平均 (ミーン)	データの総和÷データ個数	偏りのない分布の場合によく利用される

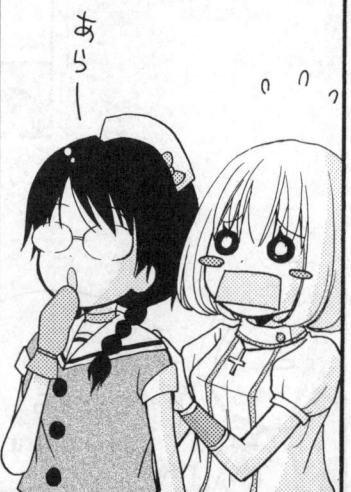

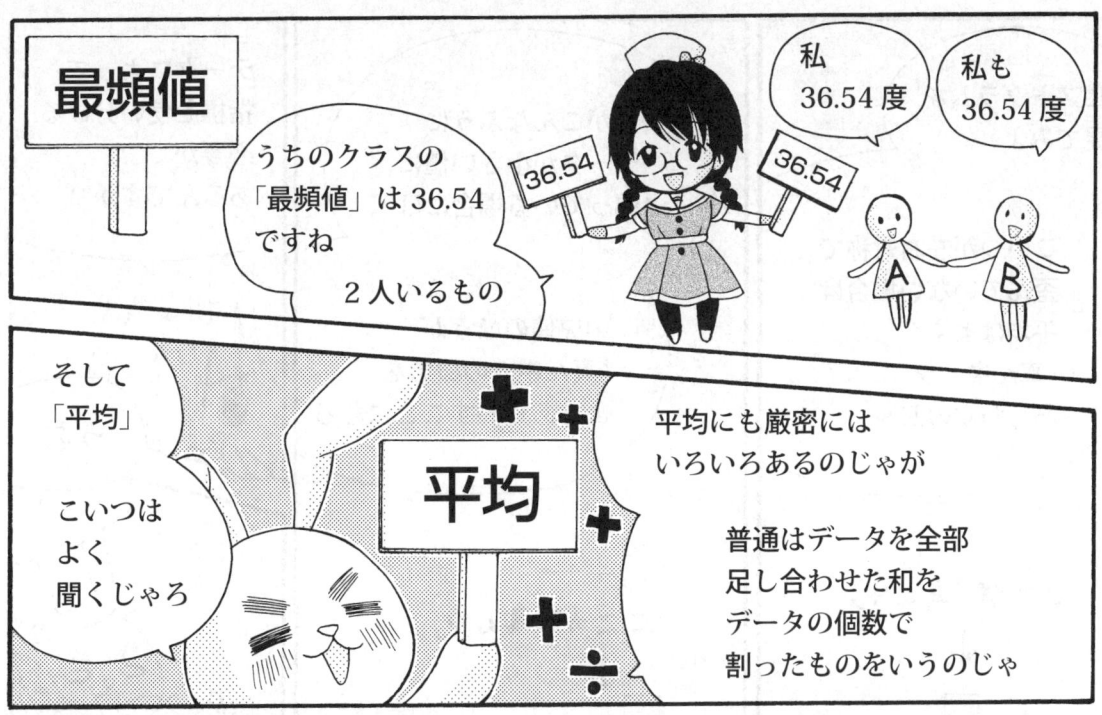

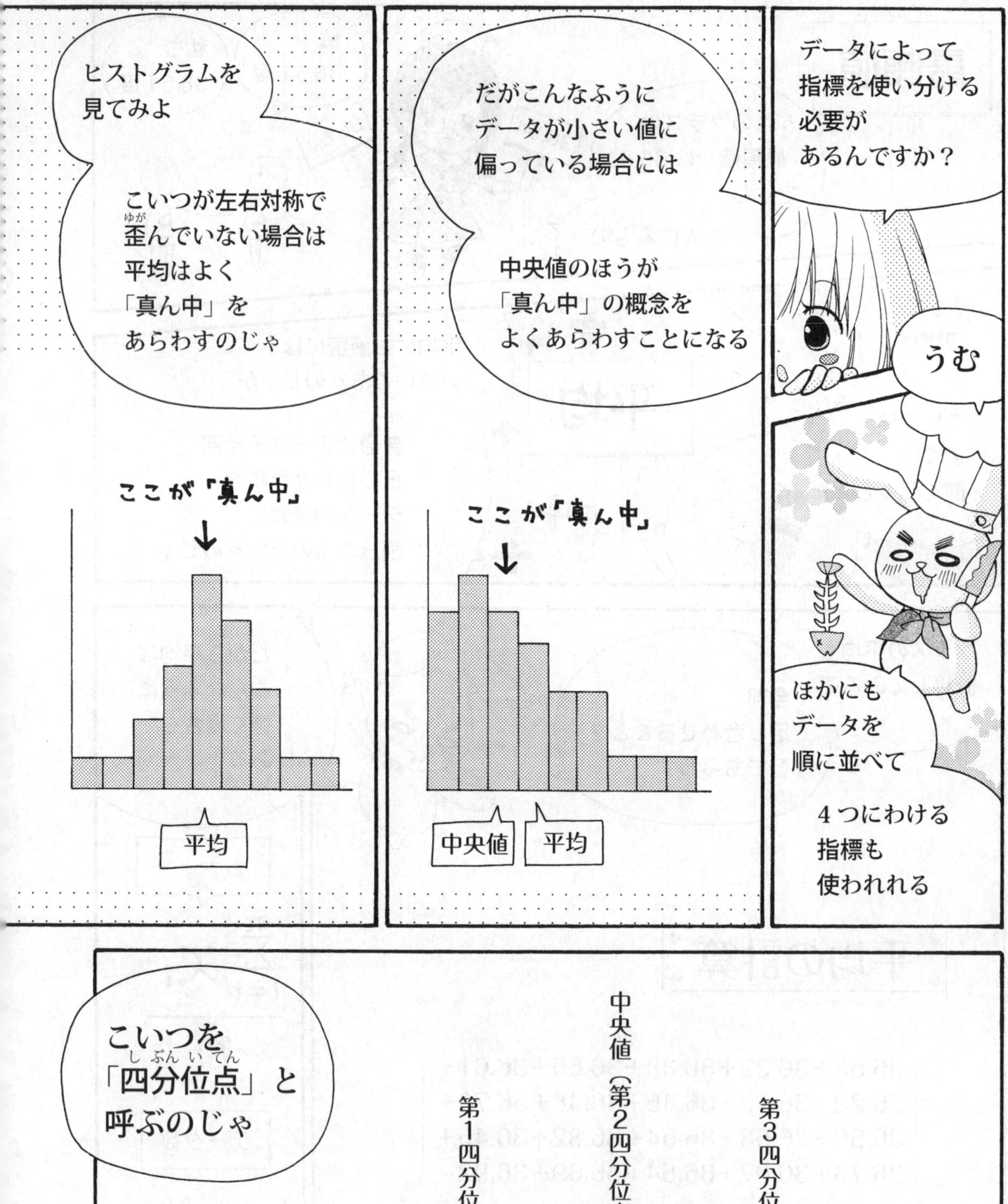

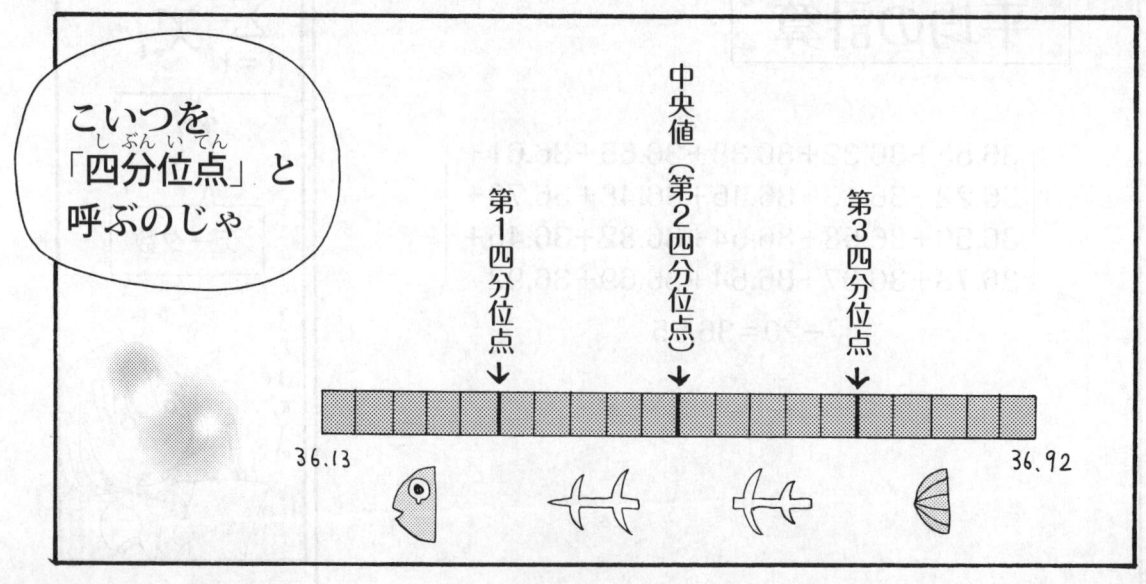

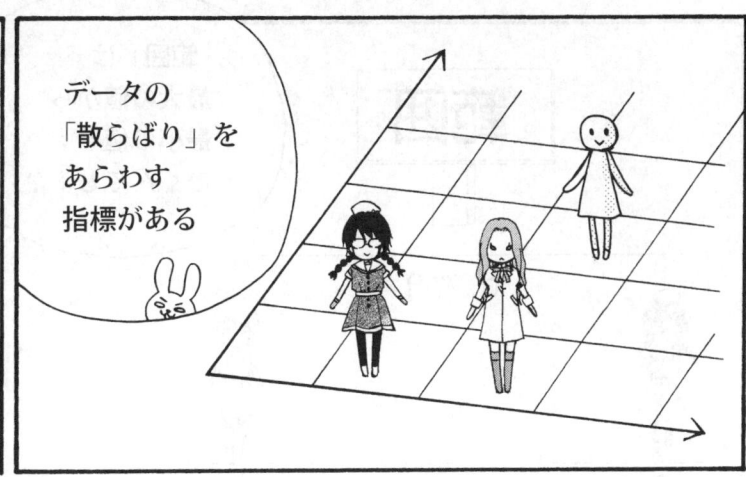

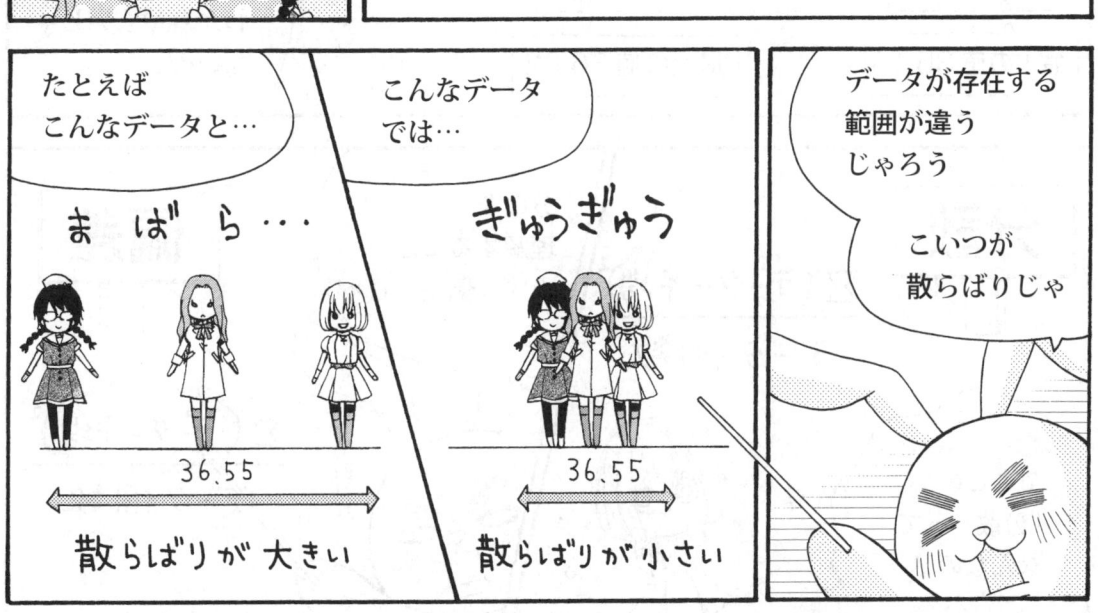

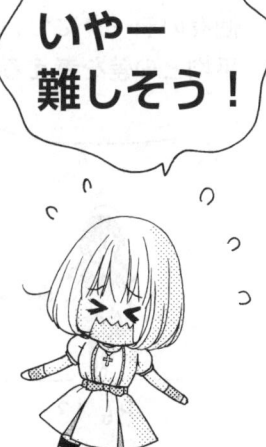

散らばりをあらわす指標

範囲	最大値－最小値
分散	$\dfrac{\Sigma(データー平均)^2}{データ個数}$
標準偏差	$\sqrt{分散}$

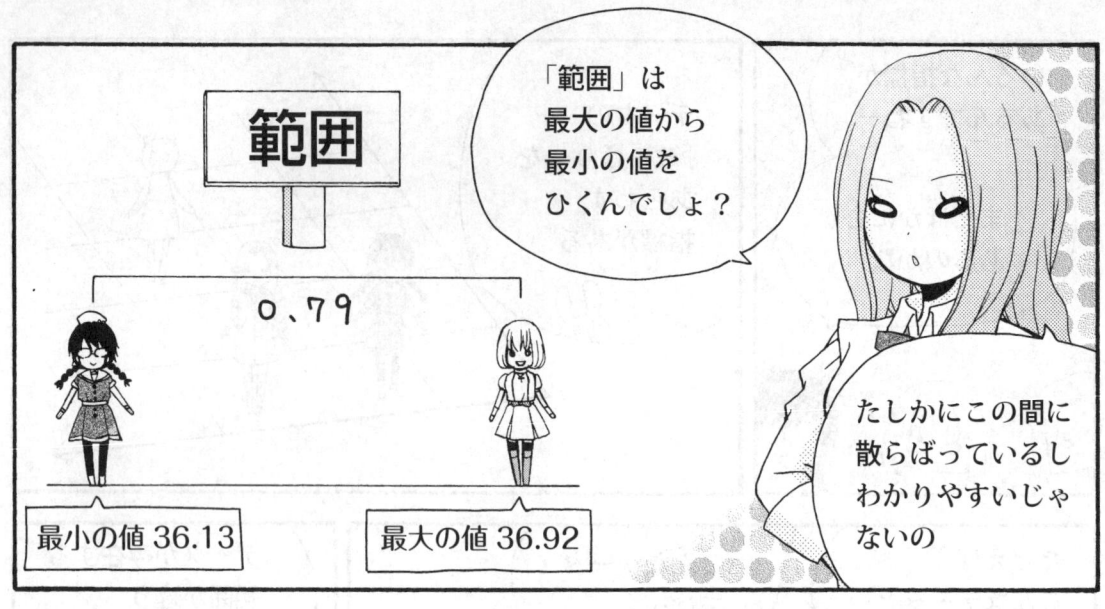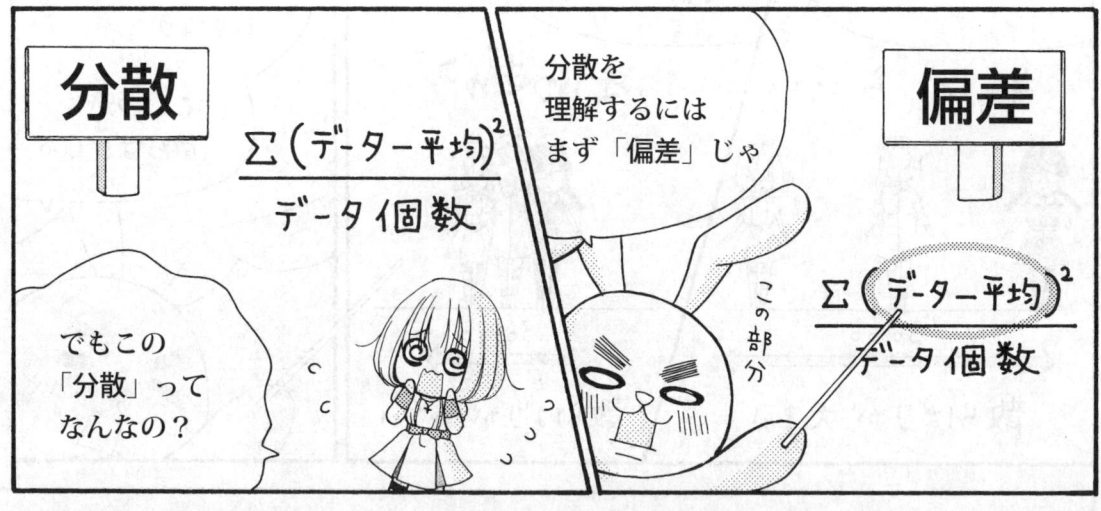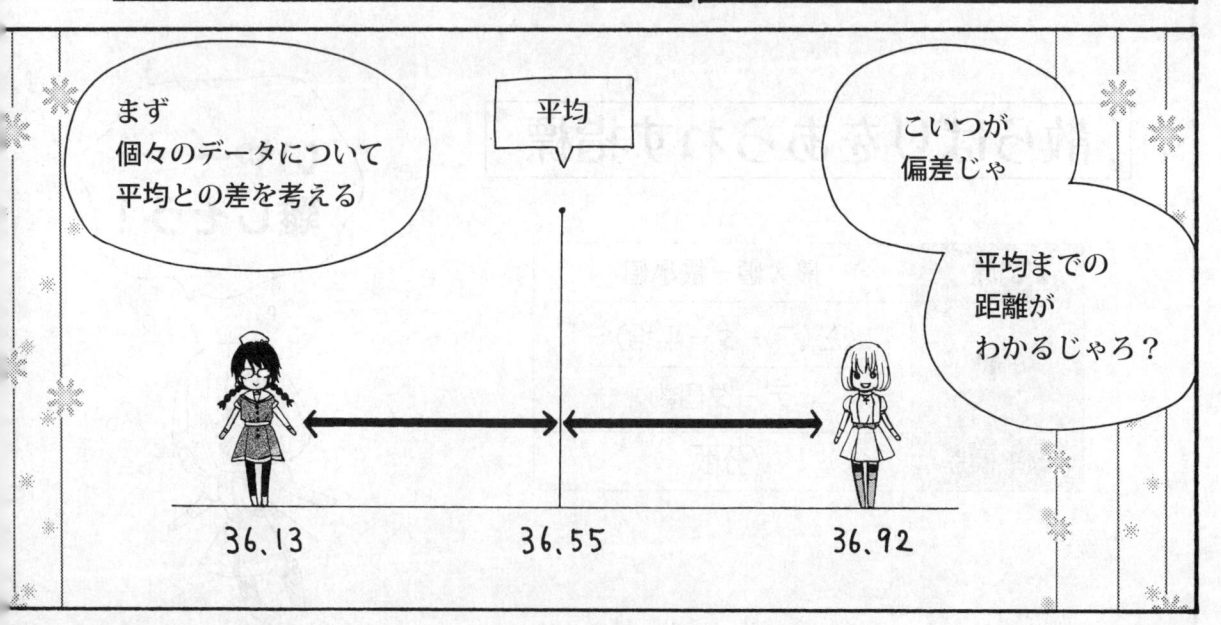

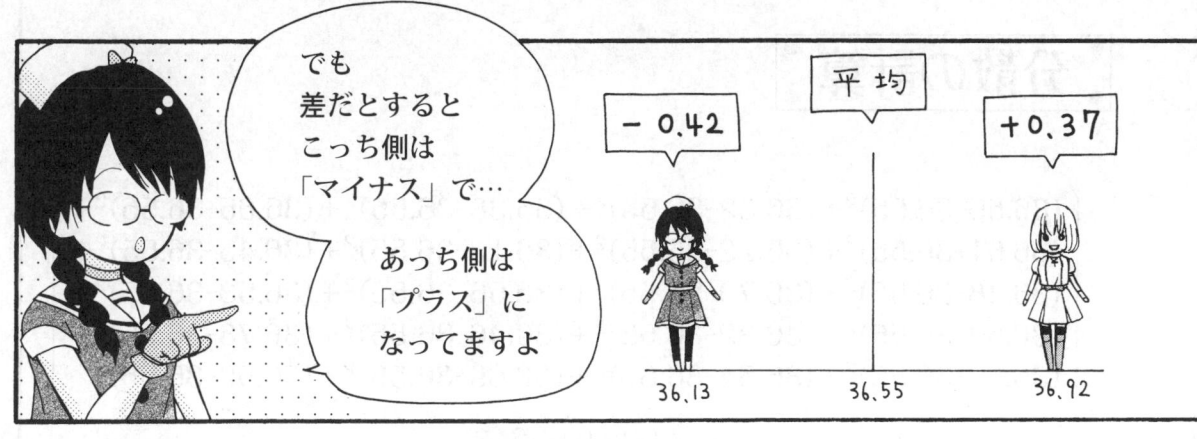

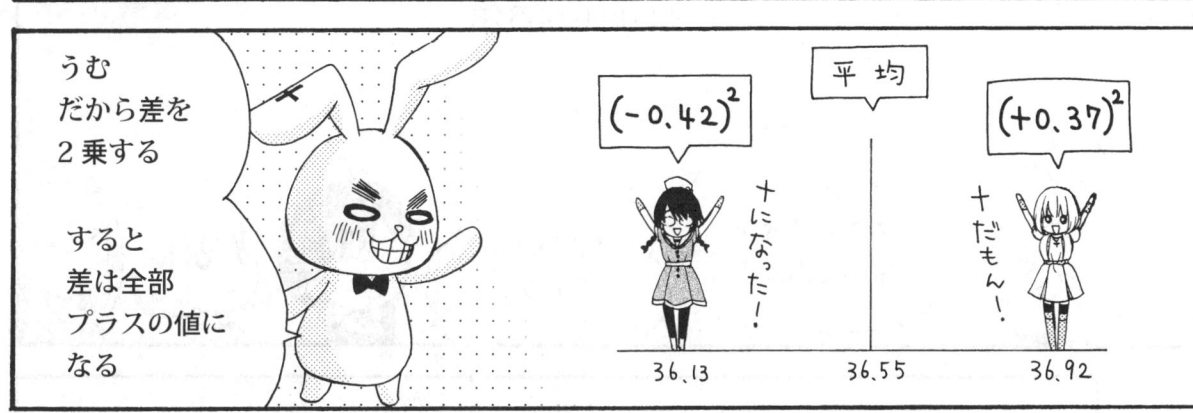

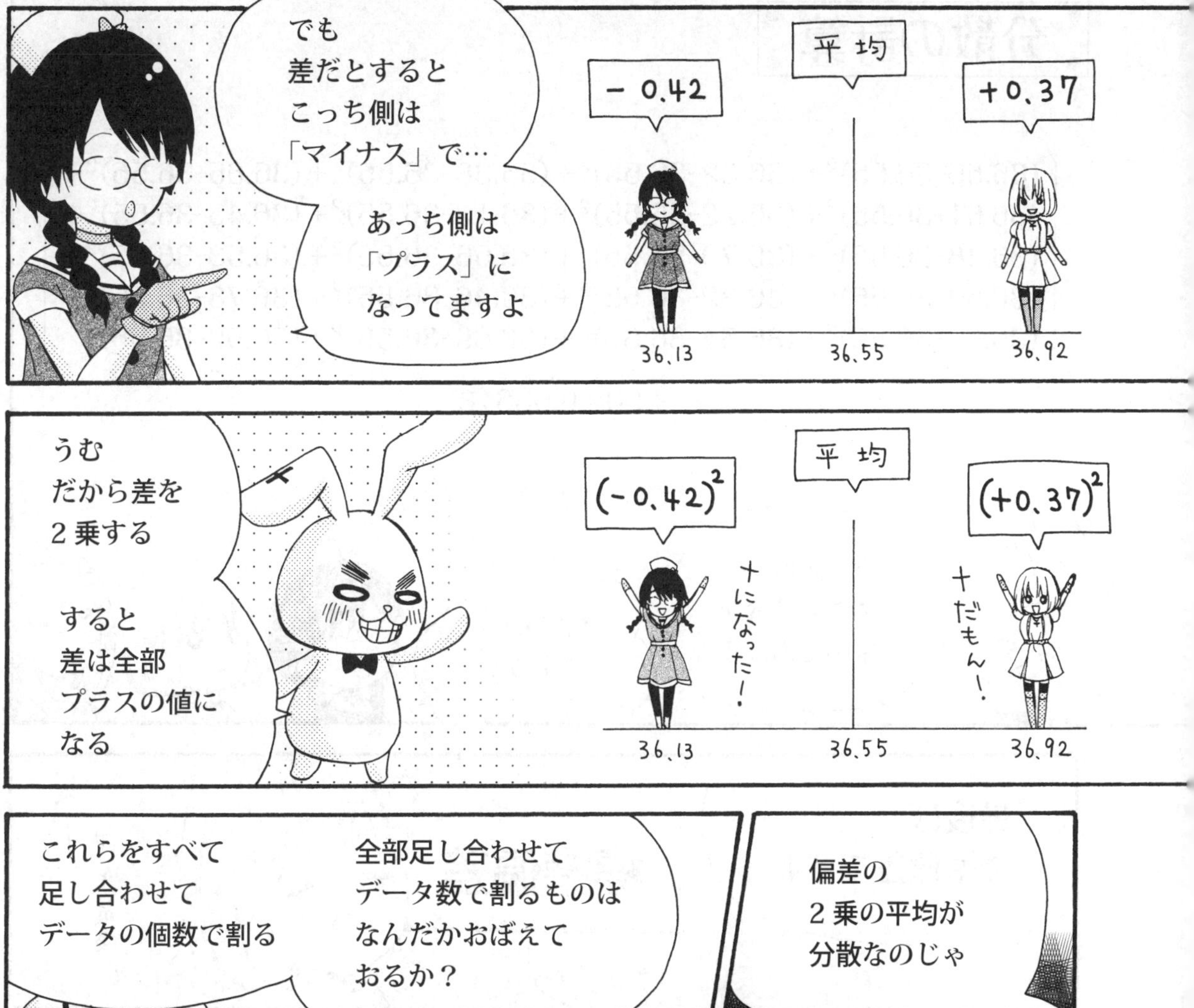

これらをすべて足し合わせてデータの個数で割る

全部足し合わせてデータ数で割るものはなんだかおぼえておるか？

偏差の2乗の平均が分散なのじゃ

分散は散らばりについての指標になる

足し合わせて割る…あっ

平均！

うむ

分散の計算

$$\begin{pmatrix}(36.55-36.55)^2+(36.32-36.55)^2+(36.38-36.55)^2+(36.65-36.55)^2+\\(36.61-36.55)^2+(36.22-36.55)^2+(36.13-36.55)^2+(36.45-36.55)^2+\\(36.48-36.55)^2+(36.70-36.55)^2+(36.56-36.55)^2+(36.53-36.55)^2+\\(36.54-36.55)^2+(36.82-36.55)^2+(36.46-36.55)^2+(36.78-36.55)^2+\\(36.67-36.55)^2+(36.54-36.55)^2+(36.69-36.55)^2+(36.92-36.55)^2\end{pmatrix}$$

$$\div 20 = 0.03618$$

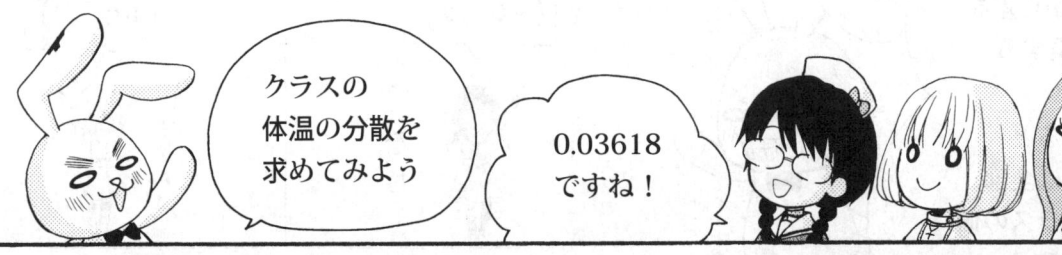

クラスの体温の分散を求めてみよう

0.03618ですね！

最後は標準偏差ですね

標準偏差

はーやっと最後…

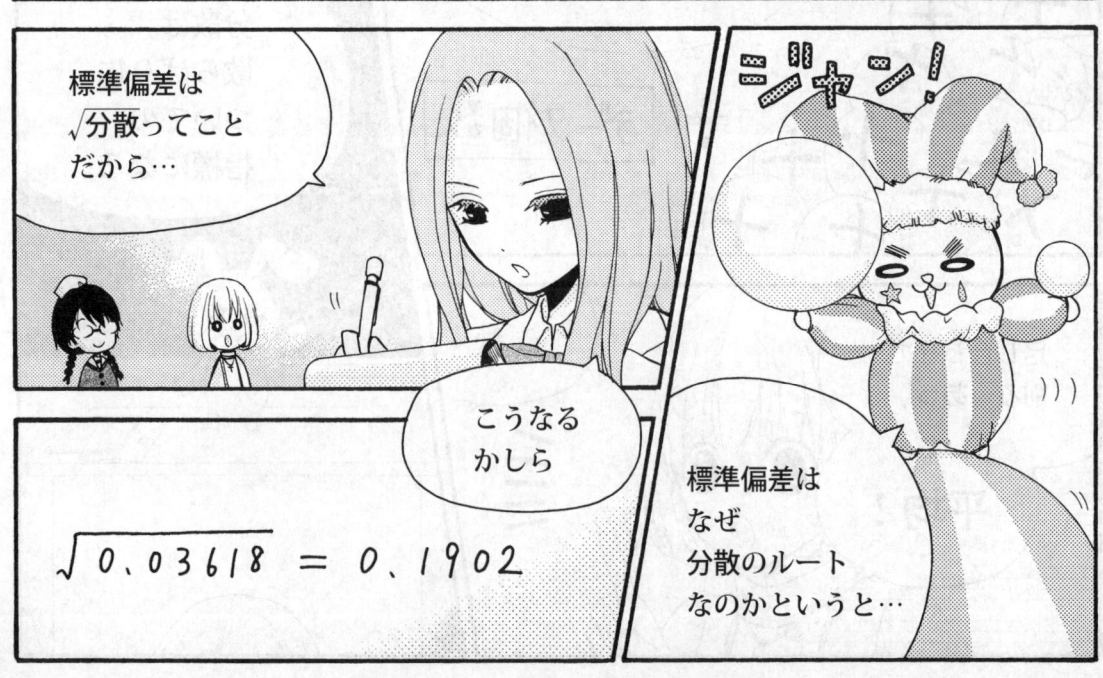

標準偏差は√分散ってことだから…

こうなるかしら

$$\sqrt{0.03618} = 0.1902$$

標準偏差はなぜ分散のルートなのかというと…

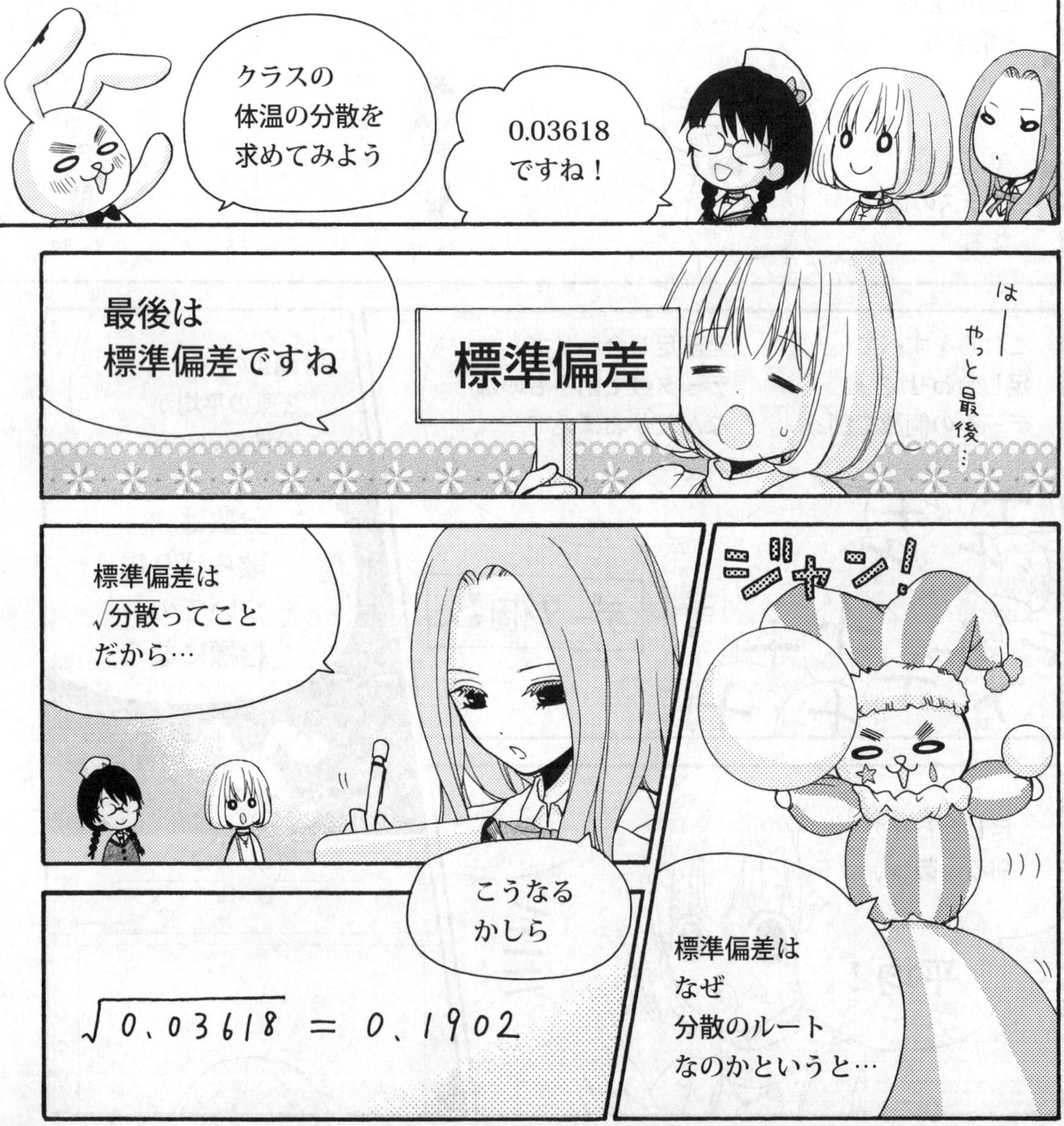

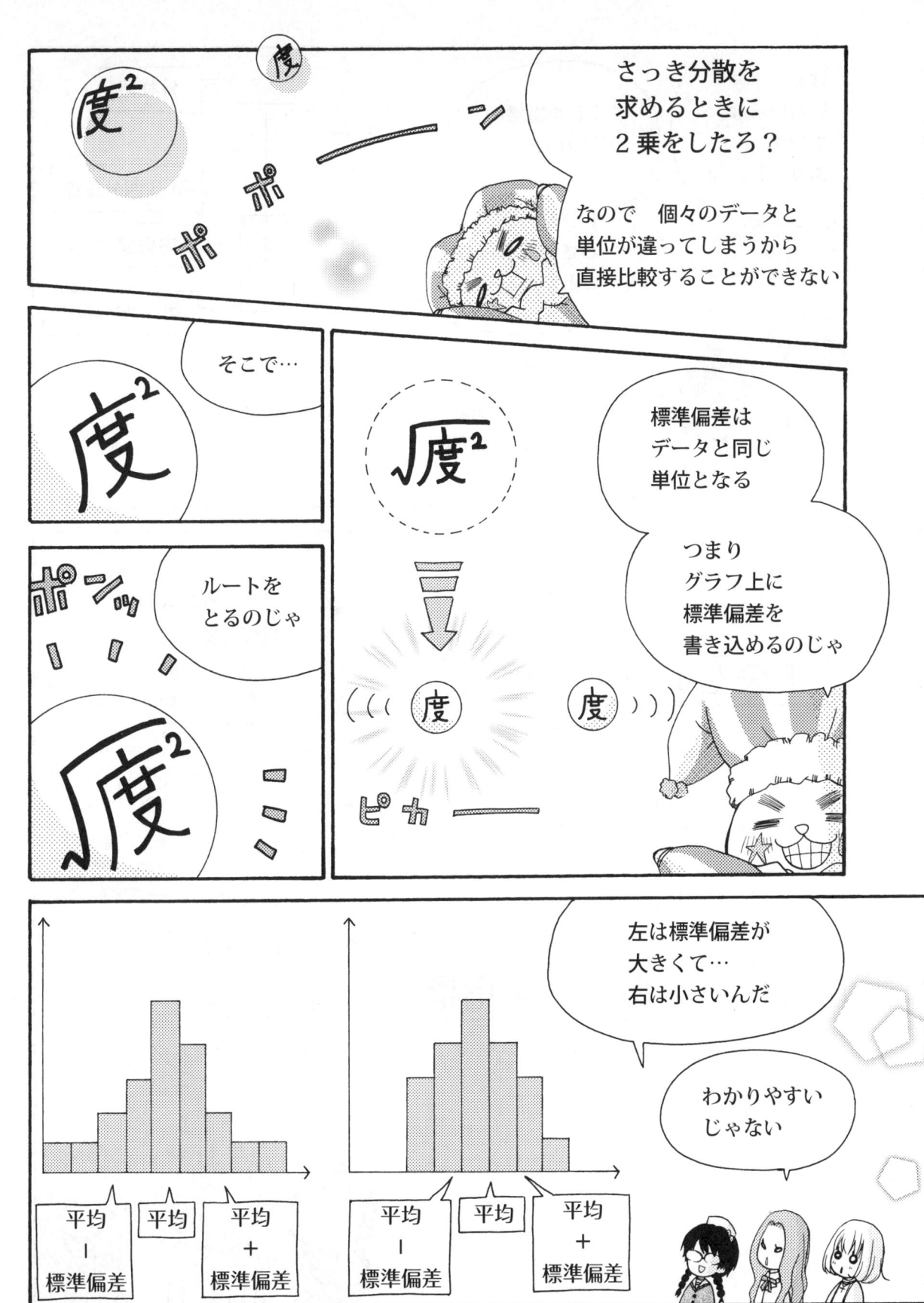

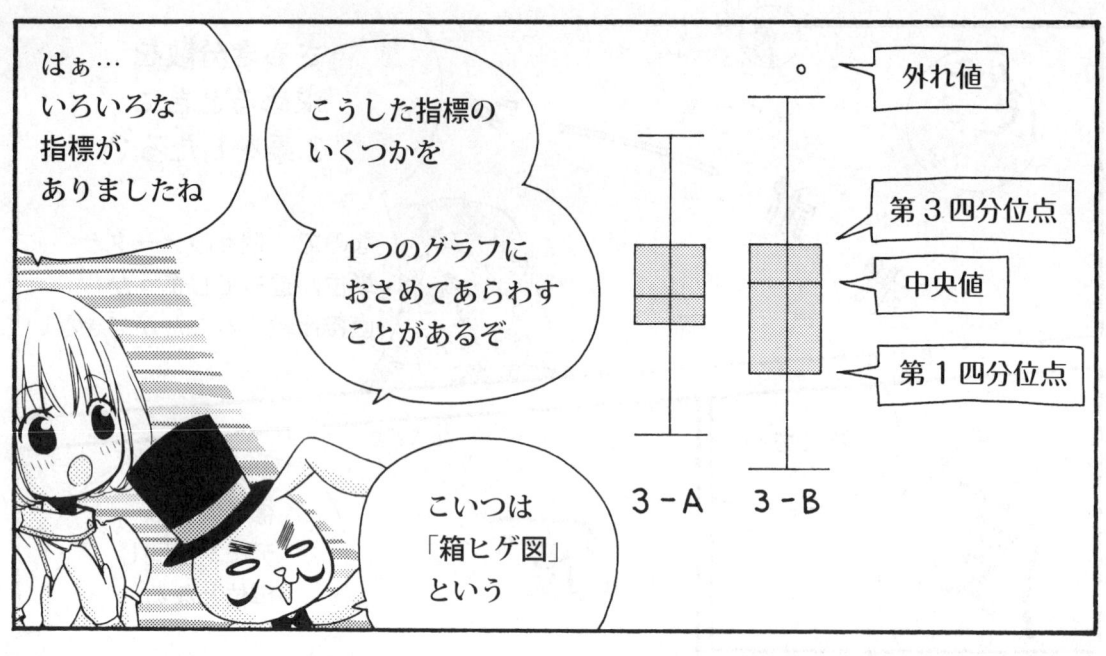

中央をあらわす指標

中央値（メディアン）
最頻値（モード）
平均（ミーン）

散らばりをあらわす指標

範　囲
分　散
標準偏差

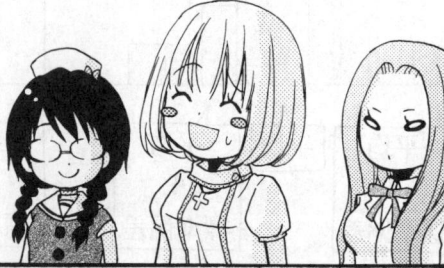

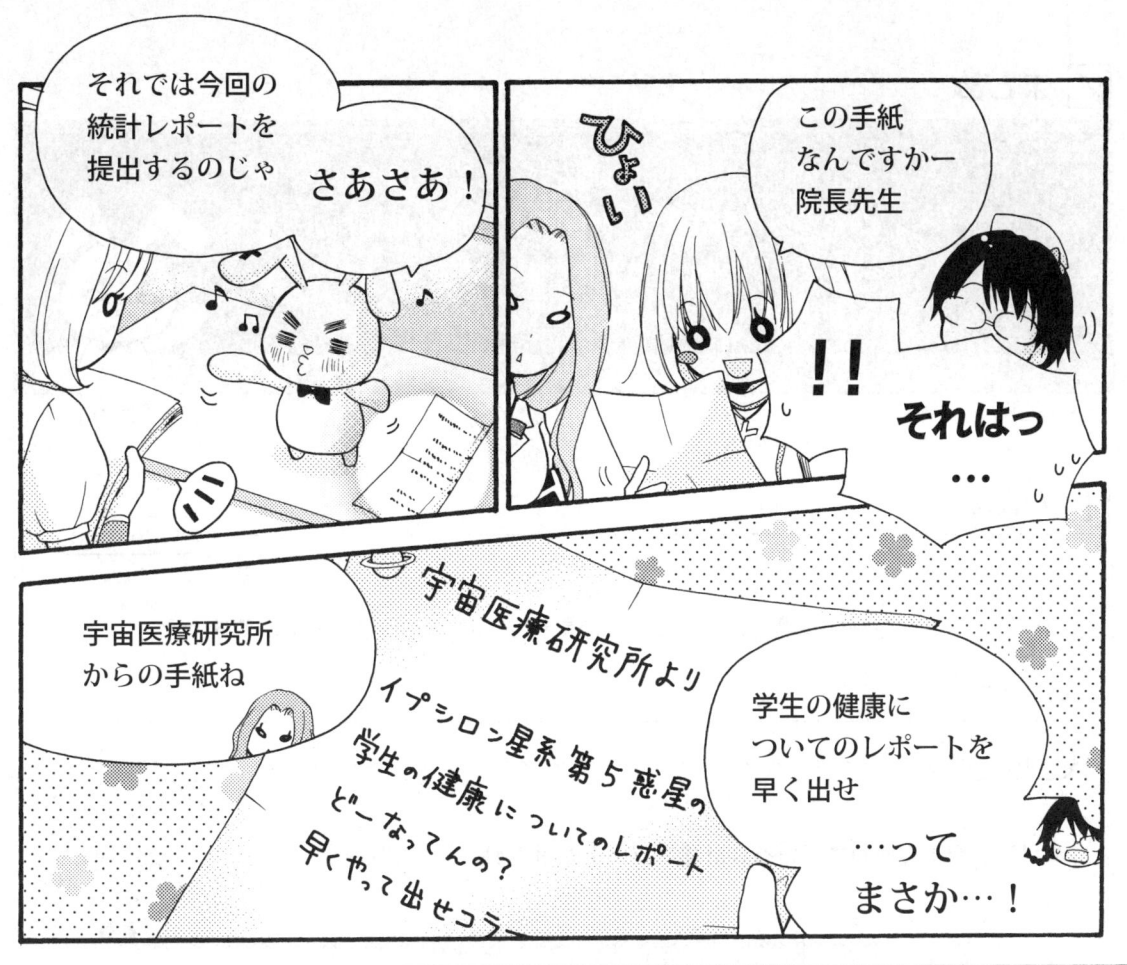

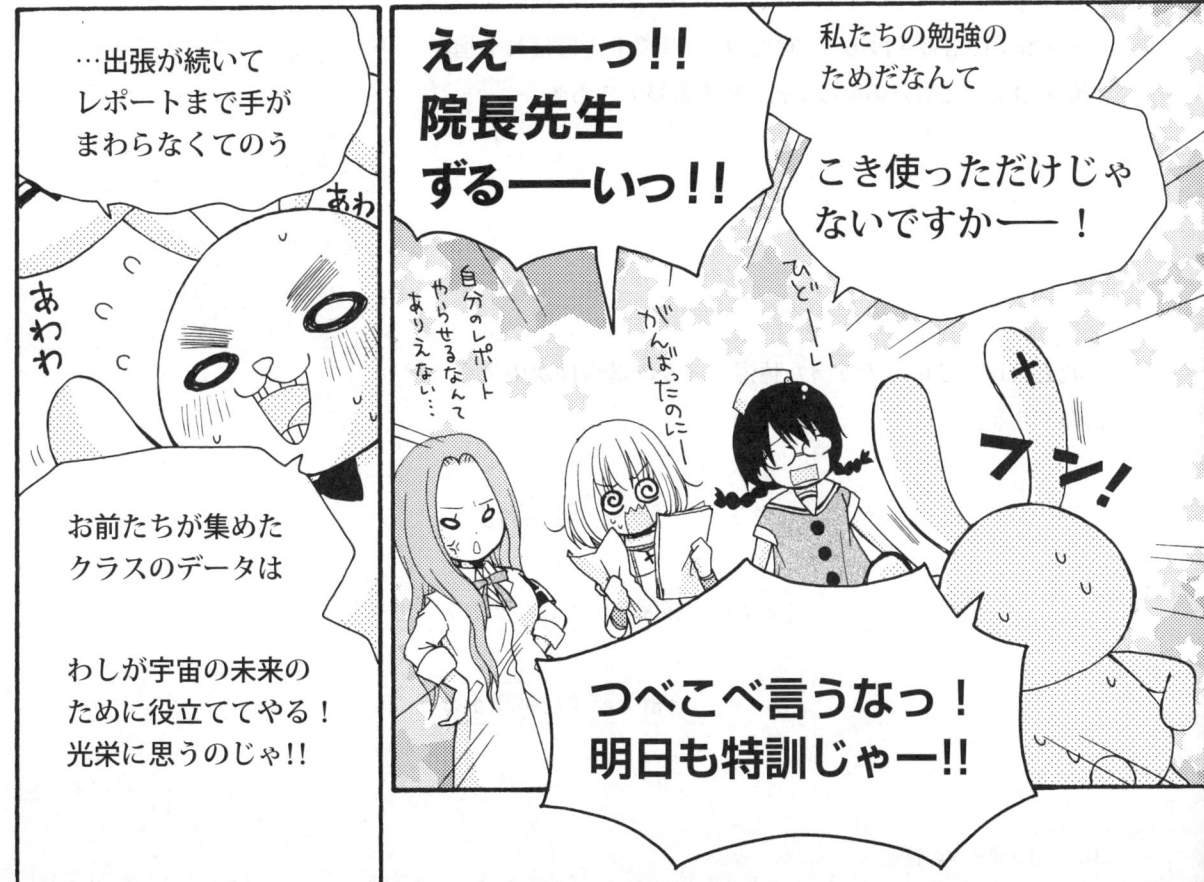

それでは今回の統計レポートを提出するのじゃ

さあさあ！

ひょい

この手紙なんですかー院長先生

！！

それはっ…

宇宙医療研究所からの手紙ね

宇宙医療研究所より
イプシロン星系 第5惑星の
学生の健康についてのレポート
どーなってんの？
早くやって出せコラ

学生の健康についてのレポートを早く出せ

…ってまさか…！

…出張が続いてレポートまで手がまわらなくてのう

お前たちが集めたクラスのデータは

わしが宇宙の未来のために役立ててやる！光栄に思うのじゃ！！

あわあわ

ええーっ!!
院長先生
ずるーいっ!!

私たちの勉強のためだなんて

こき使っただけじゃないですかー！

自分のレポートやらせるなんてありえない…

がんばったのに〜

ひど〜い

つべこべ言うなっ！
明日も特訓じゃー!!

フン！

まとめ

統計データを整理し，傾向をつかむことは重要じゃ。中央をあらわす指標や，散らばりをあらわす指標があった。こうした指標にはそれぞれ特徴がある。指標を正しく使い分けられるようになることが重要じゃ。

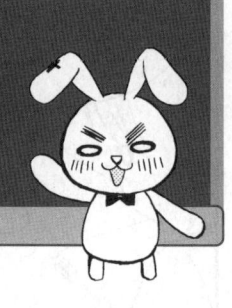

Q&A

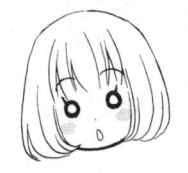

Question
各種の指標をコンピュータで計算するにはどうしたらいいですか？

Answer
パソコンでよく使われている表計算ソフト Excel を使うと便利じゃ。

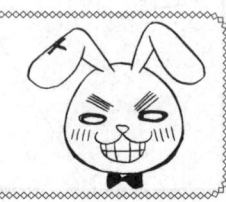

Excel での計算手段の 1 つとして，「関数」と呼ばれる指定が使われる。これらの関数で各指標を計算できるぞ。

指標	関数
平均	AVERAGE( )
中央値	MEDIAN( )
最頻値	MODE( )
範囲	MAX( ) − MIN( )
偏差平方和	DEVSQ( )
分散	VARP( )
標準偏差	STDEVP( )

たとえば，この章で使った体温データの場合は次のように計算できる。

①データを入力する
↓
②データ範囲を指定した関数を入力する
↓
③計算結果を確認する

①データを入力する。

	A
1	36.55
2	36.32
3	36.38
4	36.65
5	36.61
6	36.22
7	36.13
8	36.45
9	36.48
10	36.7
11	36.56
12	36.53
13	36.54
14	36.82
15	36.46
16	36.78
17	36.67
18	36.54
19	36.69
20	36.92

データを入力する

②データ範囲を指定した関数を入力する。

たとえば，平均の場合は「=AVERAGE(範囲)」を入力する。範囲は「左上のセル名：右下のセル名」じゃ。マウスで必要な範囲を選択すると自動的に入力されるぞ。

	A	B
1	36.55	
2	36.32	
3	36.38	
4	36.65	
5	36.61	
6	36.22	
7	36.13	
8	36.45	
9	36.48	
10	36.7	
11	36.56	
12	36.53	
13	36.54	
14	36.82	
15	36.46	
16	36.78	
17	36.67	
18	36.54	
19	36.69	
20	36.92	
21		
22		
23	平均	=AVERAGE(A1:A20)
24	分散	0.03618
25	標準偏差	0.19021

=AVERAGE(範囲)を入力する

1. データの整理

③計算結果を確認する。

	A	B	C	D	E	F	G
1	36.55						
2	36.32						
3	36.38						
4	36.65						
5	36.61						
6	36.22						
7	36.13						
8	36.45						
9	36.48						
10	36.7						
11	36.56						
12	36.53						
13	36.54						
14	36.82						
15	36.46						
16	36.78						
17	36.67						
18	36.54						
19	36.69						
20	36.92						
21							
22							
23	平均	36.55					
24	分散	0.03618					
25	標準偏差	0.19021					
26							
27							

計算結果を確認する

分散や標準偏差も同様に計算できる。実際に確認してみるとよい。

問 題

1.1 次の20人の身長データについて，平均・分散・標準偏差を求めよ。

No.	身長（センチ）	No.	身長（センチ）
1	160.5	11	153.5
2	158.3	12	155.2
3	152.6	13	153.2
4	155.5	14	160.8
5	162.3	15	160.1
6	161.1	16	159.4
7	162.3	17	158.3
8	159.4	18	157.2
9	157.8	19	156.2
10	152.6	20	155.7

Chap. 2

相関・回帰

第1章ではデータの整理方法や指標について学んできました。ここでは2つのデータの関係について分析してみることにしましょう。2つのデータの間にどんな関係があるのかを調べる方法は大切です。指標やグラフなどを使って，データの関係を考えるのです。この章では2つのデータの関係をあらわすための手法を学びます。

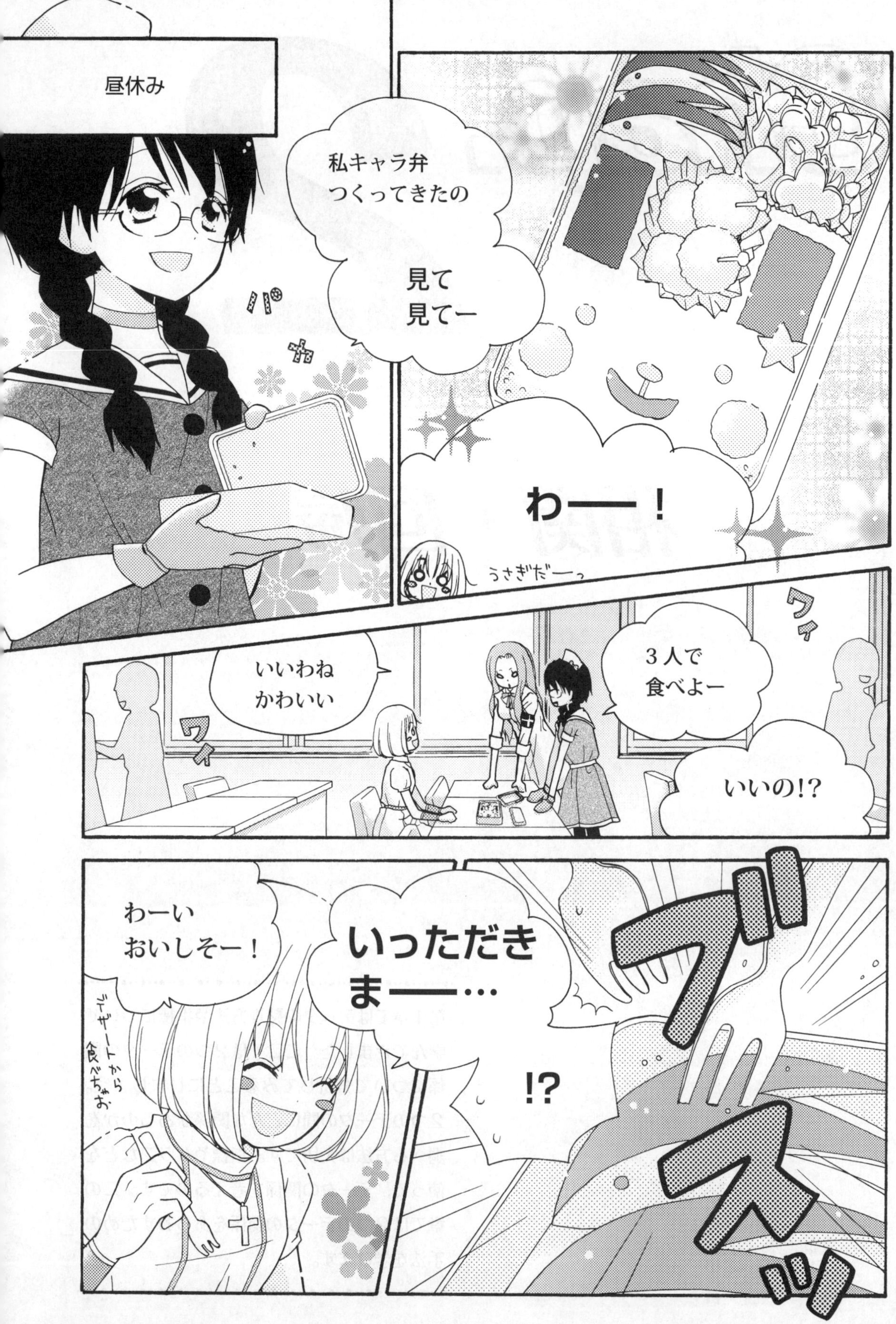
昼休み
私キャラ弁
つくってきたの
見て
見てー
パ
カ
わー！
うさぎだーっ
ワィ
いいわね
かわいい
3人で
食べよー
いいの!?
わーい
おいしそー！
デザートから食べちゃお
いったダきまー…
!?
ブスッ

2. 相関・回帰

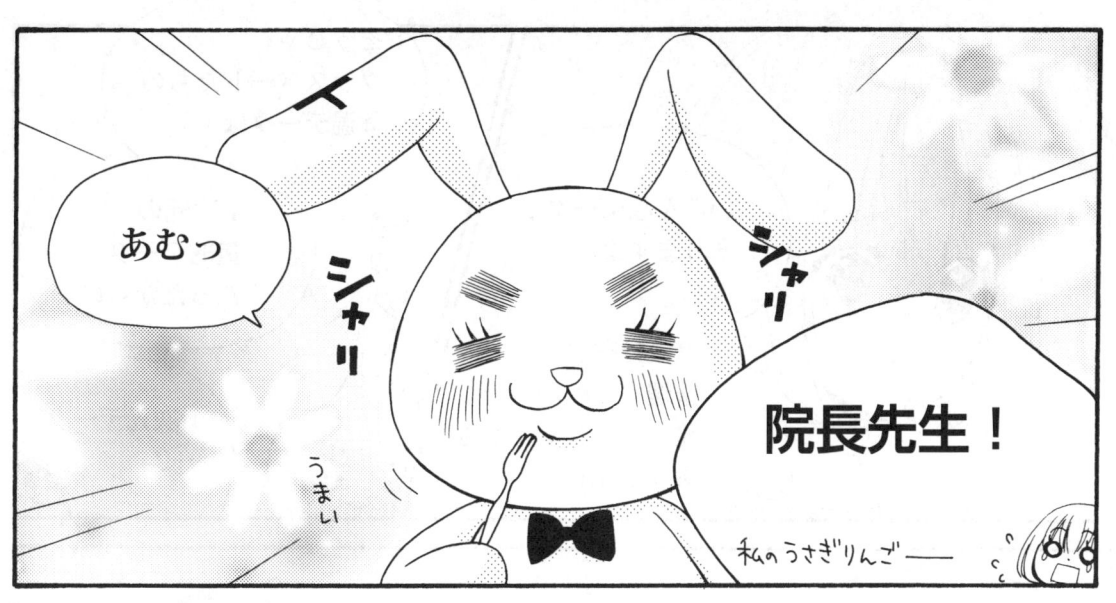

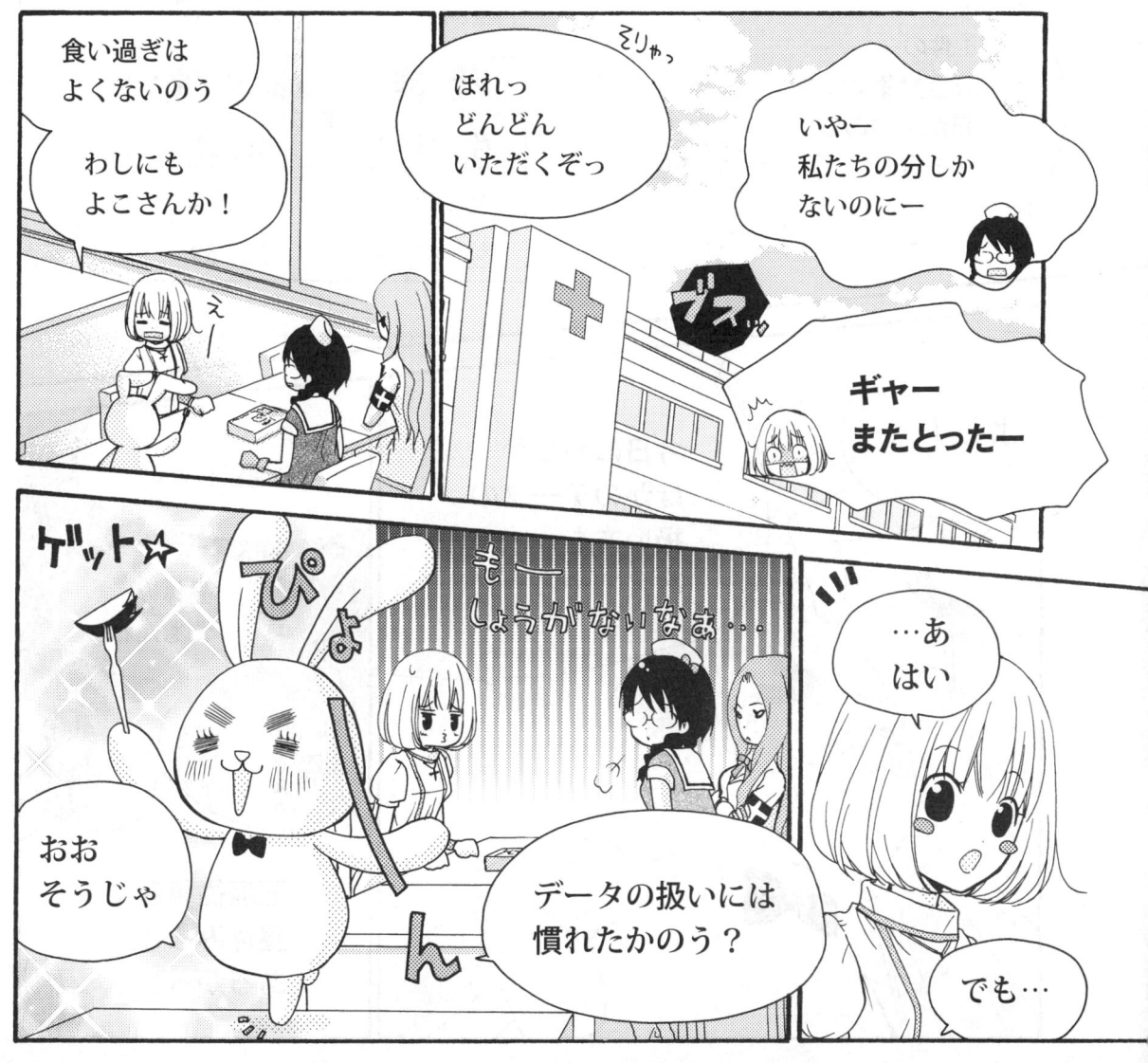

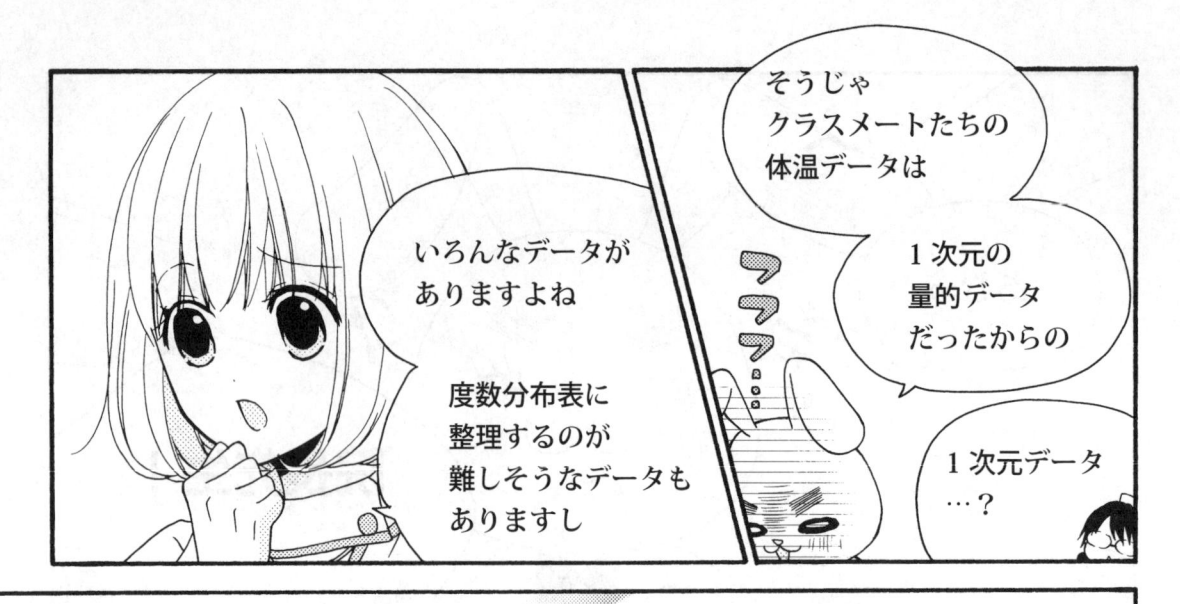

そうじゃ クラスメートたちの 体温データは

1次元の 量的データ だったからの

1次元データ…？

いろんなデータが ありますよね

度数分布表に 整理するのが 難しそうなデータも ありますし

1件の 調査対象につき 値が1つある データじゃ

1つ

生徒	体温(度)
生徒1	36.55
生徒2	36.32
生徒3	36.38
…	…

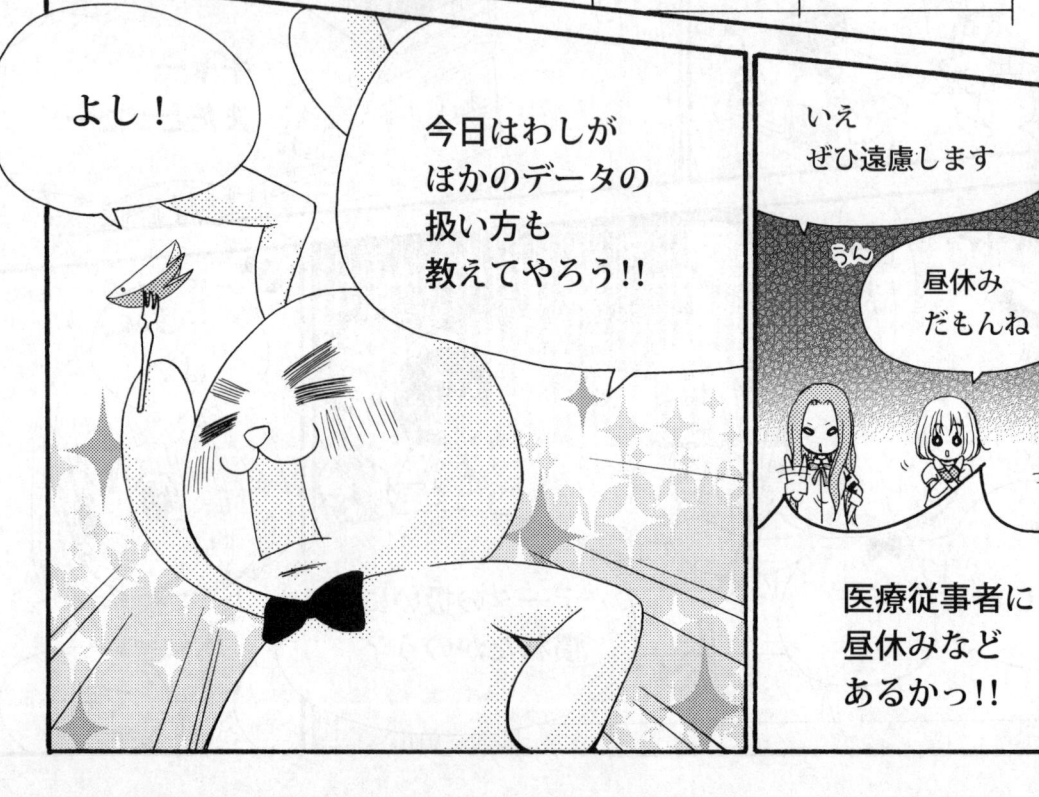

よし！

今日はわしが ほかのデータの 扱い方も 教えてやろう!!

いえ ぜひ遠慮します

うん

昼休み だもんね

医療従事者に 昼休みなど あるかっ!!

38　2. 相関・回帰

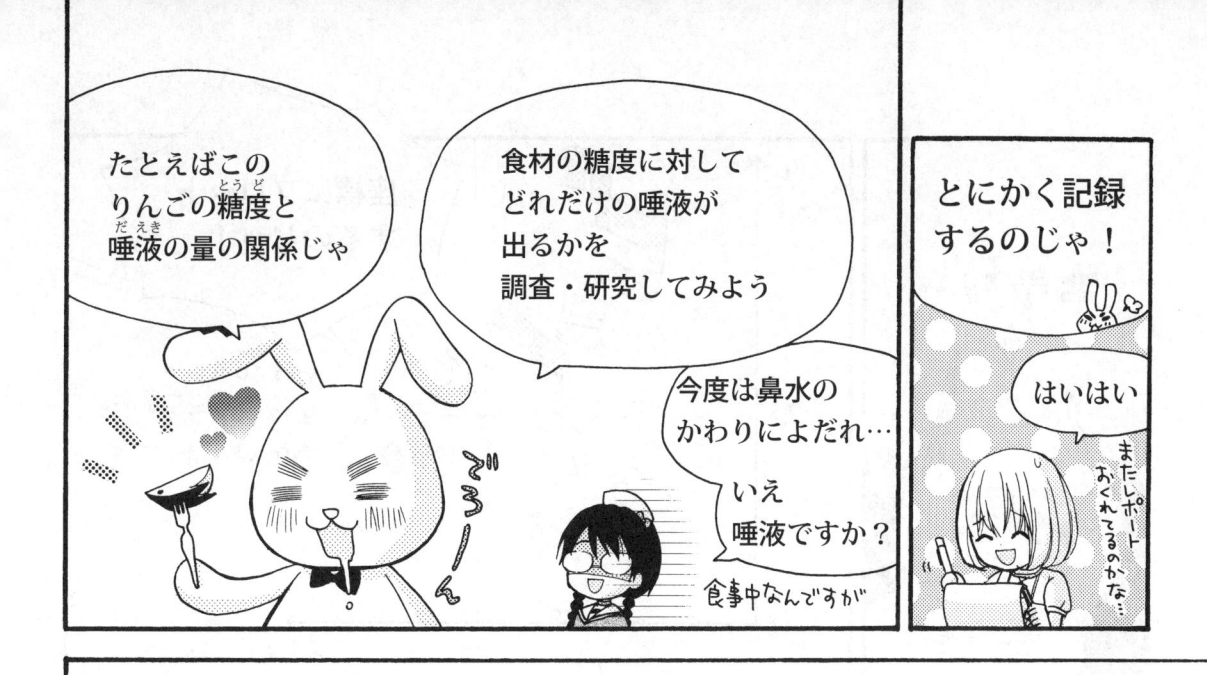

糖度と唾液量

試料	x（度）	y（ml）	試料	x（度）	y（ml）
1	10.1	7.8	11	9.7	5.4
2	9.8	5.5	12	3.7	2.8
3	7.6	4.2	13	5.6	3.7
4	3.2	3.1	14	4.1	4.2
5	2.5	2.0	15	7.5	5.1
6	5.6	3.8	16	6.3	5.2
7	7.8	4.5	17	5.8	5.0
8	4.5	3.9	18	3.0	2.8
9	10.0	7.0	19	11.3	9.5
10	3.6	3.5	20	5.8	5.9

たとえばこのりんごの糖度と唾液の量の関係じゃ

食材の糖度に対してどれだけの唾液が出るかを調査・研究してみよう

今度は鼻水のかわりによだれ…いえ唾液ですか？
食事中なんですが

とにかく記録するのじゃ！

はいはい
またレポートおくれてるのかな…

これは2つの値 糖度 x（度）と唾液の量 y（ml）が組になったデータじゃ

こいつを「2次元データ」という

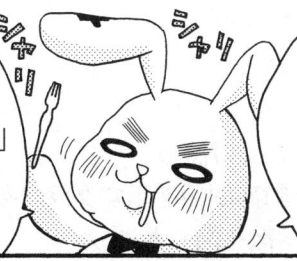

このデータの傾向をつかむ方法を教えよう

2. 相関・回帰

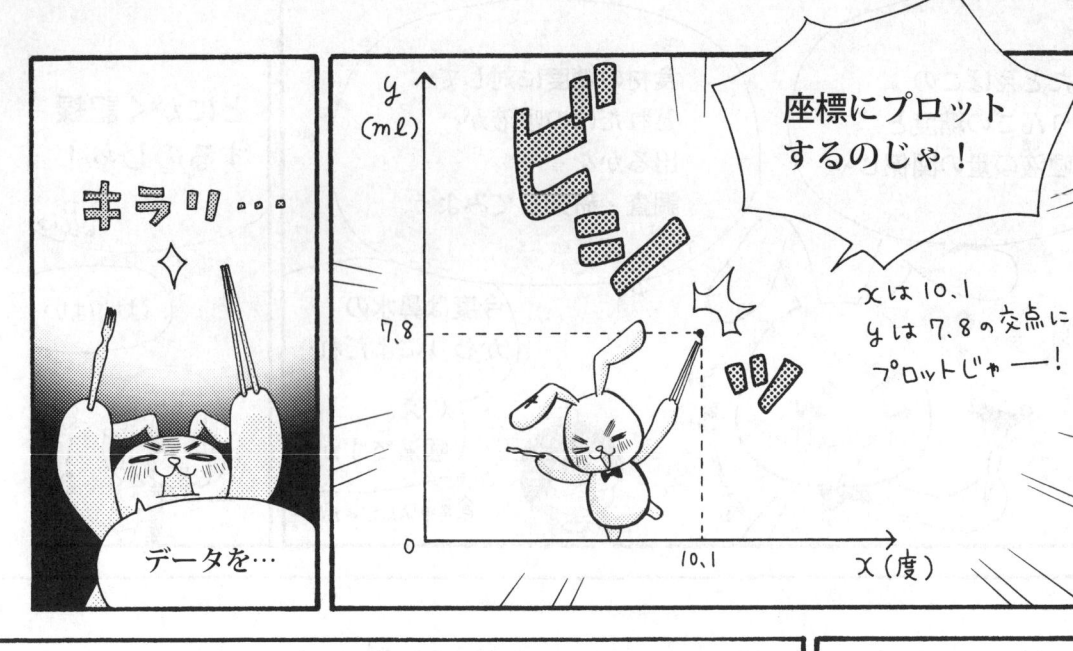

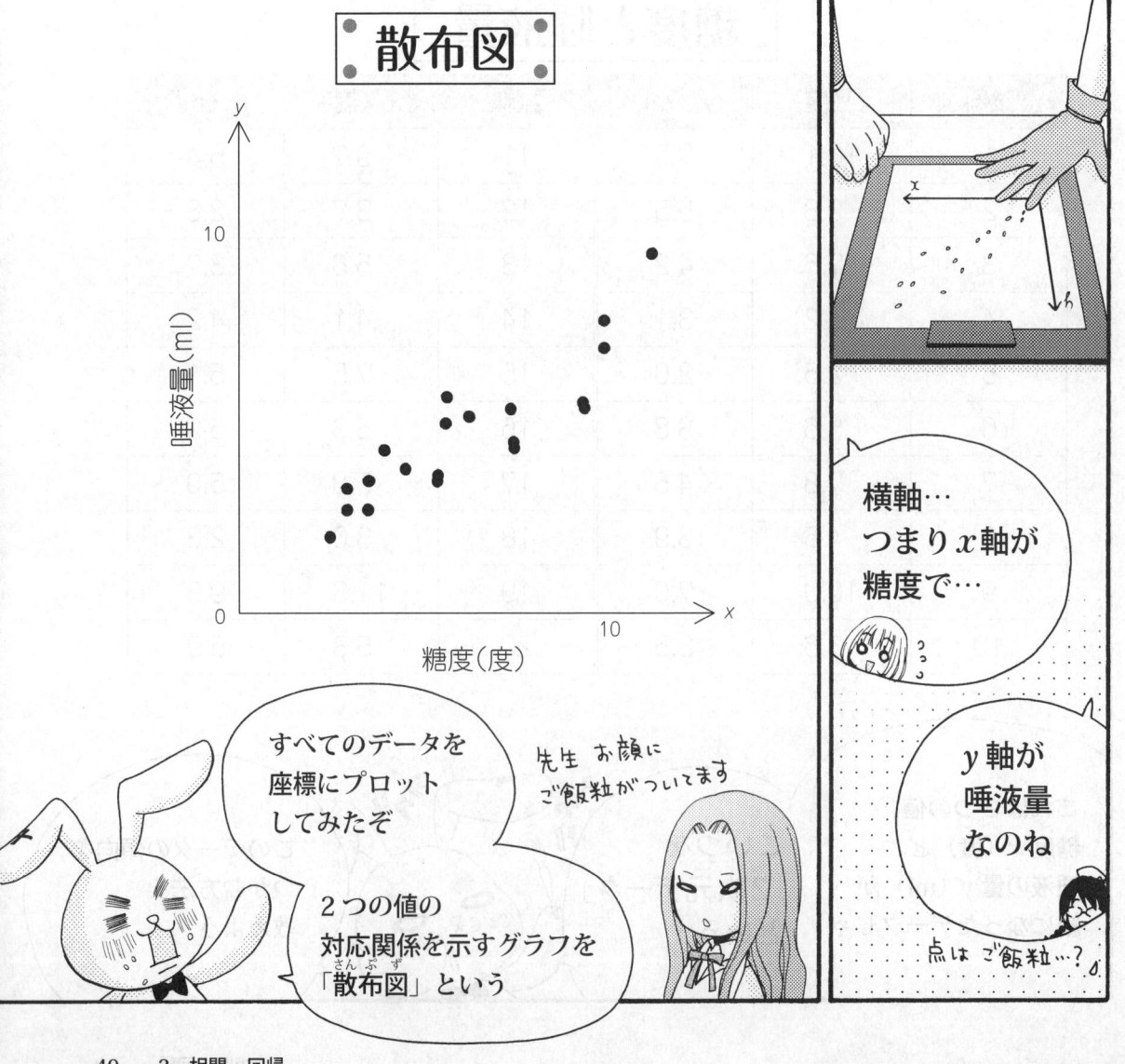

散布図

座標にプロットするのじゃ！

xは10.1 yは7.8の交点にプロットじゃー！

データを…

横軸…つまりx軸が糖度で…

y軸が唾液量なのね

点はご飯粒…？

すべてのデータを座標にプロットしてみたぞ

2つの値の対応関係を示すグラフを「散布図」という

先生 お顔にご飯粒がついてます

40　2. 相関・回帰

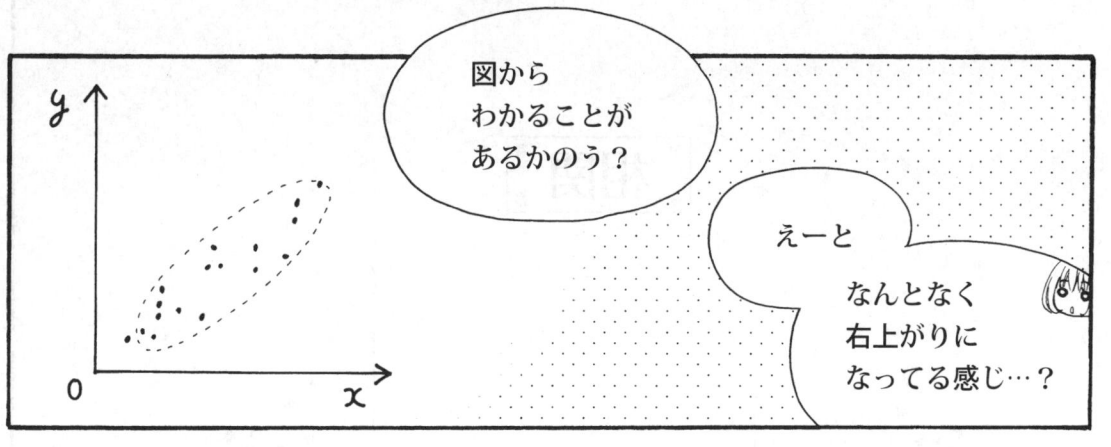

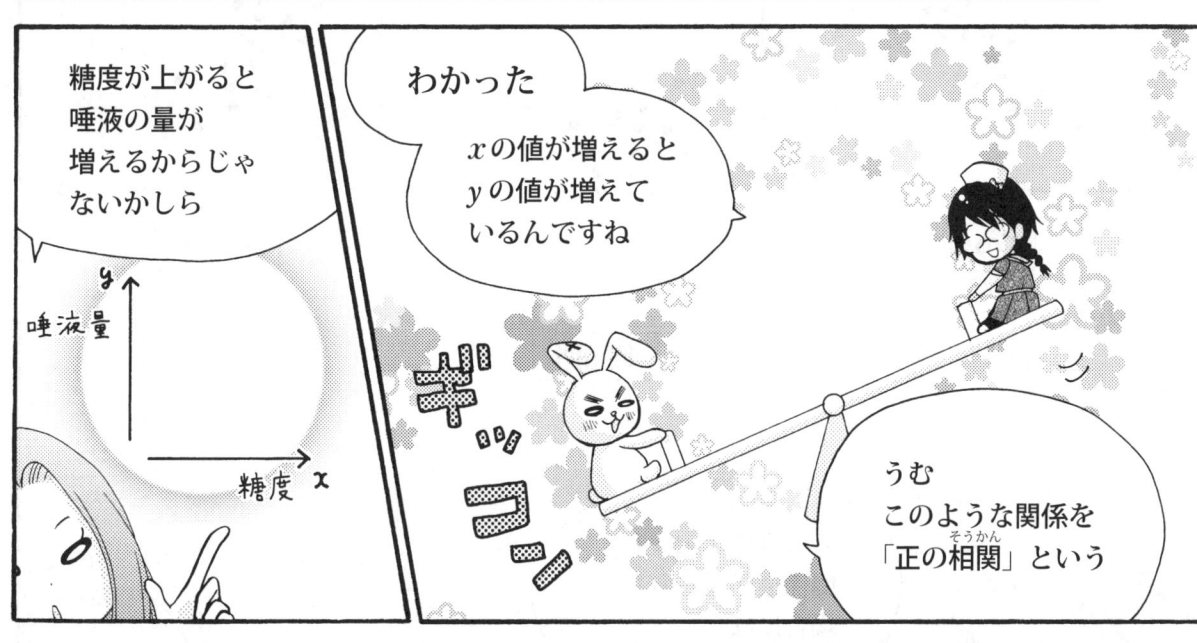

図からわかることがあるかのう？

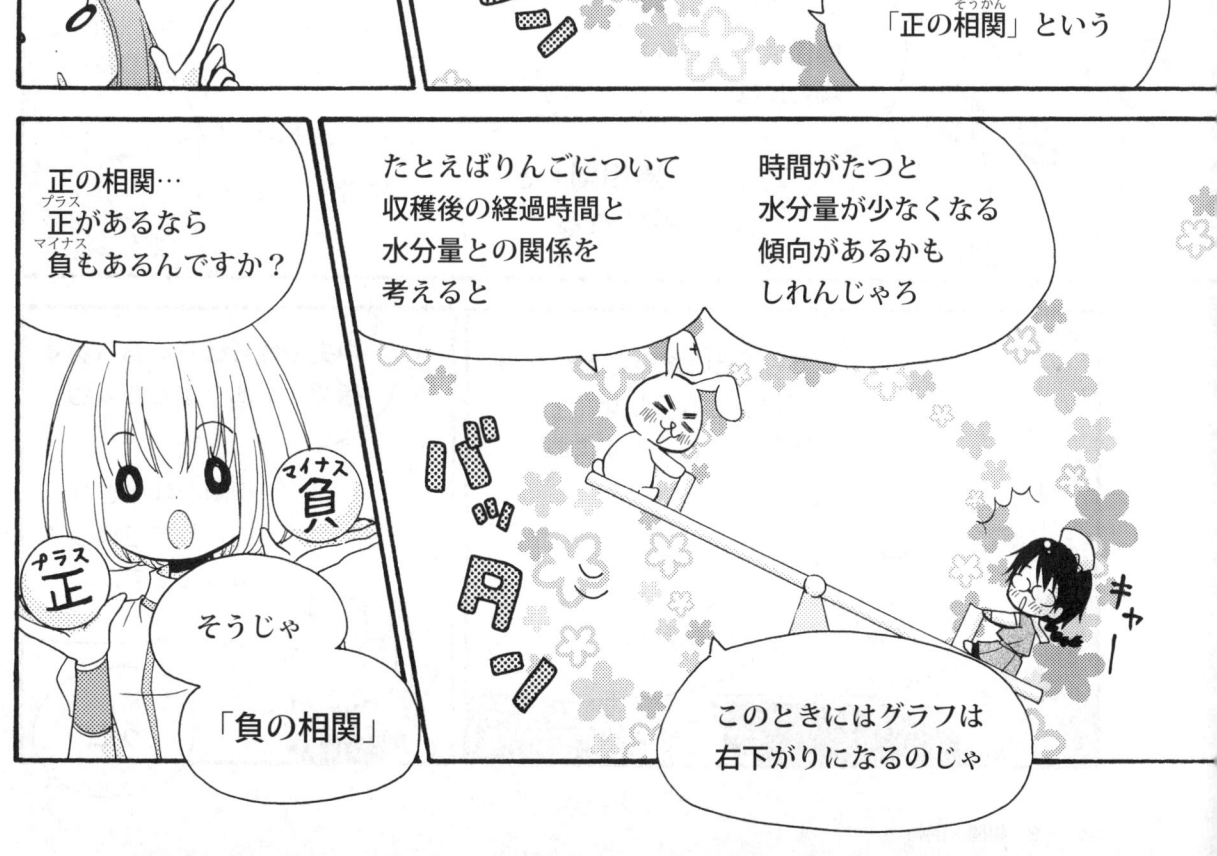

えーと なんとなく右上がりになってる感じ…？

わかった xの値が増えるとyの値が増えているんですね

糖度が上がると唾液の量が増えるからじゃないかしら

うむ このような関係を「正の相関」という

正の相関… 正があるなら負もあるんですか？

たとえばりんごについて収穫後の経過時間と水分量との関係を考えると

時間がたつと水分量が少なくなる傾向があるかもしれんじゃろ

そうじゃ 「負の相関」

このときにはグラフは右下がりになるのじゃ

相関

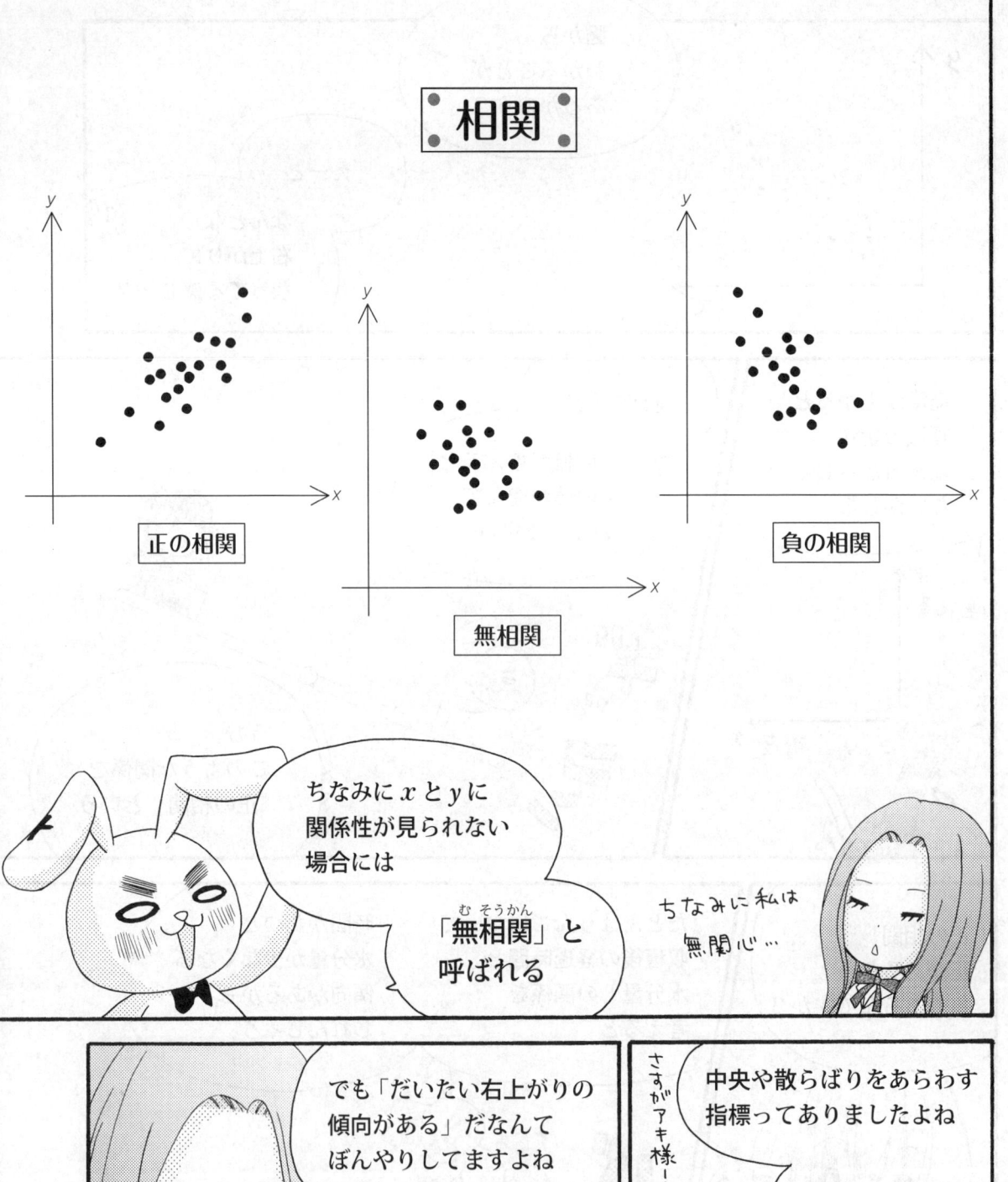

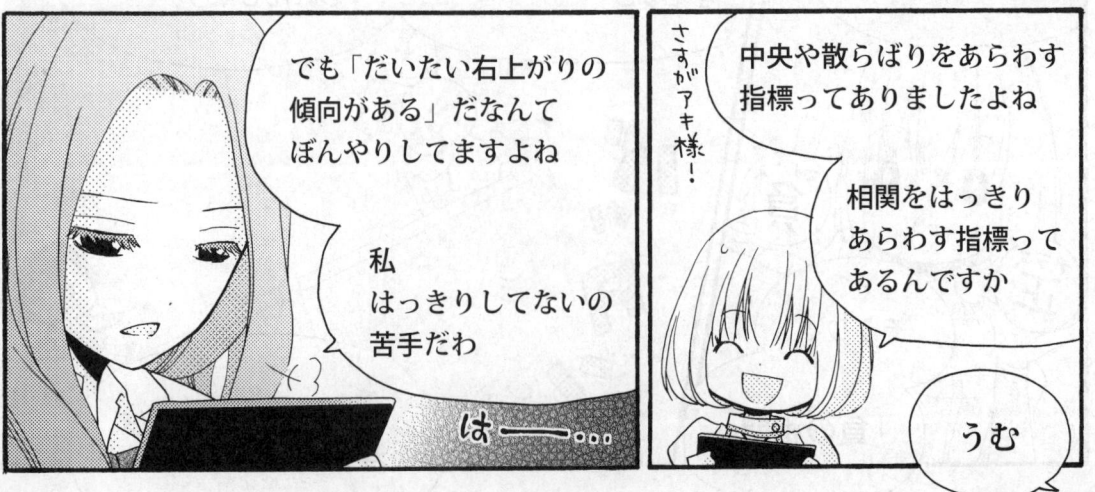

正の相関

無相関

負の相関

ちなみに x と y に関係性が見られない場合には

「無相関」と呼ばれる

ちなみに私は無関心…

でも「だいたい右上がりの傾向がある」なんてぼんやりしてますよね

私 はっきりしてないの苦手だわ

はー…

さすがアキ様！

中央や散らばりをあらわす指標ってありましたよね

相関をはっきりあらわす指標ってあるんですか

うむ

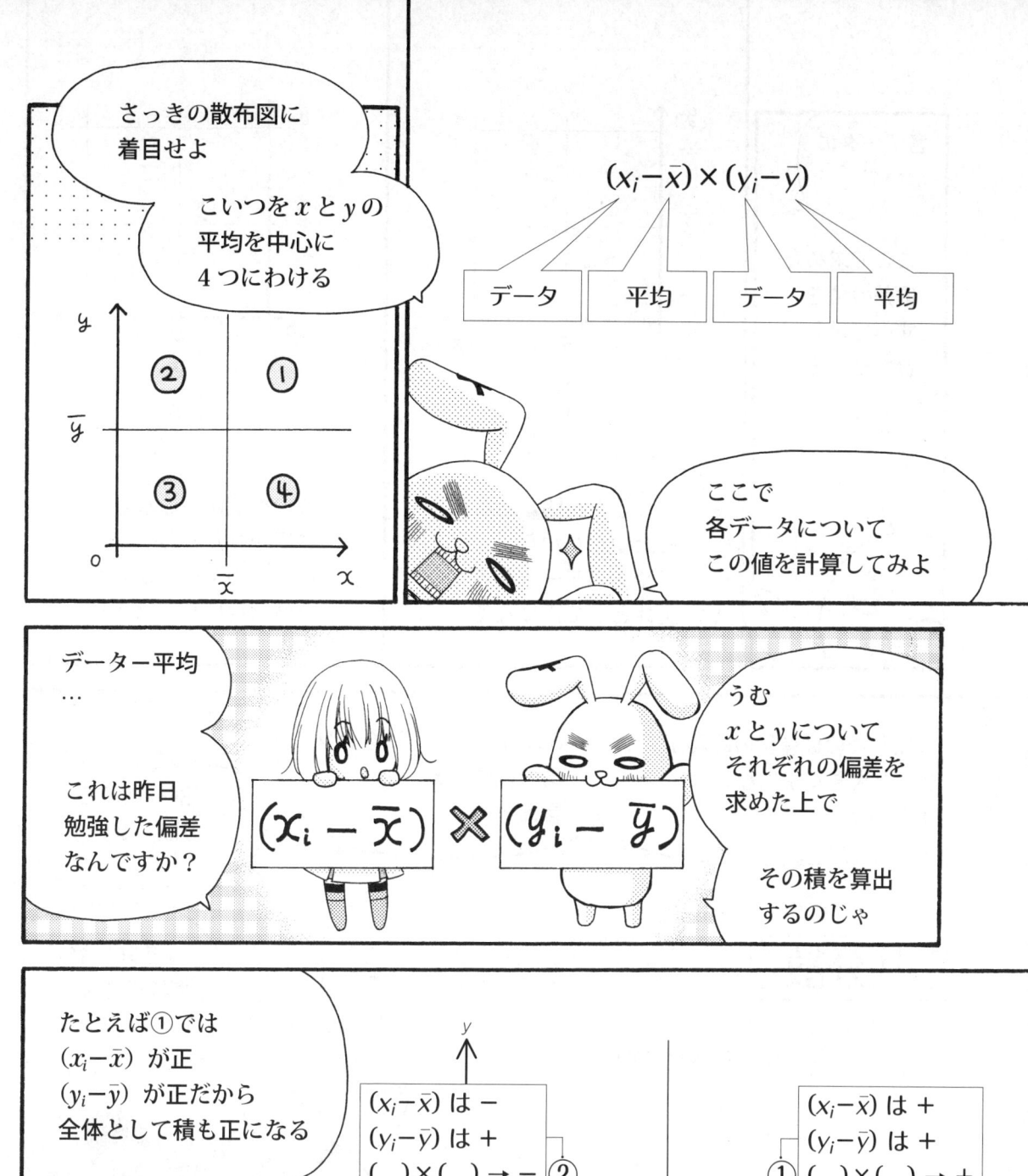

さっきの散布図に着目せよ

こいつを x と y の平均を中心に4つにわける

$$(x_i - \bar{x}) \times (y_i - \bar{y})$$

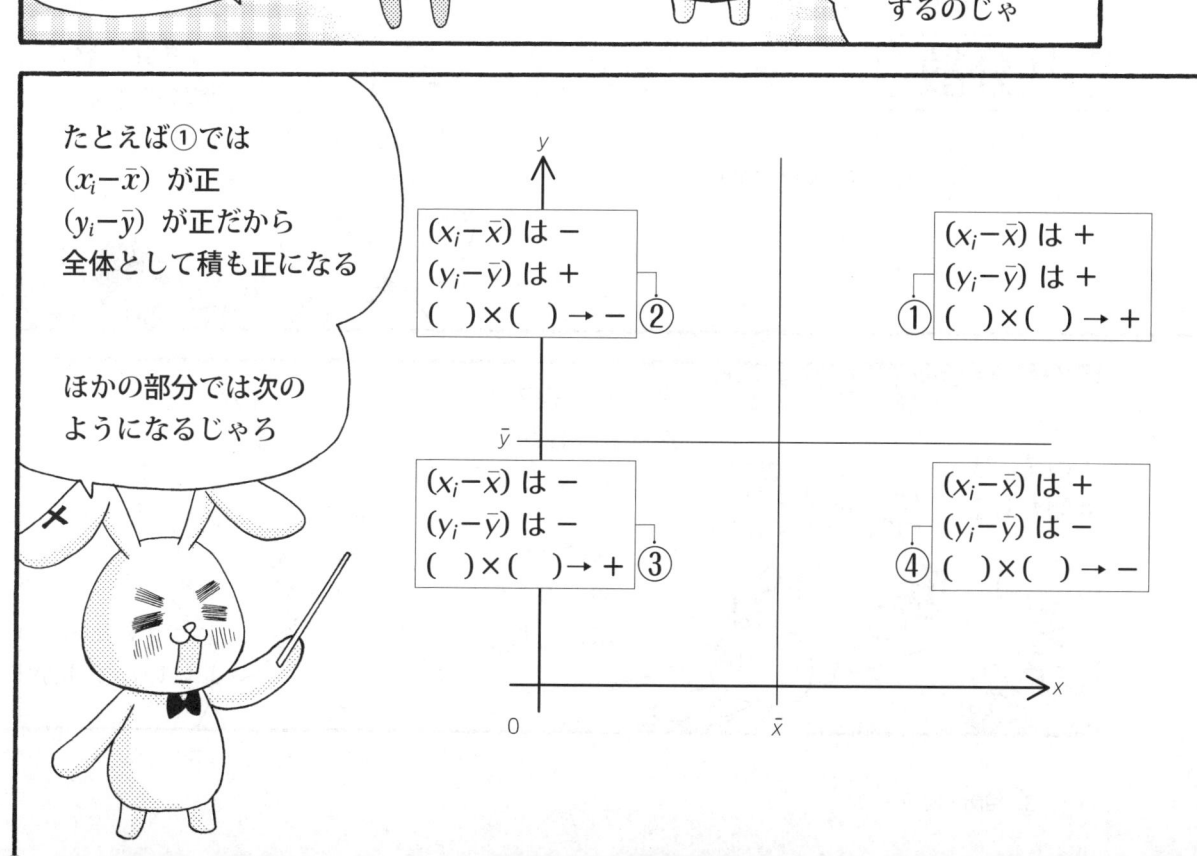

データ　平均　データ　平均

ここで各データについてこの値を計算してみよ

データ-平均…

これは昨日勉強した偏差なんですか？

$(x_i - \bar{x}) \times (y_i - \bar{y})$

うむ
x と y についてそれぞれの偏差を求めた上で

その積を算出するのじゃ

たとえば①では
$(x_i - \bar{x})$ が正
$(y_i - \bar{y})$ が正だから
全体として積も正になる

ほかの部分では次のようになるじゃろ

② $(x_i - \bar{x})$ は $-$
$(y_i - \bar{y})$ は $+$
$(\ ) \times (\ ) \to -$

① $(x_i - \bar{x})$ は $+$
$(y_i - \bar{y})$ は $+$
$(\ ) \times (\ ) \to +$

③ $(x_i - \bar{x})$ は $-$
$(y_i - \bar{y})$ は $-$
$(\ ) \times (\ ) \to +$

④ $(x_i - \bar{x})$ は $+$
$(y_i - \bar{y})$ は $-$
$(\ ) \times (\ ) \to -$

各データについて

ここで求めた偏差の積をすべて足し合わせてみよ

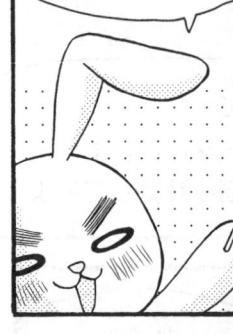

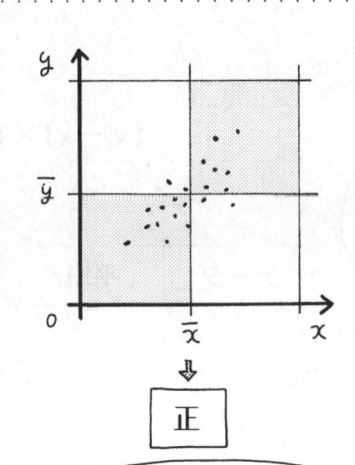

↓
正

もし正の相関があるなら右上がりだから①や③のデータが多く全体として正になる

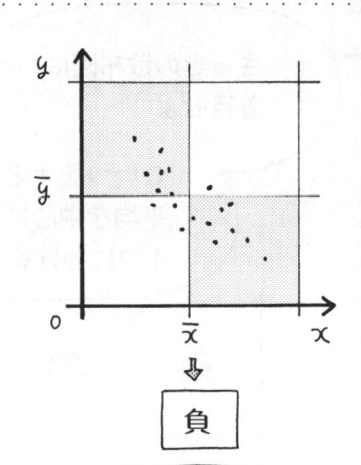

↓
負

負の相関があるなら右下がりだから②や④のデータが多く全体は負になるはずじゃ

つまりこの偏差積の総和が0より大きく＋になれば正の相関

0より小さく－になれば負の相関だと言えるのじゃ

こいつをデータの数で割った値を「共分散（きょうぶんさん）」という

共分散

$$\frac{\sum_{i=1}^{n}(x_i-\bar{x})(y_i-\bar{y})}{n}$$

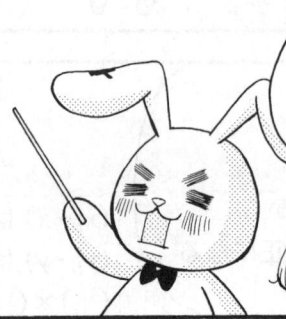

じゃあ共分散で相関の度合いがわかるんですね

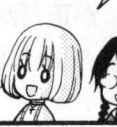

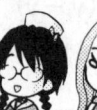

じゃがこの値には問題もある

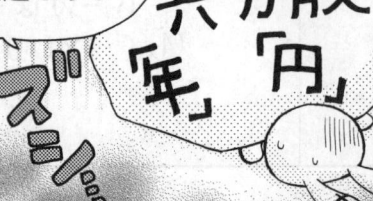

データの単位が違うと比較ができないのじゃ

指標として使いづらい場合もある

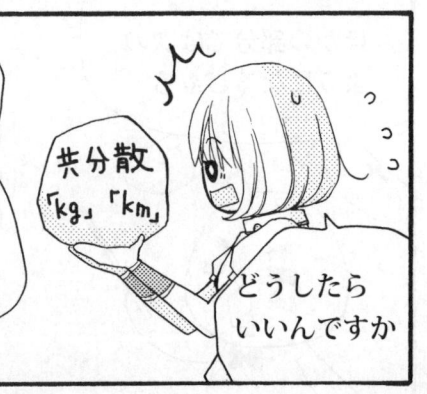

共分散「年」「円」

共分散「kg」「km」

どうしたらいいんですか

44　2. 相関・回帰

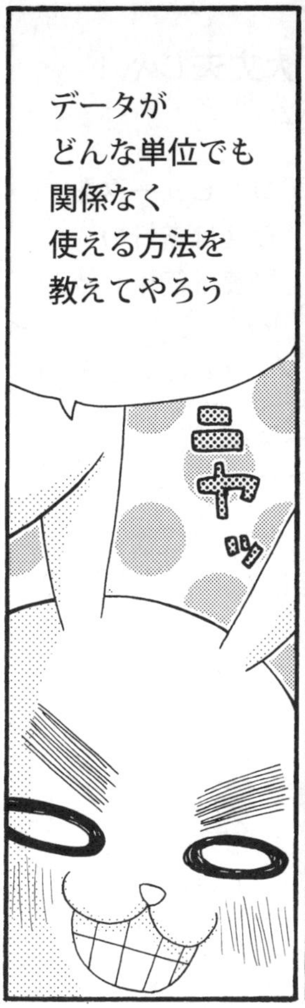

相関係数

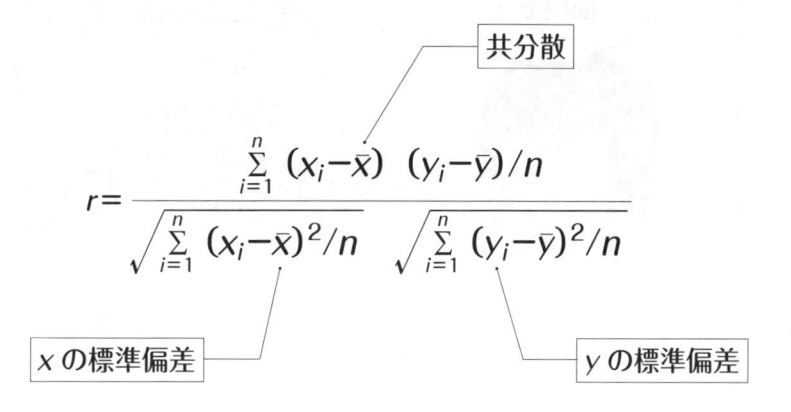

データが
どんな単位でも
関係なく
使える方法を
教えてやろう

$$r = \frac{\sum_{i=1}^{n}(x_i-\bar{x})(y_i-\bar{y})/n}{\sqrt{\sum_{i=1}^{n}(x_i-\bar{x})^2/n}\sqrt{\sum_{i=1}^{n}(y_i-\bar{y})^2/n}}$$

- 共分散
- x の標準偏差
- y の標準偏差

共分散を
x の標準偏差と
y の標準偏差で
割ることにする

するとこの値は
データの単位に
関係なく
−1から1の値をとる

こいつを
「相関係数」と
呼んでおる

正の相関	負の相関	無相関
$0 < r \leq 1$	$-1 \leq r < 0$	$r \fallingdotseq 0$

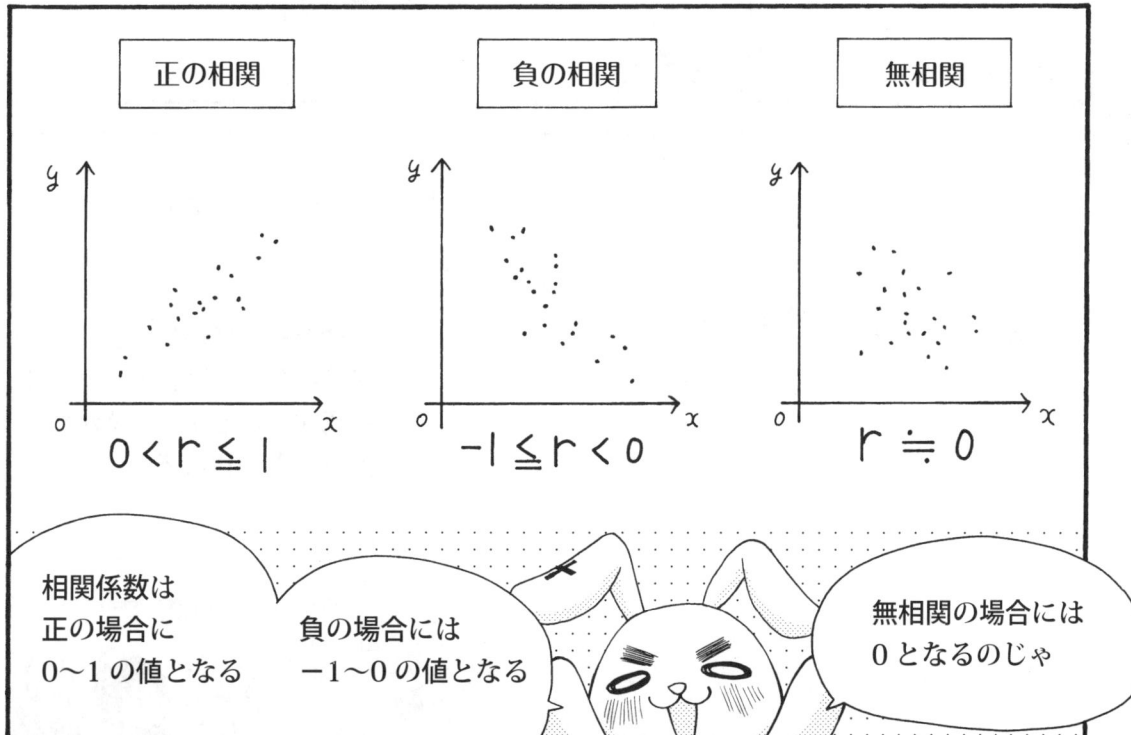

相関係数は
正の場合に
0〜1の値となる

負の場合には
−1〜0の値となる

無相関の場合には
0となるのじゃ

2. 相関・回帰

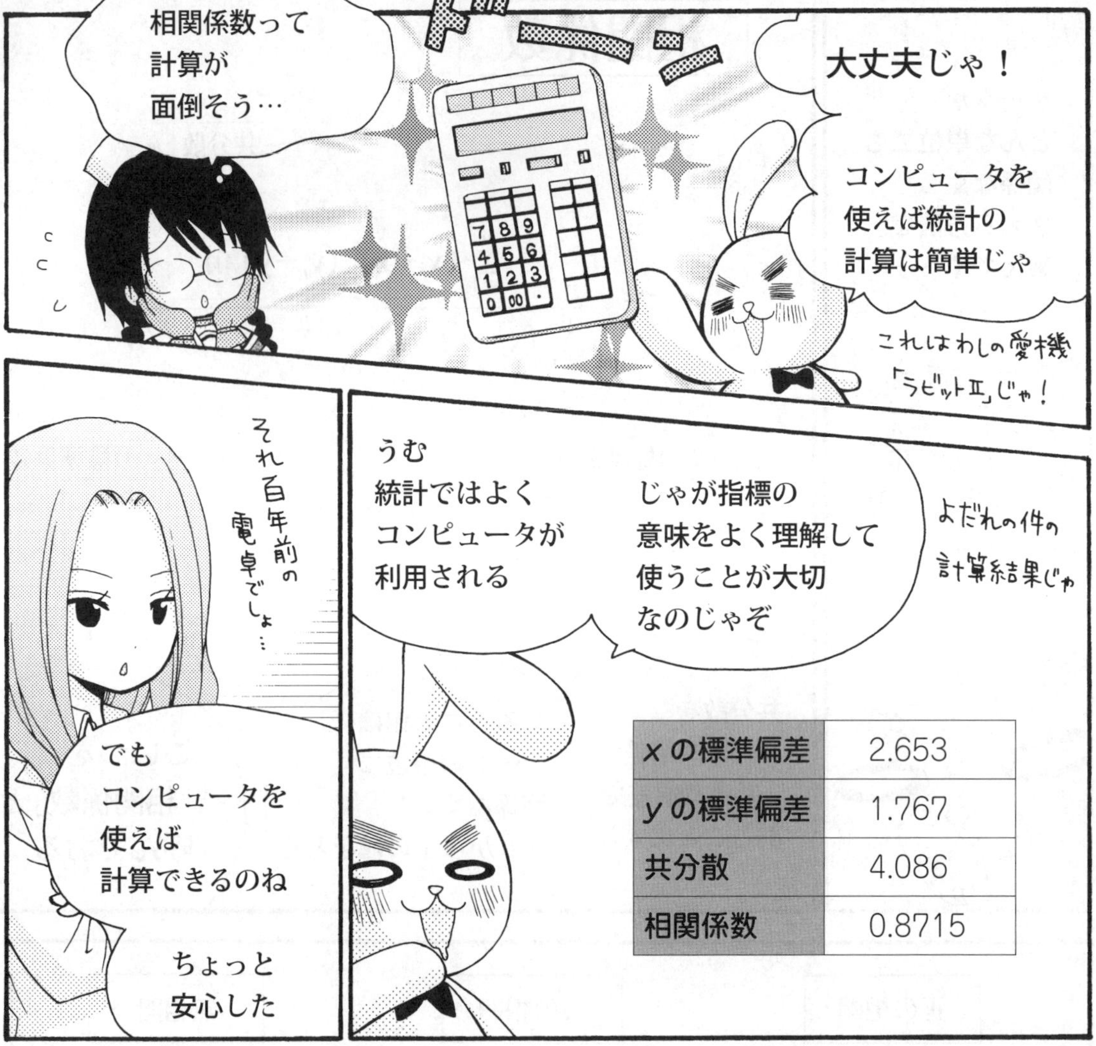

x の標準偏差	2.653
y の標準偏差	1.767
共分散	4.086
相関係数	0.8715

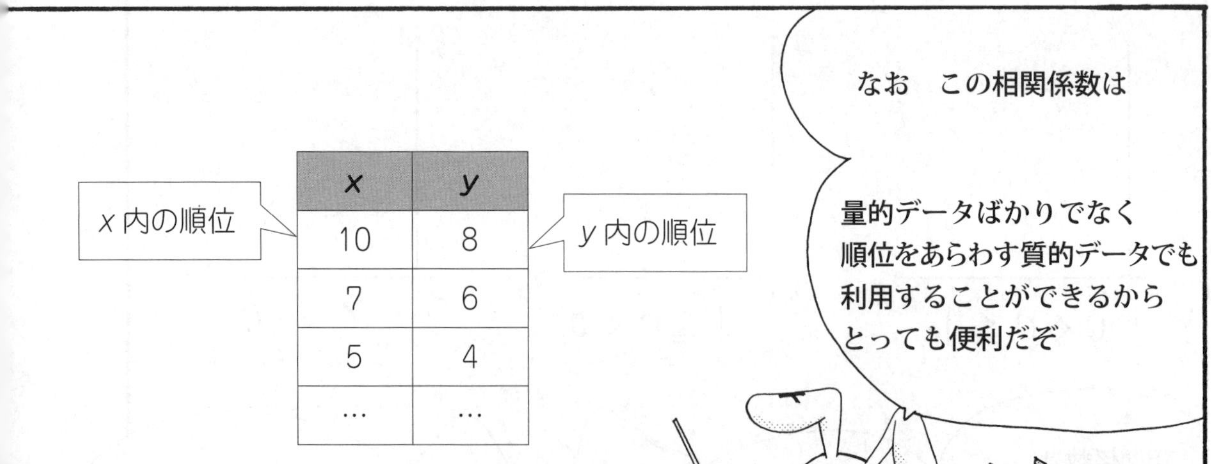

x	y
10	8
7	6
5	4
…	…

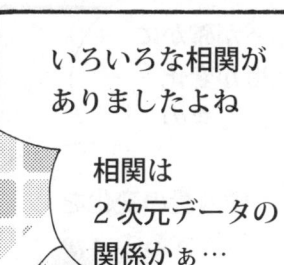

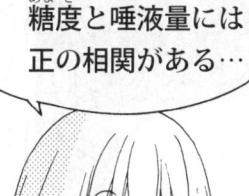

いろいろな相関がありましたよね

相関は2次元データの関係かぁ…

糖度と唾液量には正の相関がある…

じゃあ糖度が増えることが原因で唾液が増えると結論できるわけですね

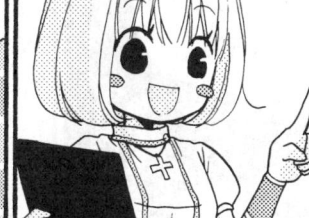

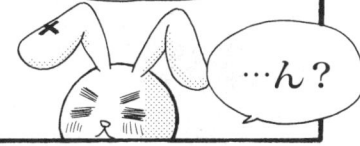

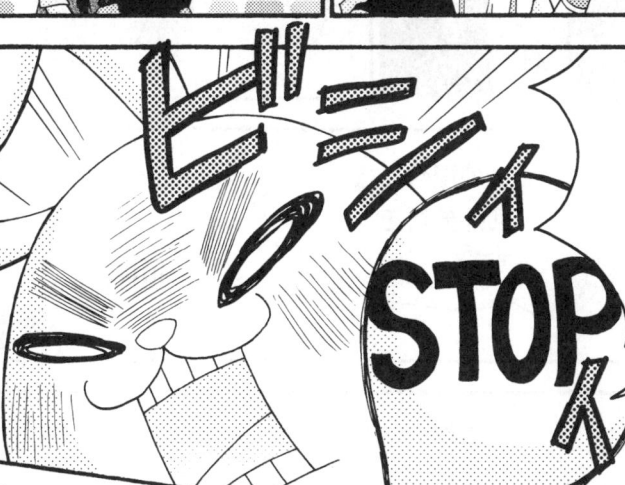

…ん？

待った!!
研究においては糖度が原因で唾液が増えるとは断言できん！

どうしてですか!?

たとえば 実は酸度が高い食品は糖度も高いものだとしよう

このとき 酸度が原因で唾液が出ているのかもしれんじゃろ

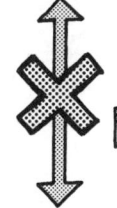

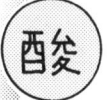

糖 結果1

酸 原因

直接関係ない

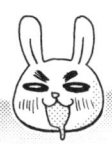

結果2

すると 糖度が高いから唾液が出るというのは見せかけだけかもしれん

原因と結果の関係になっているとは言えないのじゃ

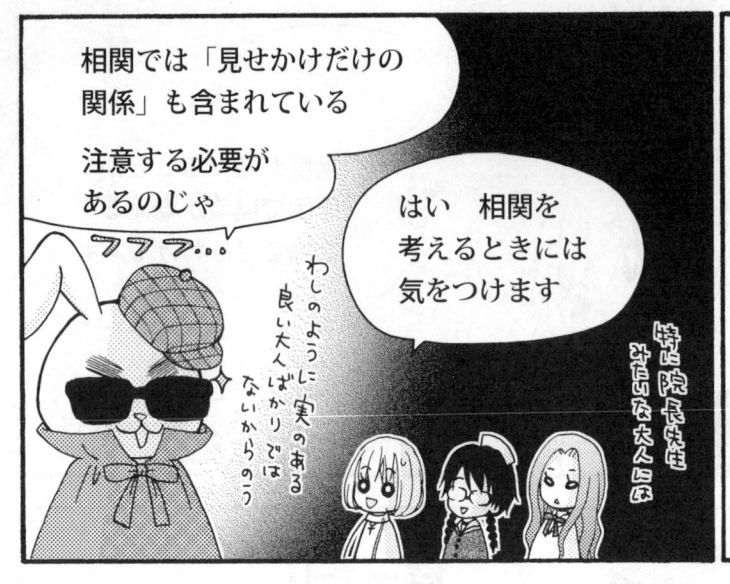

相関では「見せかけだけの関係」も含まれている注意する必要があるのじゃ

フフフ…

はい 相関を考えるときには気をつけます

特に院長先生みたいな大人には わしのように実のある良い大人ばかりではないからのう

じゃが確かに糖度が変化したときの唾液量の変化を予測することが必要な場合があるかもしれん

糖度 ⇒ 唾液

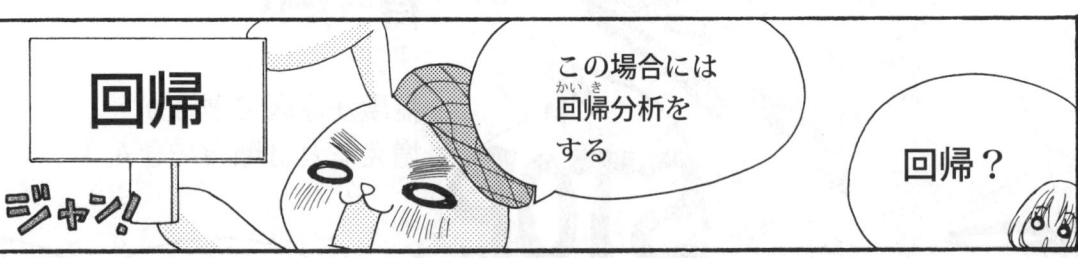

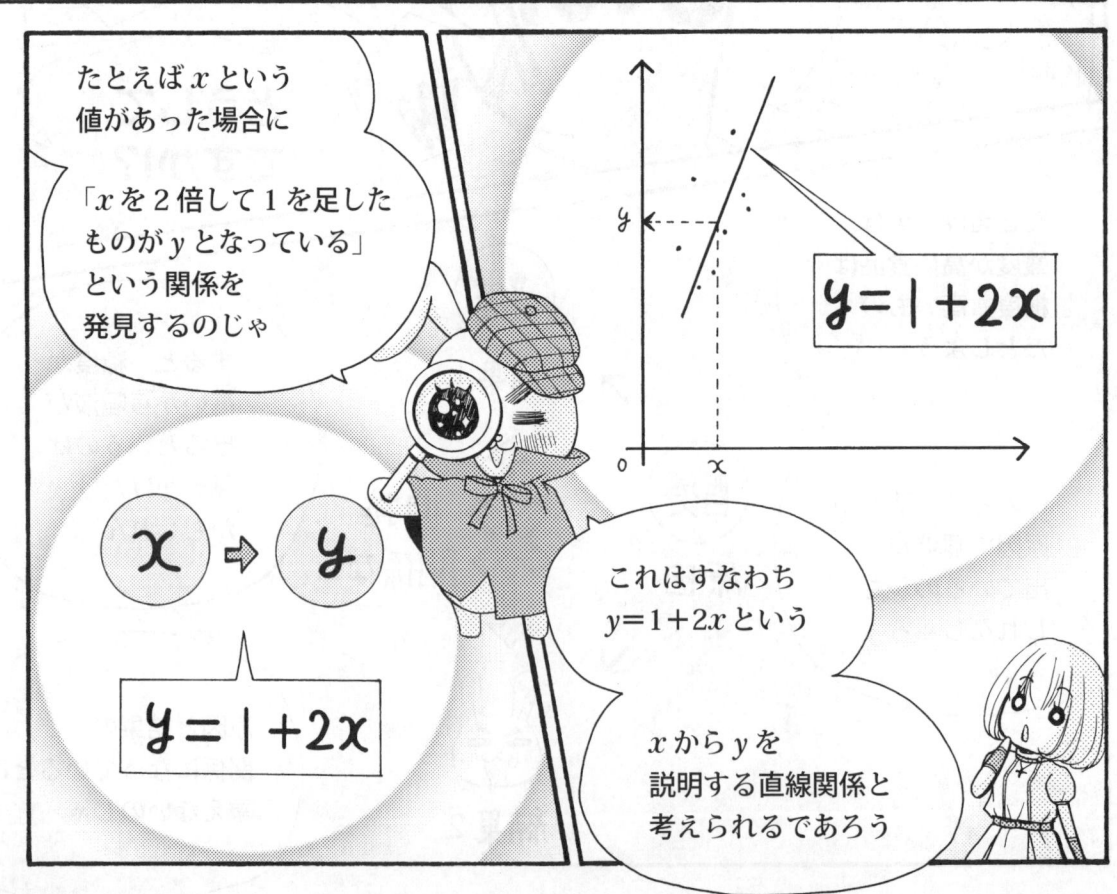

回帰

ジャン！

この場合には回帰分析をする

回帰？

たとえば x という値があった場合に

「x を 2 倍して 1 を足したものが y となっている」という関係を発見するのじゃ

x ⇒ y

$y = 1 + 2x$

$y = 1 + 2x$

これはすなわち $y = 1 + 2x$ という

x から y を説明する直線関係と考えられるであろう

回帰直線

糖度と唾液量の散布図をよく見よ

ここではなんとなく糖度と唾液量に直線関係があるように思われる

この直線を仮に $y = a + bx$ としよう

この a と b がどのような値であるかを見つけることが回帰分析じゃ

この直線を「回帰直線」という

ここから回帰直線を見つけるの…？

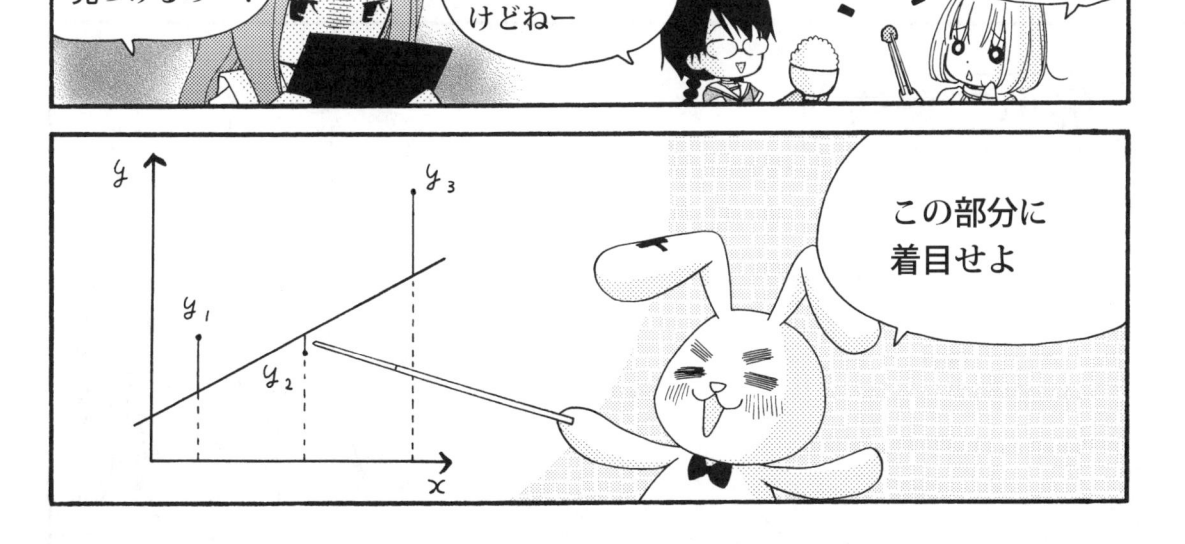

ご飯の中の梅干しならすぐに見つかるけどねー

うーん　どうすればいいのかな

この部分に着目せよ

2. 相関・回帰　49

もし $y=a+bx$ という直線関係ですべてのデータが説明できるなら

y の値はすべて直線上にあることになる

つまりこの箇所は直線では説明されないずれの部分なのじゃ

そこでこのずれの部分を2乗してすべて足し合わせる

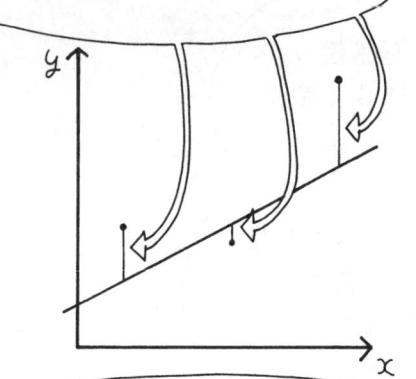

この総和を最小にする直線を見つけるのじゃ

それがこの2つのデータの関係を最もよくあらわす直線と考えられるからの

こうやって回帰直線をみつける方法を「最小二乗法」と呼んでおるぞ

さあ最小二乗法の式を解け！

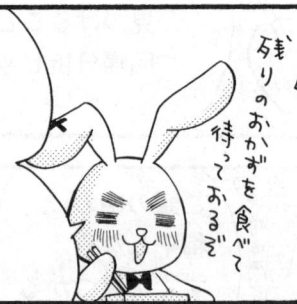

残りのおかずを食べて待っておるぞ

この計算するんですか——!?

この記号ちに！？

最小二乗法

$$L = \sum_{i=1}^{n} (y_i - (a+bx_i))^2$$

$$\frac{\partial L}{\partial a} = 0, \quad \frac{\partial L}{\partial b} = 0$$

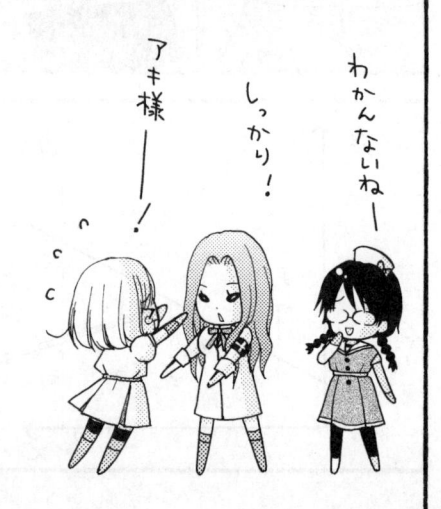

わかんないねー

しっかり！

アキ様——！

計算は面倒な
ところもあるので
ずばり a と b の
計算結果を示して
おこう

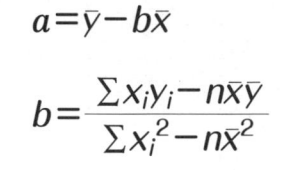

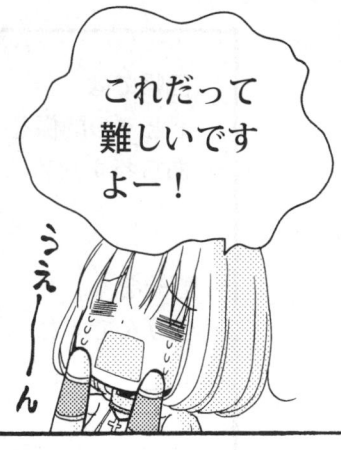

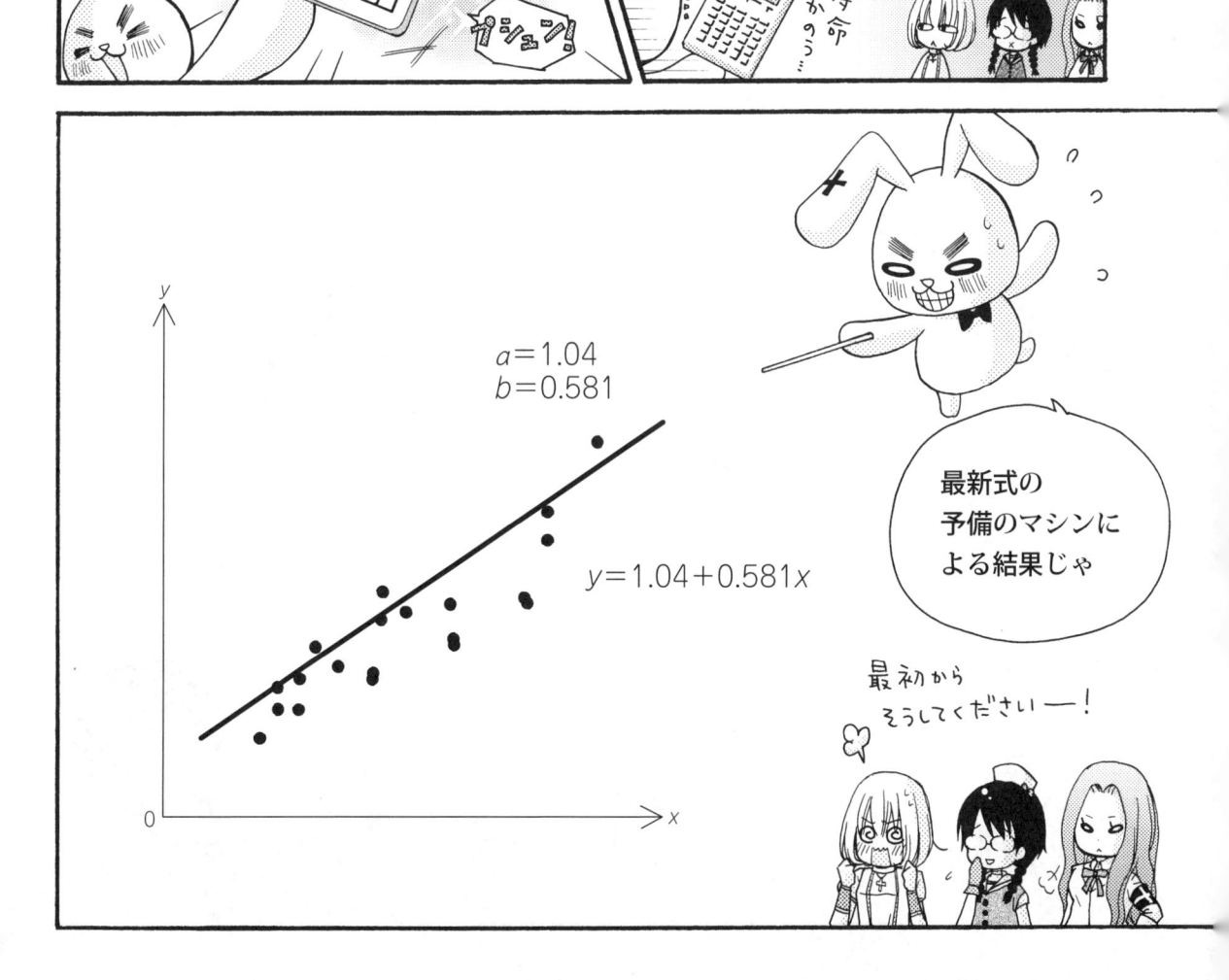

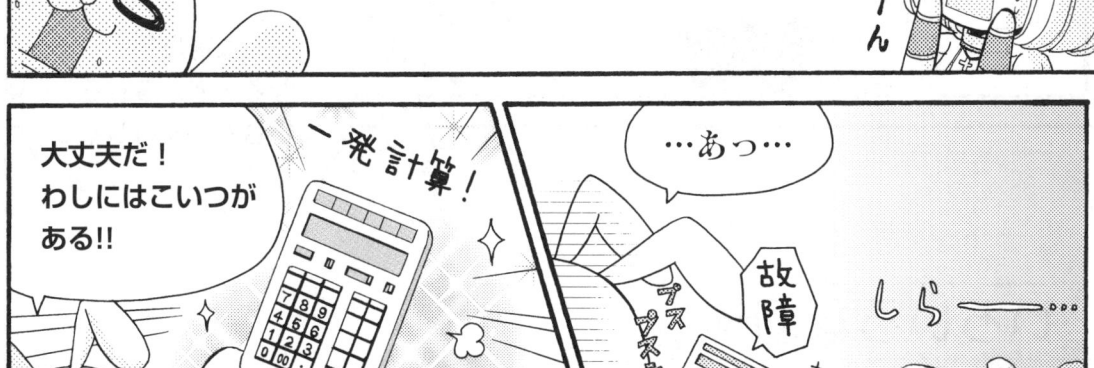

$$a = \bar{y} - b\bar{x}$$
$$b = \frac{\sum x_i y_i - n\bar{x}\bar{y}}{\sum x_i^2 - n\bar{x}^2}$$

これだって
難しいです
よー！

うえーーん

大丈夫だ！
わしにはこいつが
ある!!

一発計算！

…あっ…

故障

寿命かのう…

しらーー…

$a = 1.04$
$b = 0.581$

$y = 1.04 + 0.581x$

最新式の
予備のマシンに
よる結果じゃ

最初から
そうしてくださいー！

2. 相関・回帰　51

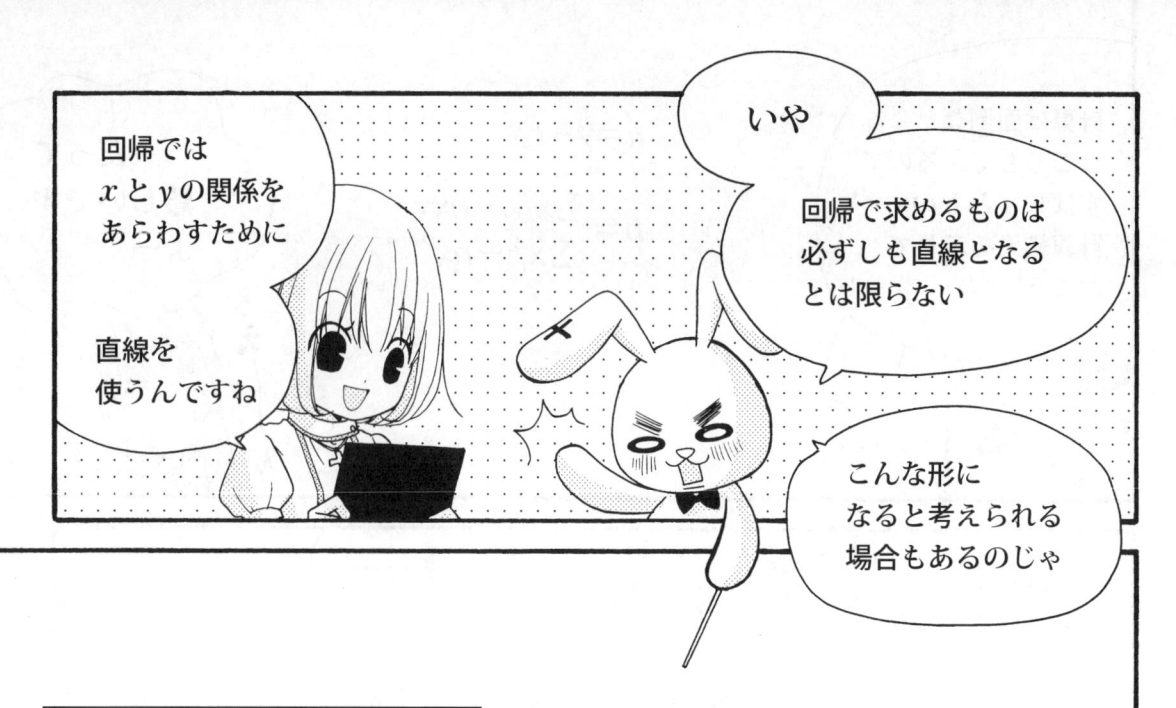

回帰では
x と y の関係を
あらわすために

直線を
使うんですね

いや

回帰で求めるものは
必ずしも直線となる
とは限らない

こんな形に
なると考えられる
場合もあるのじゃ

いろいろな回帰

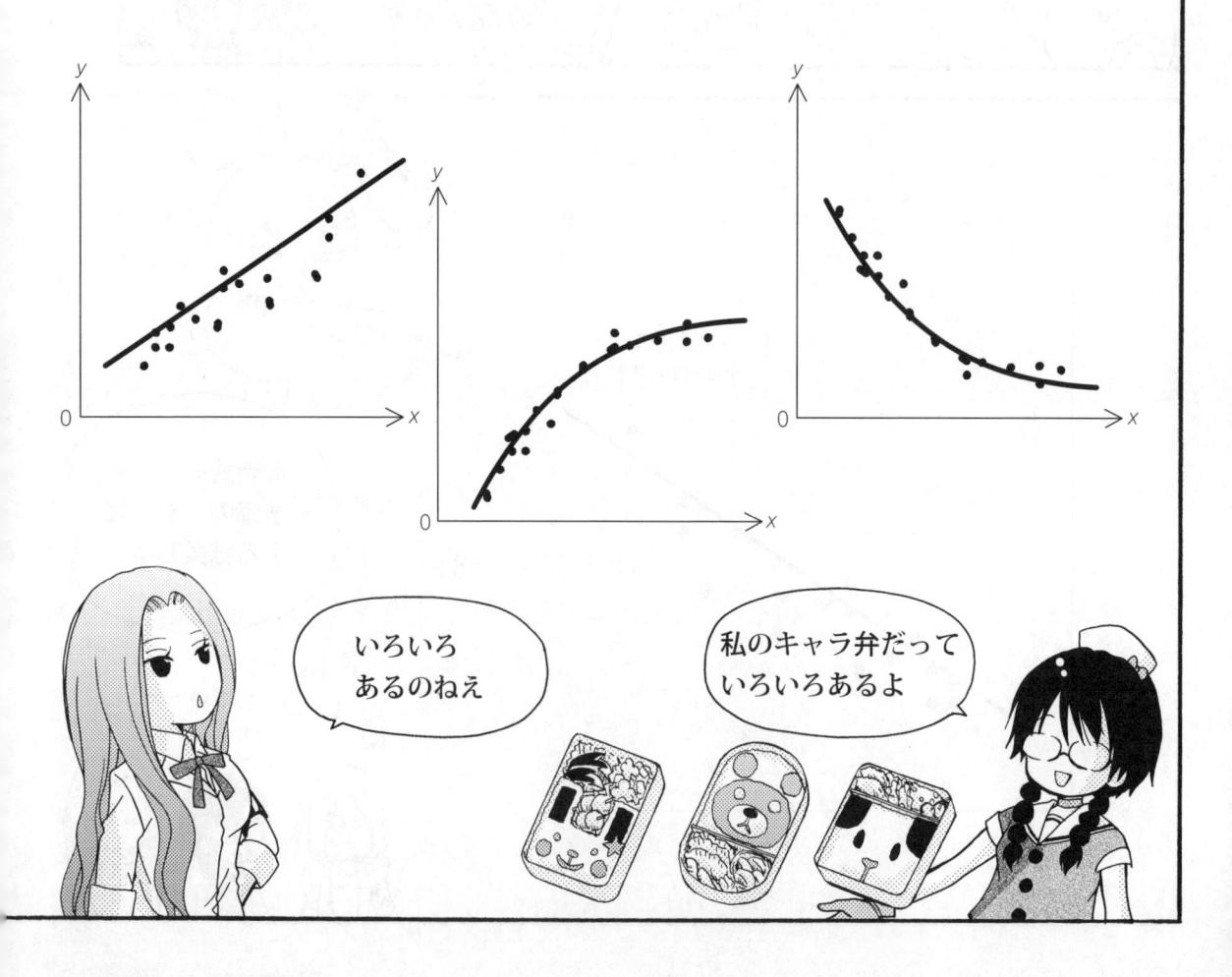

いろいろ
あるのねえ

私のキャラ弁だって
いろいろあるよ

2. 相関・回帰

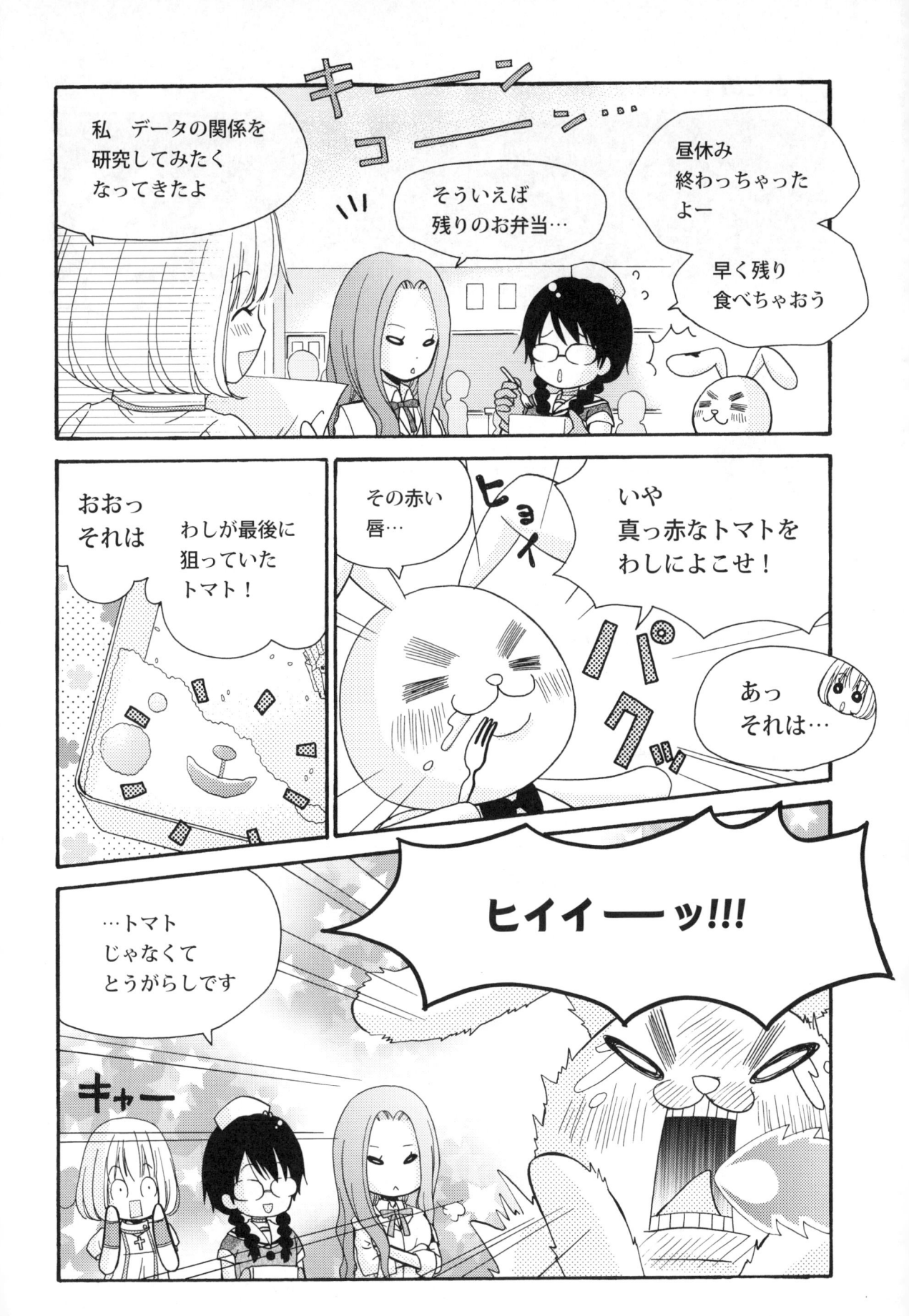

✓ まとめ

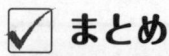

データ同士の関係をつかむことは重要じゃ。散布図や，相関係数などの指標を使えば，統計データをながめるだけではわからなかった関係をつかむことができるのじゃ。データの関係や分析の目的によっては，回帰直線について調べる場合もあるぞ。

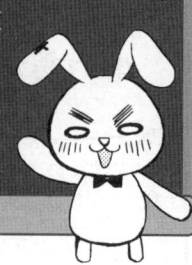

! Q&A

Question

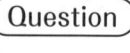

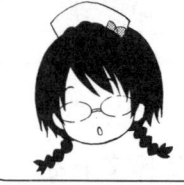

2つのデータの関係をあらわす指標はどうやって計算したらいいですか？

Answer

Excel の関数で各指標を計算できるぞ。

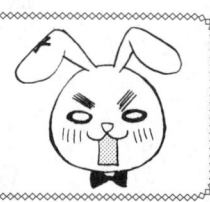

指標	関数
共分散	COVAR( )
相関係数	CORREL( )

たとえば，この章で使った糖度と唾液量データの場合は次のように計算できる。

①データを2列で入力する。

	A	B
1	10.1	7.8
2	9.8	5.5
3	7.6	4.2
4	3.2	3.1
5	2.5	2
6	5.6	3.8
7	7.8	4.5
8	4.5	3.9
9	10	7
10	3.6	3.5
11	9.7	5.4
12	3.7	2.8
13	5.6	3.7
14	4.1	4.2
15	7.5	5.1
16	6.3	5.2
17	5.8	5
18	3	2.8
19	11.3	9.5
20	5.8	5.9

データを入力する

② =COVAR(X範囲, Y範囲), =CORREL(X範囲, Y範囲)を入力する。

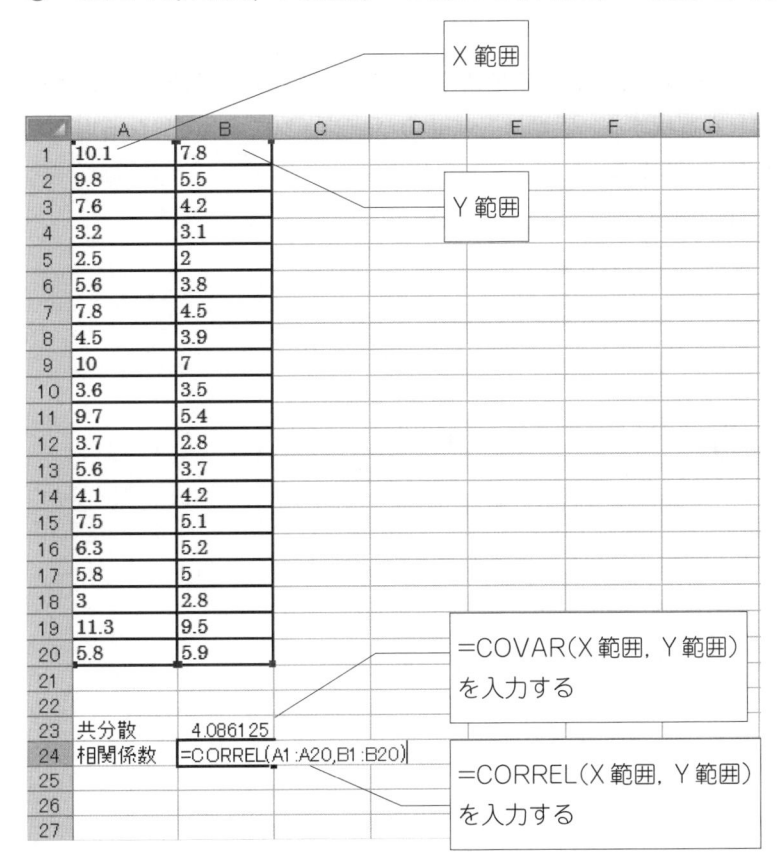

X範囲

Y範囲

	A	B
1	10.1	7.8
2	9.8	5.5
3	7.6	4.2
4	3.2	3.1
5	2.5	2
6	5.6	3.8
7	7.8	4.5
8	4.5	3.9
9	10	7
10	3.6	3.5
11	9.7	5.4
12	3.7	2.8
13	5.6	3.7
14	4.1	4.2
15	7.5	5.1
16	6.3	5.2
17	5.8	5
18	3	2.8
19	11.3	9.5
20	5.8	5.9
23	共分散	4.086125
24	相関係数	=CORREL(A1:A20,B1:B20)

=COVAR(X範囲, Y範囲)を入力する

=CORREL(X範囲, Y範囲)を入力する

③計算結果を確認する。

	A	B
1	10.1	7.8
2	9.8	5.5
3	7.6	4.2
4	3.2	3.1
5	2.5	2
6	5.6	3.8
7	7.8	4.5
8	4.5	3.9
9	10	7
10	3.6	3.5
11	9.7	5.4
12	3.7	2.8
13	5.6	3.7
14	4.1	4.2
15	7.5	5.1
16	6.3	5.2
17	5.8	5
18	3	2.8
19	11.3	9.5
20	5.8	5.9
21		
22		
23	共分散	4.086125
24	相関係数	0.871509

計算結果を確認する

　散布図を作成することもできるぞ。X範囲とY範囲の2列分をマウスで選択した状態で、メニューから「挿入」→「グラフ」→「散布図」を選択する。手順はExcelのバージョンによって異なる場合もあるので、インターネットなどで調べてみよう。

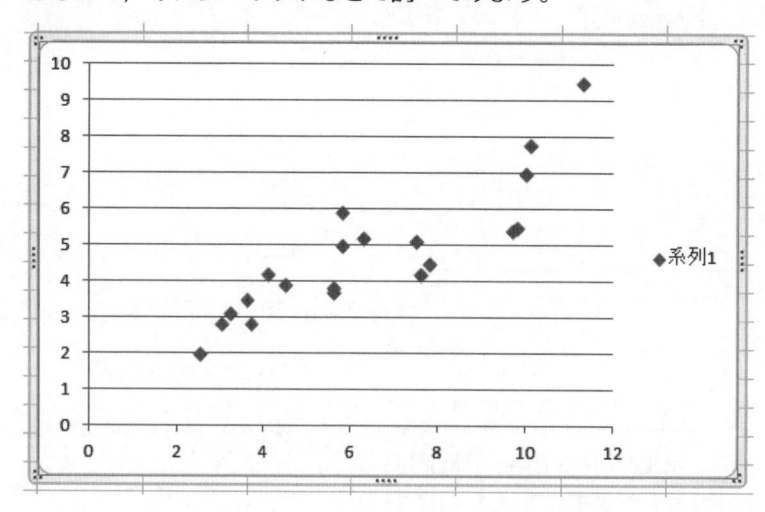

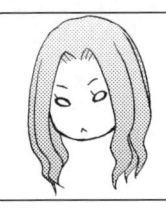

> **Question**
>
> 回帰分析を行うにはどうしたらいいですか？

> **Answer**
>
> Excel の「データ分析」を使うと回帰分析ができるぞ。

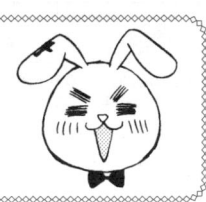

①メニューの「データ」を選択した後，「データ分析」を選択する。

すると，回帰分析を選択できるようになるぞ。手順は Excel のバージョンによって異なる場合もある。

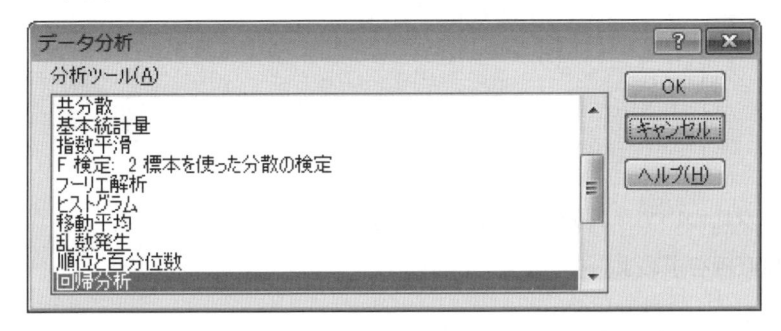

②「入力 Y 範囲」(唾液量) と「入力 X 範囲」(糖度) をマウスで選択して指定する。

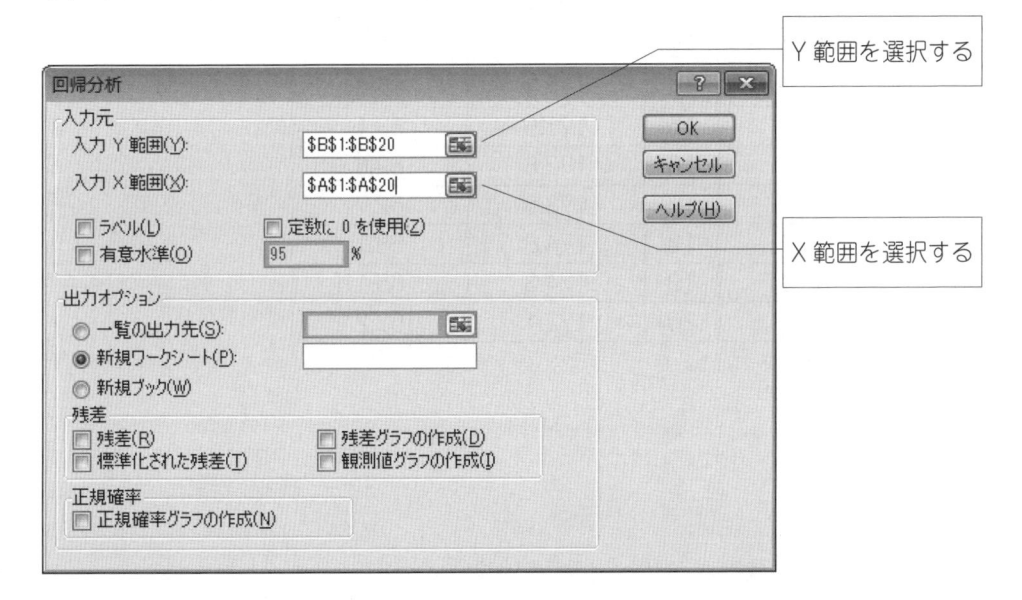

Y 範囲を選択する

X 範囲を選択する

2. 相関・回帰　　57

③結果を確認する。

この章のデータについて回帰分析をした結果は次のようになるぞ。

以下の箇所に $y = a + bx$ という回帰直線の a と b の値が求められる。

	A	B	C	D	E	F	G	H	I
1	概要								
2									
3		回帰統計							
4	重相関 R	0.871509							
5	重決定 R2	0.759528							
6	補正 R2	0.746168							
7	標準誤差	0.913545							
8	観測数	20							
9									
10	分散分析表								
11		自由度	変動	分散	観測された分散比	有意 F			
12	回帰	1	47.44733	47.44733	56.85275	5.64E-07			
13	残差	18	15.02217	0.834565					
14	合計	19	62.4695						
15									
16		係数	標準誤差	t	P-値	下限 95%	上限 95%	下限 95.0%	上限 95.0%
17	切片	1.043734	0.531687	1.963063	0.065281	-0.0733	2.160766	-0.0733	2.160766
18	X 値 1	0.580591	0.077001	7.540076	5.64E-07	0.418818	0.742363	0.418818	0.742363
19									
20									

a の値が求められる

b の値が求められる

問題

2.1 次の 20 人の身長・体重データについて，共分散・相関係数を求めよ。

2.2 2.1 のデータについて，回帰直線を求めよ。

No.	x（センチ）	y（キロ）	No.	x（センチ）	y（キロ）
1	172.3	60.5	11	178.5	67.3
2	173.6	62.7	12	177.3	65.7
3	172.8	62.3	13	176.3	70.1
4	175.8	65.8	14	172.3	65.8
5	173.1	65.1	15	171.5	63.1
6	170.1	59.1	16	172.8	62.6
7	168.7	58.6	17	173.3	62.7
8	169.5	60.1	18	174.8	68.1
9	175.1	62.3	19	174.3	65.1
10	176.2	63.5	20	172.1	63.2

Chap. 3

推定・検定

多数のデータについて調査や分析を行うとき，集団の一部のデータしか調べることができない場合があります。医療統計の分野でも同じです。統計では一部のデータを調査することで，集団全体について推測を行う「推測統計」の手法が知られています。この章では推測統計の基本について学びましょう。

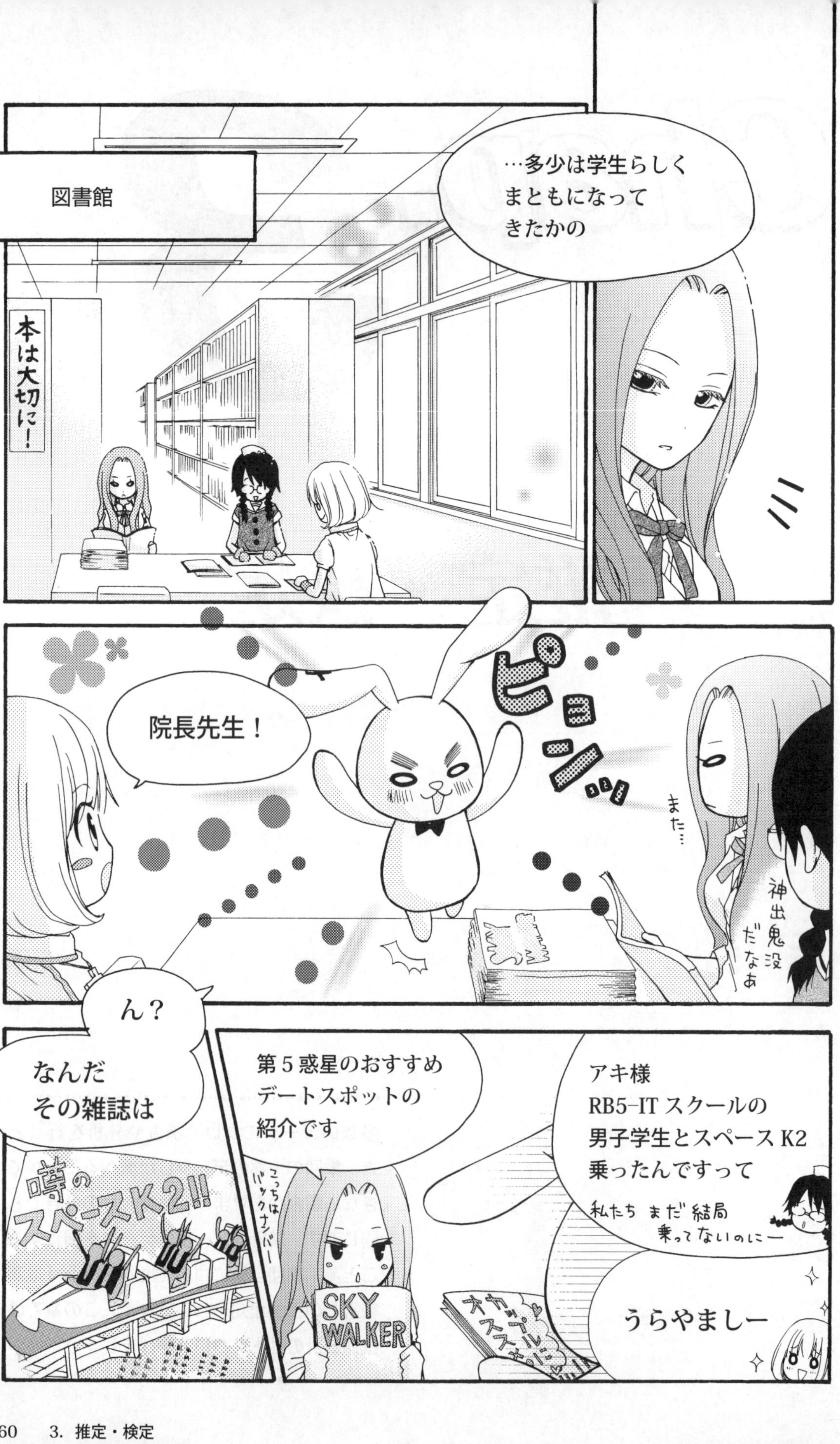
図書館
本は大切に！
…多少は学生らしく
まともになって
きたかの
ピョン
院長先生！
また…
神出鬼没だなあ
ん？
なんだ
その雑誌は
噂のスペースK2!!
第5惑星のおすすめ
デートスポットの
紹介です
こっちはバックナンバー
SKY WALKER
アキ様
RB5–IT スクールの
男子学生とスペース K2
乗ったんですって
私たち まだ 結局 乗ってないのにー
うらやましー

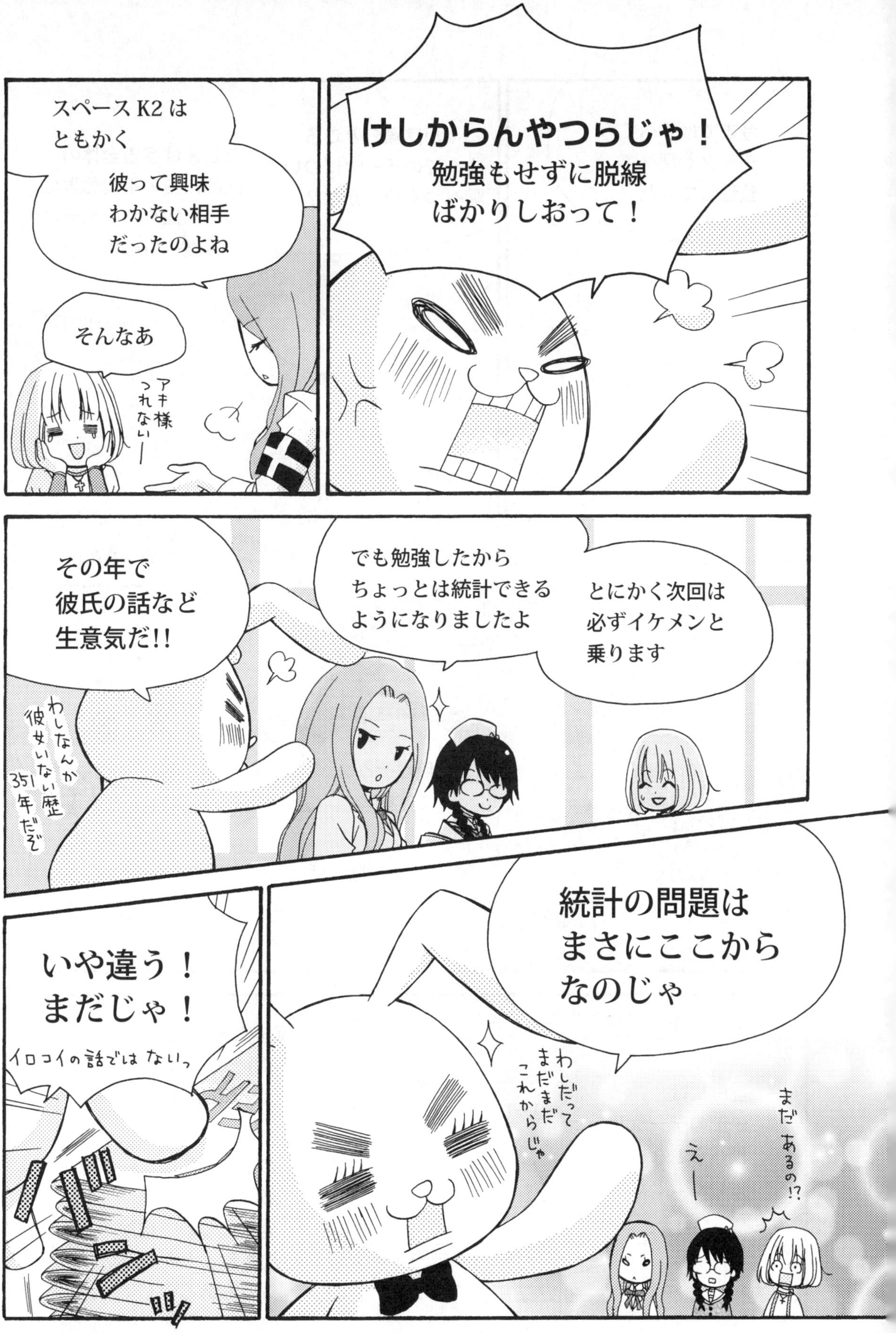

スペースK2は
ともかく
彼って興味
わかない相手
だったのよね
そんなあ
アキ様
つれない――
けしからんやつらじゃ！
勉強もせずに脱線
ばかりしおって！
その年で
彼氏の話など
生意気だ!!
わしなんか
彼女いない歴
351年だぞ
でも勉強したから
ちょっとは統計できる
ようになりましたよ
とにかく次回は
必ずイケメンと
乗ります
いや違う！
まだじゃ！
イロコイの話ではないっ
統計の問題は
まさにここから
なのじゃ
わしだって
まだまだ
これからじゃ
えー
まだあるの!?

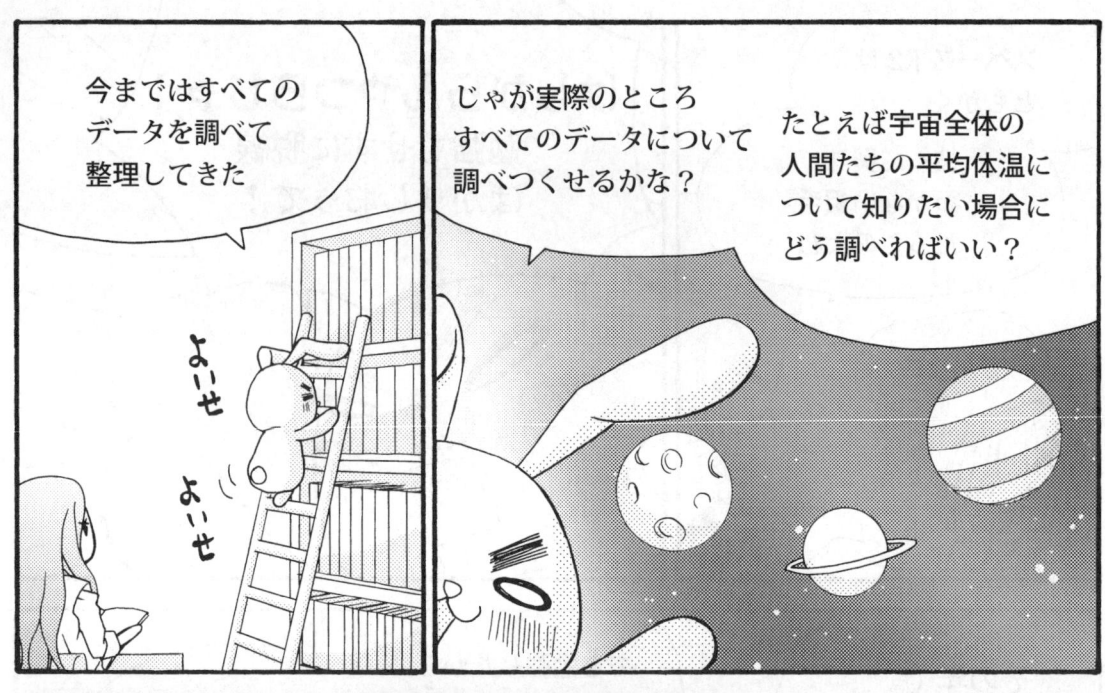

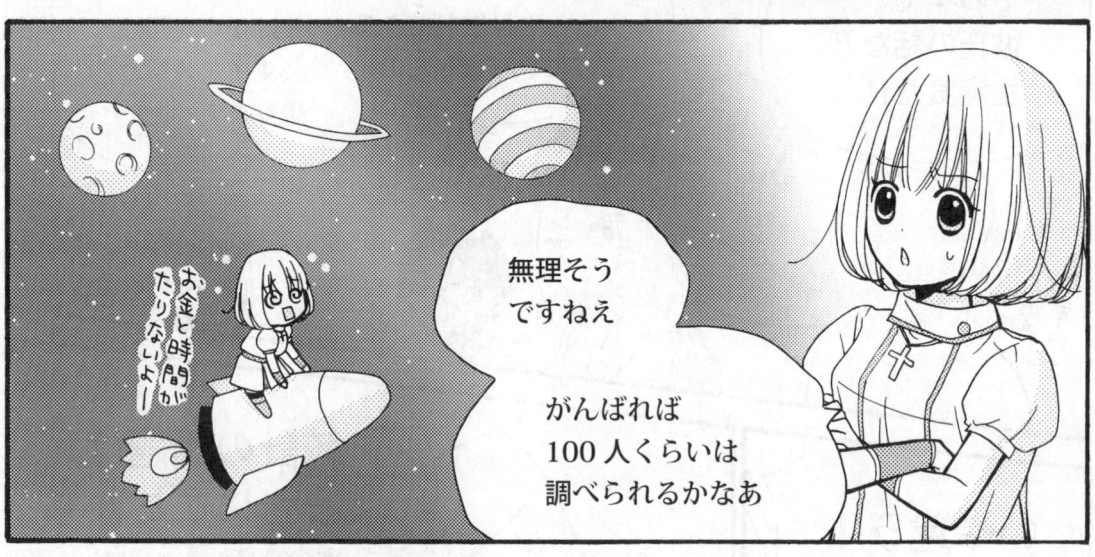

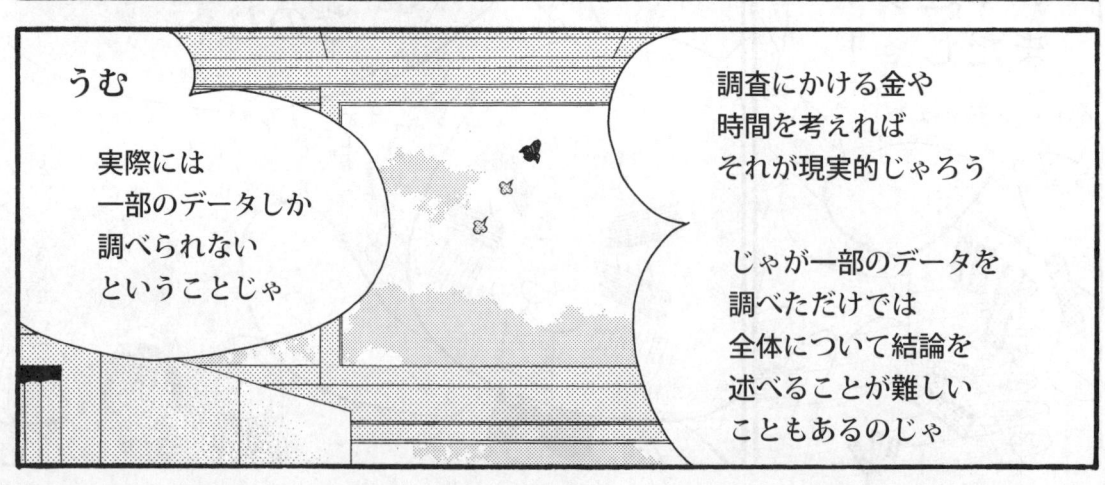

今まではすべての
データを調べて
整理してきた

じゃが実際のところ
すべてのデータについて
調べつくせるかな？

たとえば宇宙全体の
人間たちの平均体温に
ついて知りたい場合に
どう調べればいい？

よいせ よいせ

無理そう
ですねえ

がんばれば
100人くらいは
調べられるかなあ

お金と時間がたりないよー

うむ

実際には
一部のデータしか
調べられない
ということじゃ

調査にかける金や
時間を考えれば
それが現実的じゃろう

じゃが一部のデータを
調べただけでは
全体について結論を
述べることが難しい
こともあるのじゃ

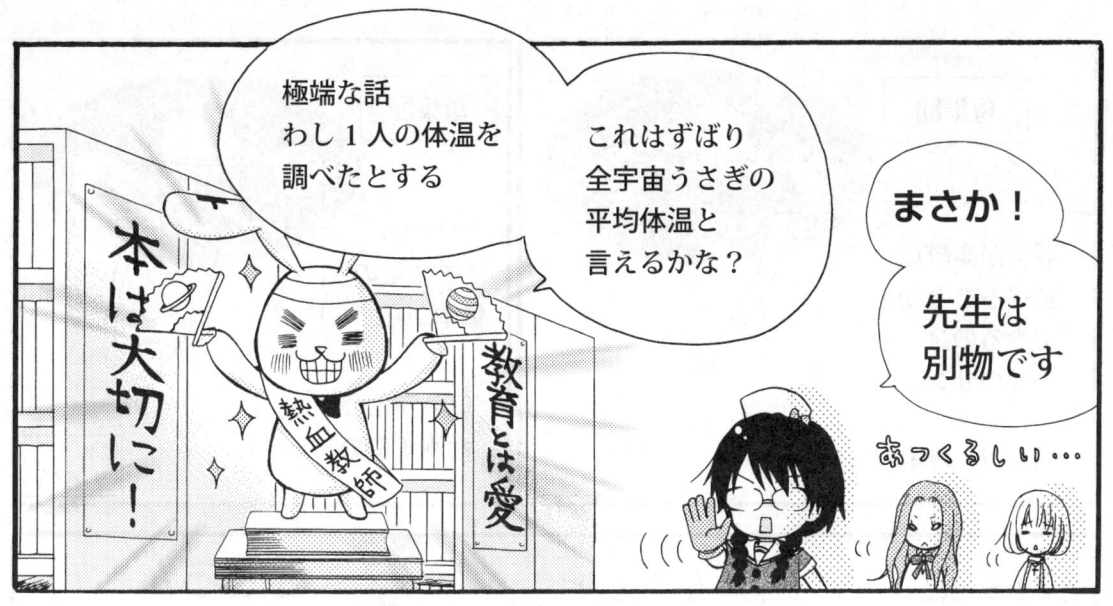

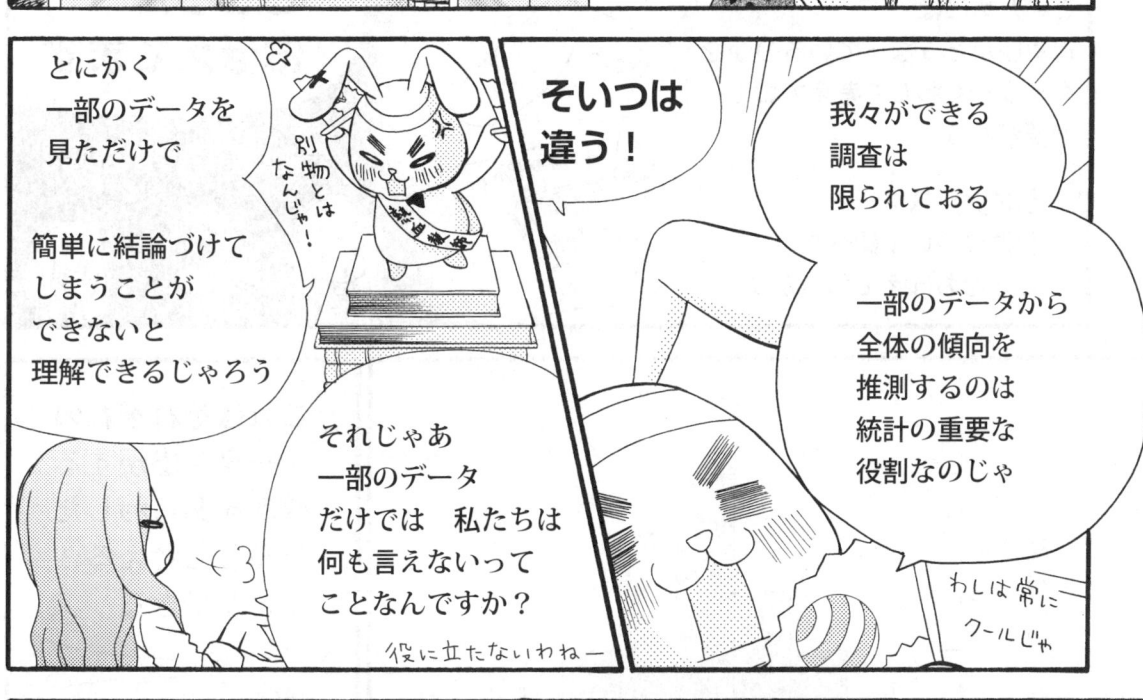

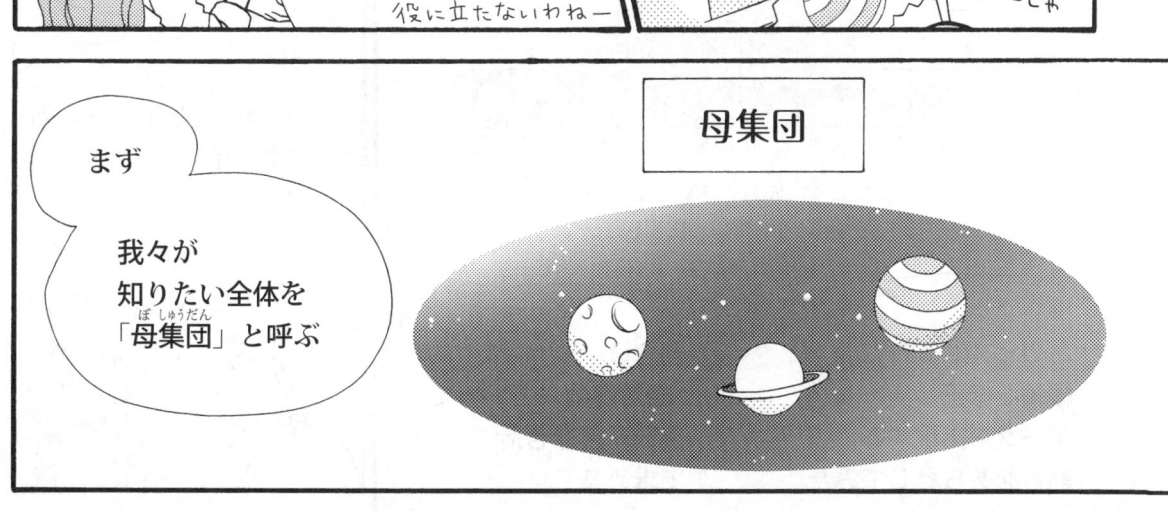

極端な話
わし1人の体温を
調べたとする

これはずばり
全宇宙うさぎの
平均体温と
言えるかな？

まさか！

先生は
別物です

あつくるしい…

とにかく
一部のデータを
見ただけで

簡単に結論づけて
しまうことが
できないと
理解できるじゃろう

別物とは
なんじゃ！

そいつは
違う！

我々ができる
調査は
限られておる

一部のデータから
全体の傾向を
推測するのは
統計の重要な
役割なのじゃ

それじゃあ
一部のデータ
だけでは 私たちは
何も言えないって
ことなんですか？

役に立たないわねー

わしは常に
クールじゃ

母集団

まず

我々が
知りたい全体を
「母集団」と呼ぶ

3. 推定・検定　63

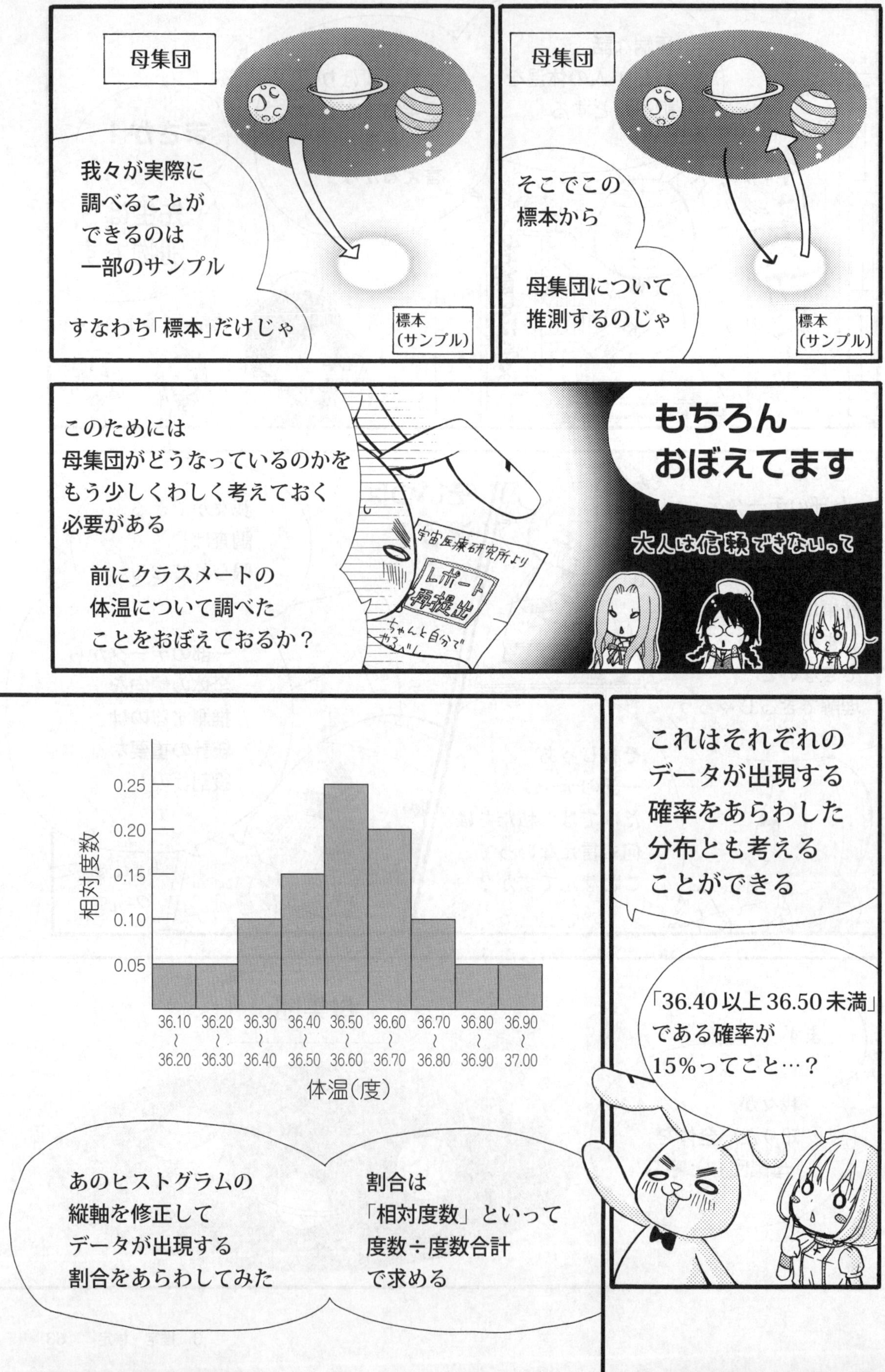

| 母集団 |

我々が実際に
調べることが
できるのは
一部のサンプル

すなわち「標本」だけじゃ

| 母集団 |

そこでこの
標本から

母集団について
推測するのじゃ

このためには
母集団がどうなっているのかを
もう少しくわしく考えておく
必要がある

前にクラスメートの
体温について調べた
ことをおぼえておるか？

**もちろん
おぼえてます**

大人は信頼できないって

これはそれぞれの
データが出現する
確率をあらわした
分布とも考える
ことができる

「36.40以上36.50未満」
である確率が
15%ってこと…？

あのヒストグラムの
縦軸を修正して
データが出現する
割合をあらわしてみた

割合は
「相対度数」といって
度数÷度数合計
で求める

さて

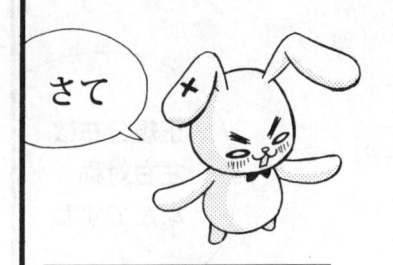

実際の体温データはこんなふうに分布していると言われている

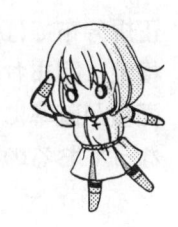

正規分布

f(x)
確率密度
μ（平均）　σ（標準偏差）
X

つりがねみたい

正規分布

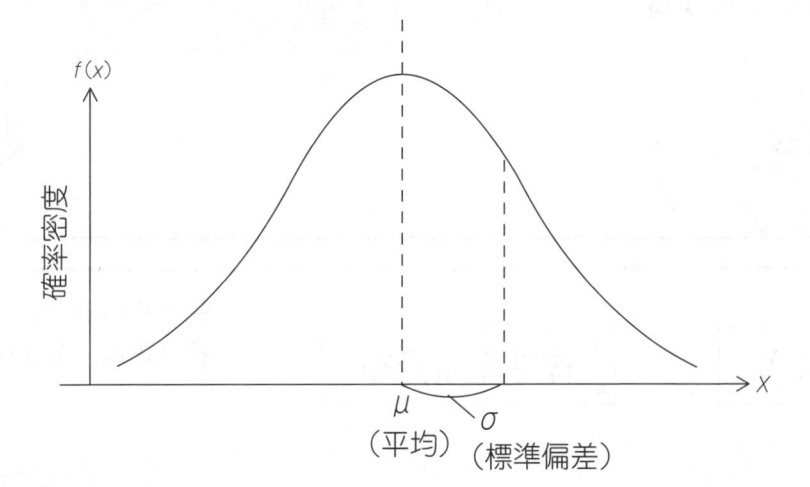

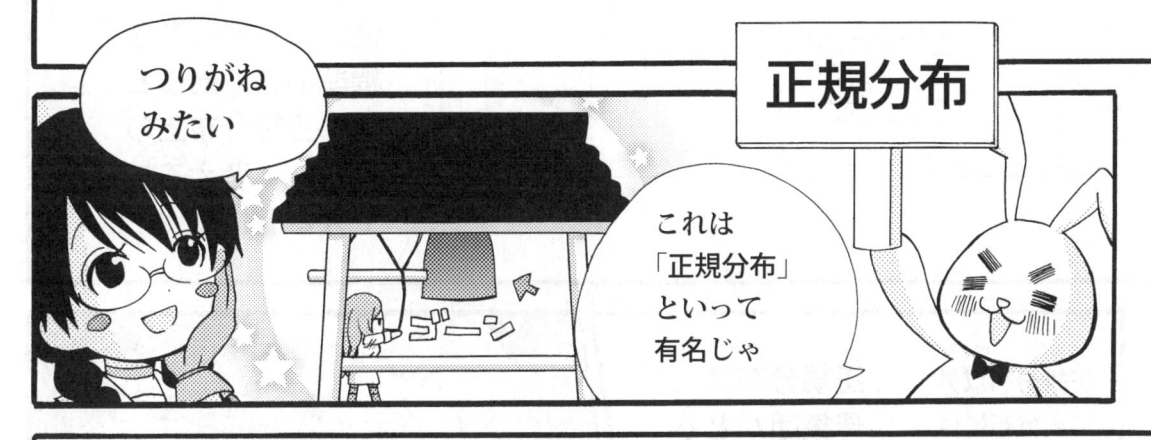

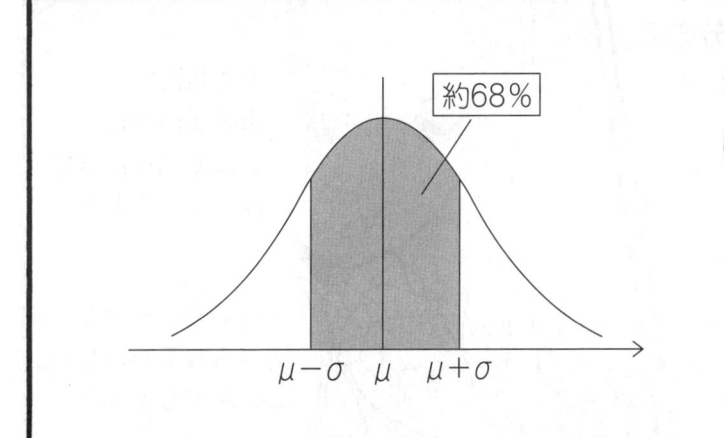

これは「正規分布」といって有名じゃ

ゴーン

約68%

μ−σ　μ　μ+σ

正規分布では全体の約68%のデータが

平均±標準偏差の範囲に含まれる

3. 推定・検定　65

正規分布では曲線と横軸に囲まれた部分の面積が確率になっておるのじゃ

全体の面積は100%すなわち1となる

0.68

正規分布は左右対称なんですね

一般の正規分布

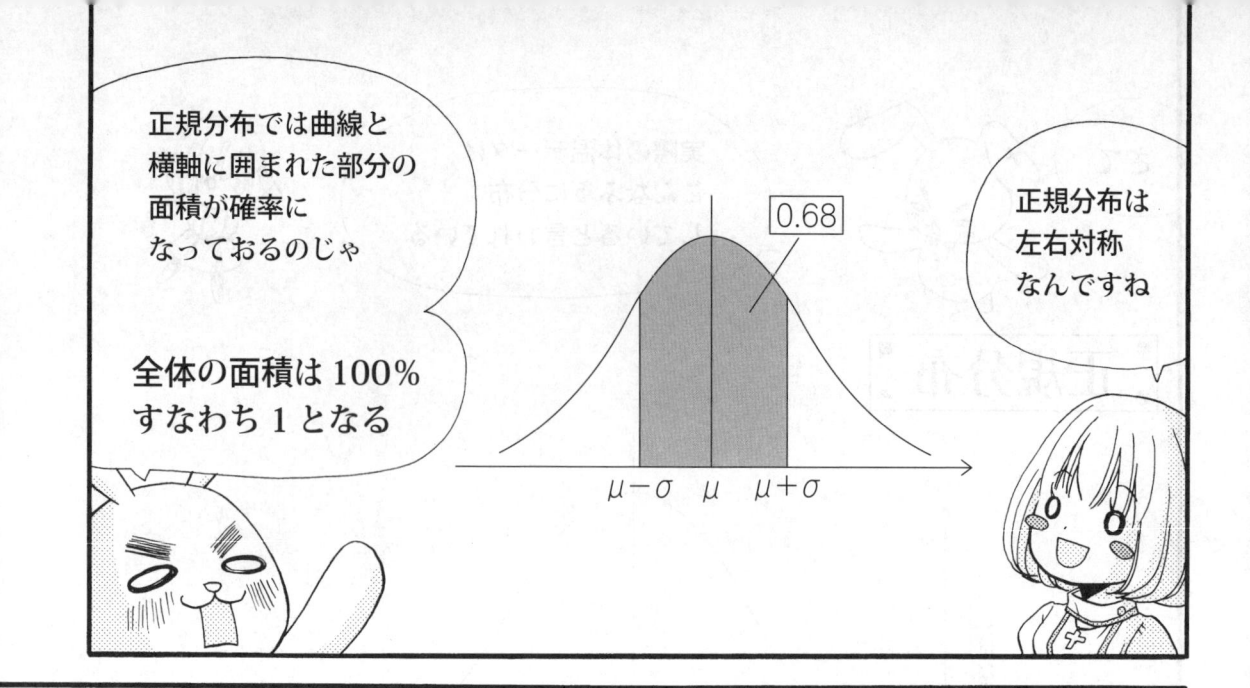

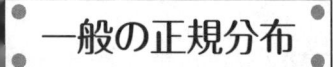

標準正規分布

$Z = \dfrac{X-\mu}{\sigma}$

特に平均0・標準偏差1の標準正規分布は重要じゃ

一般の正規分布の値から平均をひき標準偏差で割ると標準正規分布上の値として考えることができる

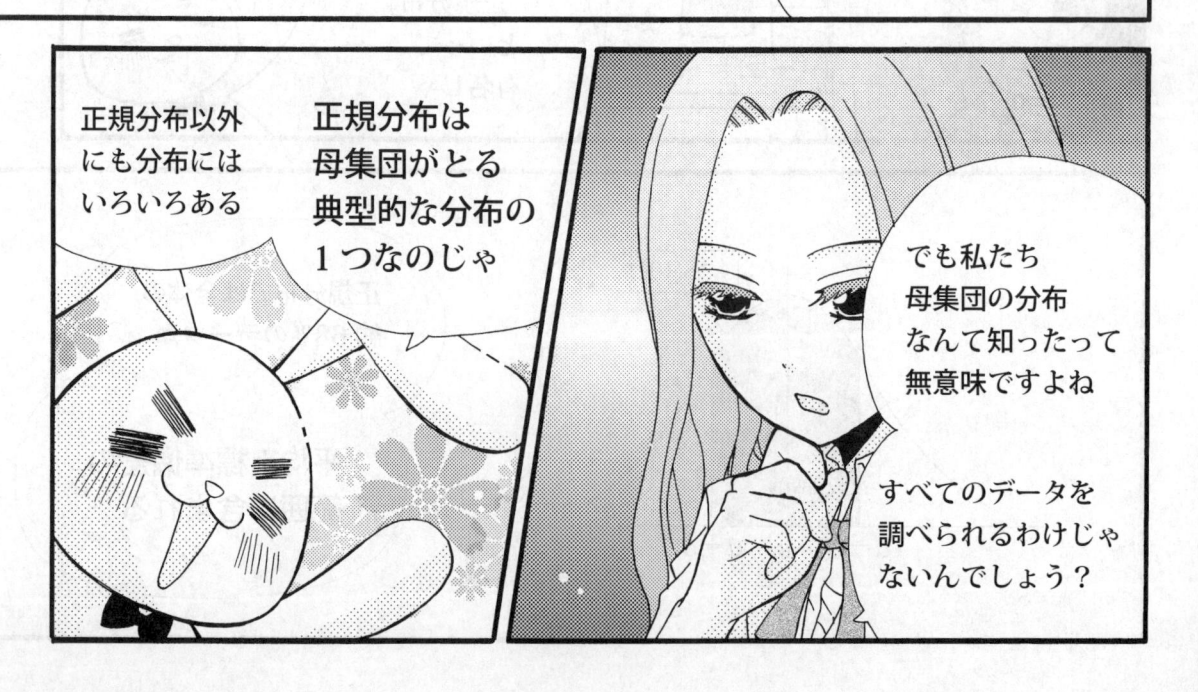

正規分布以外にも分布にはいろいろある

正規分布は母集団がとる典型的な分布の1つなのじゃ

でも私たち母集団の分布なんて知ったって無意味ですよね

すべてのデータを調べられるわけじゃないんでしょう？

いや

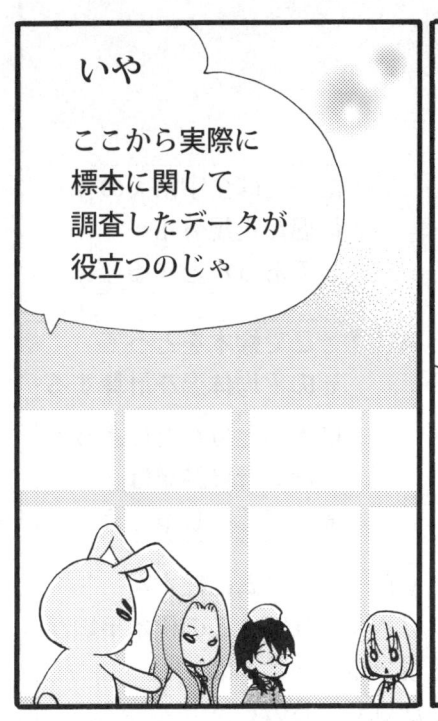

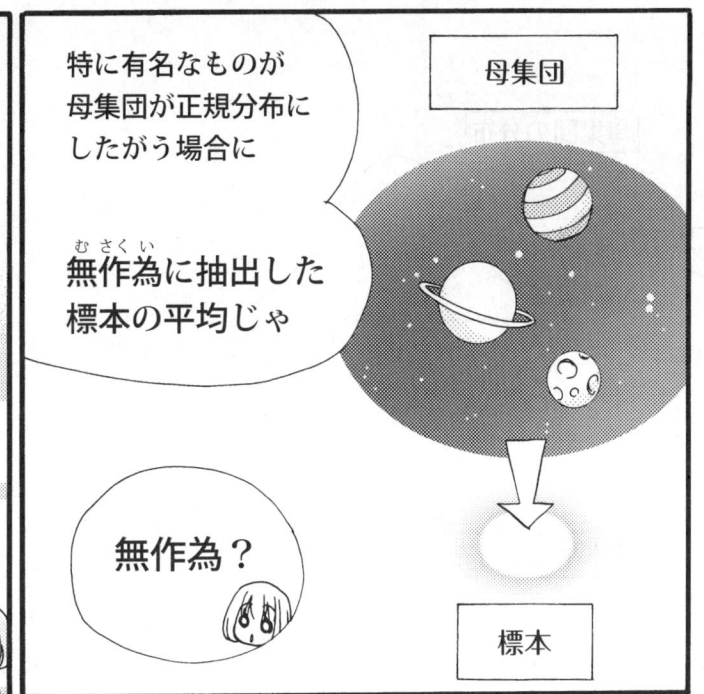

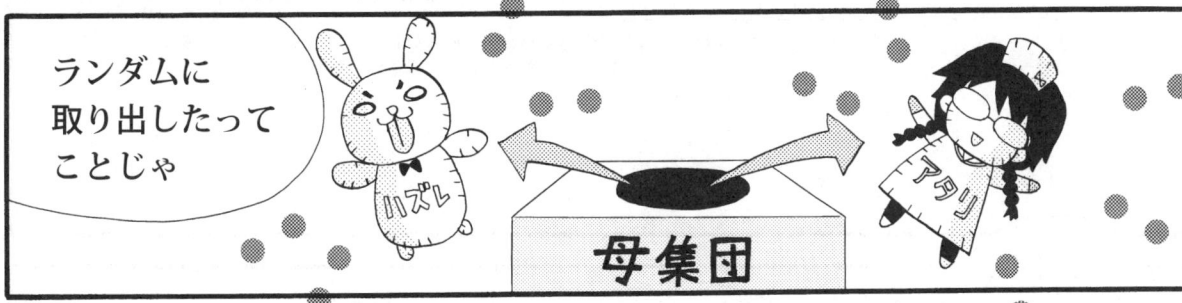

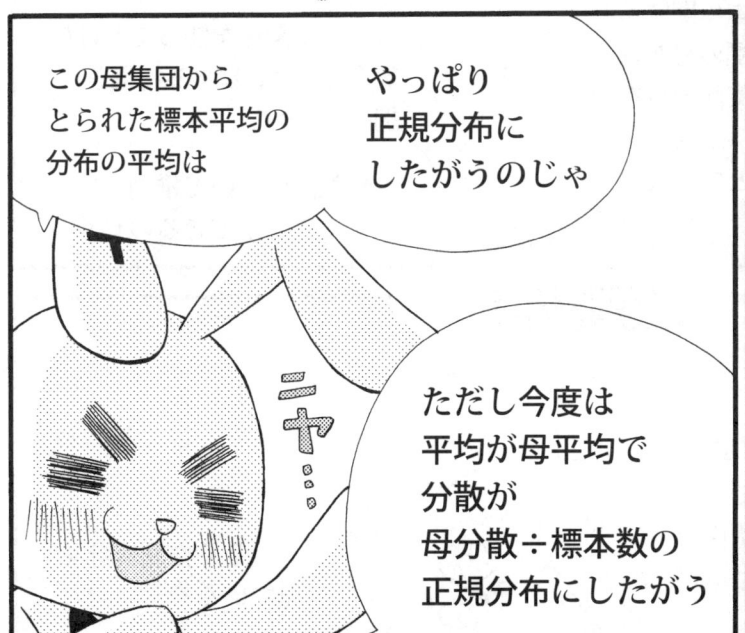

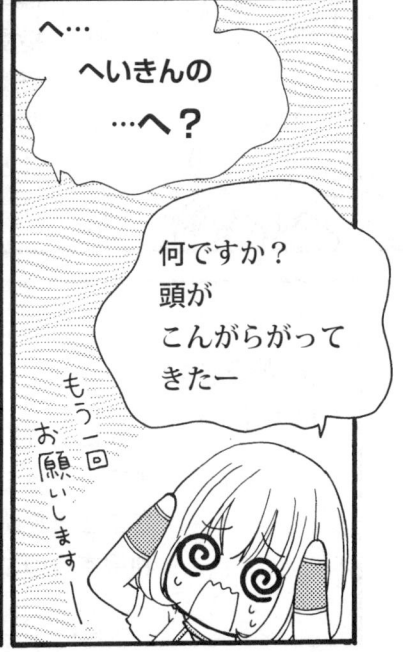

ここから実際に標本に関して調査したデータが役立つのじゃ

特に有名なものが母集団が正規分布にしたがう場合に

無作為に抽出した標本の平均じゃ

母集団

無作為？

標本

ランダムに取り出したってことじゃ

ハズレ

アタリ

母集団

この母集団からとられた標本平均の分布の平均は

やっぱり正規分布にしたがうのじゃ

へ…へいきんの…へ？

何ですか？頭がこんがらがってきたーもう一回お願いします

ただし今度は平均が母平均で分散が母分散÷標本数の正規分布にしたがう

3. 推定・検定 67

母集団の分布

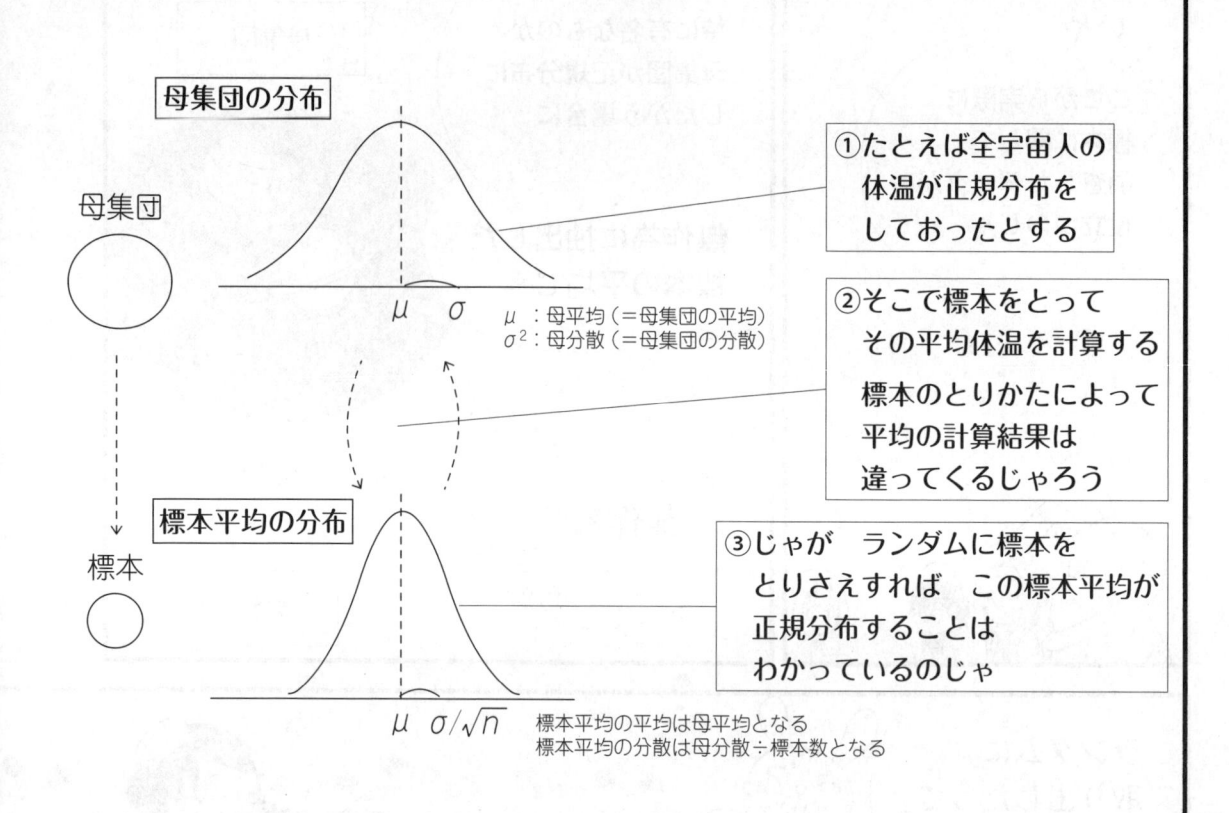

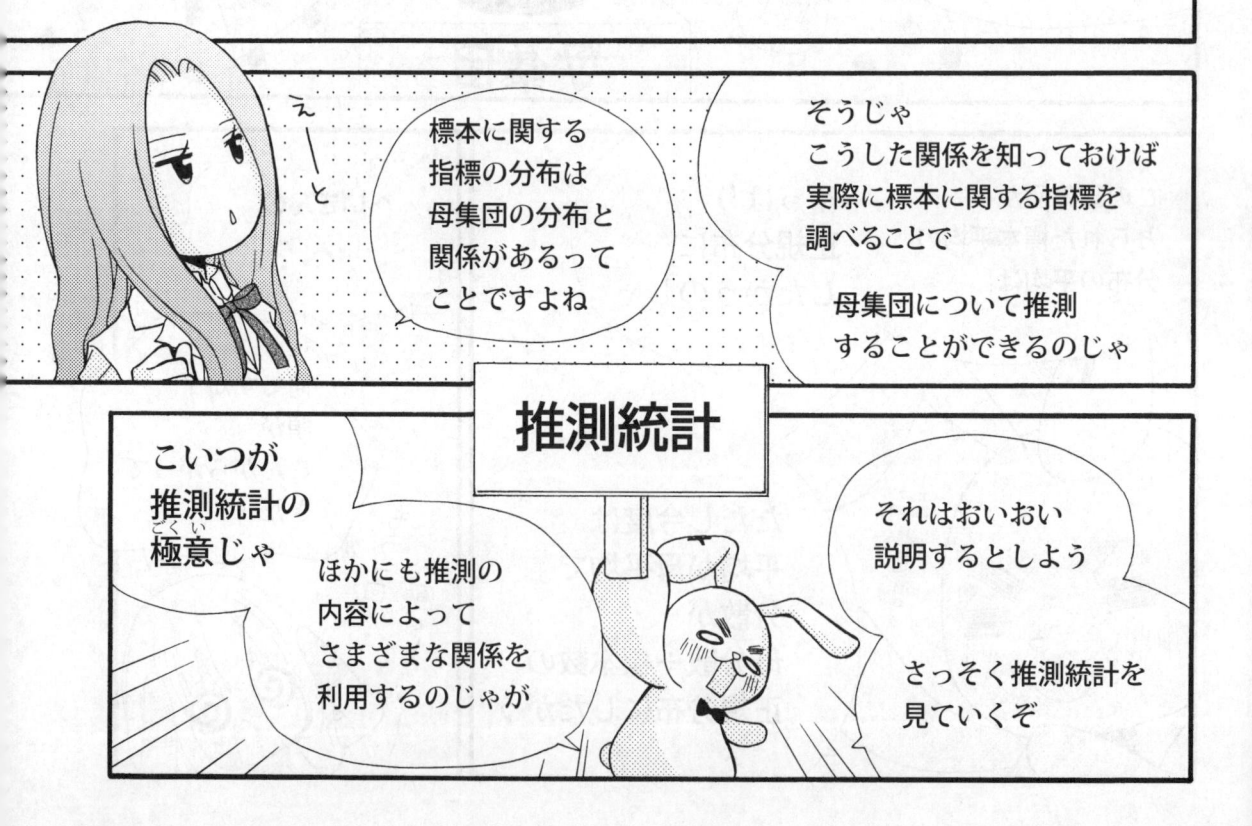

母集団

μ：母平均（＝母集団の平均）
σ²：母分散（＝母集団の分散）

① たとえば全宇宙人の体温が正規分布をしておったとする

② そこで標本をとってその平均体温を計算する
標本のとりかたによって平均の計算結果は違ってくるじゃろう

標本平均の分布

標本

μ $\sigma/\sqrt{n}$

標本平均の平均は母平均となる
標本平均の分散は母分散÷標本数となる

③ じゃが ランダムに標本をとりさえすれば この標本平均が正規分布することはわかっているのじゃ

えーと　標本に関する指標の分布は母集団の分布と関係があるってことですよね

そうじゃ
こうした関係を知っておけば実際に標本に関する指標を調べることで
母集団について推測することができるのじゃ

推測統計

こいつが推測統計の極意じゃ

ほかにも推測の内容によってさまざまな関係を利用するのじゃが

それはおいおい説明するとしよう

さっそく推測統計を見ていくぞ

3. 推定・検定

まず1つめが「推定」じゃ

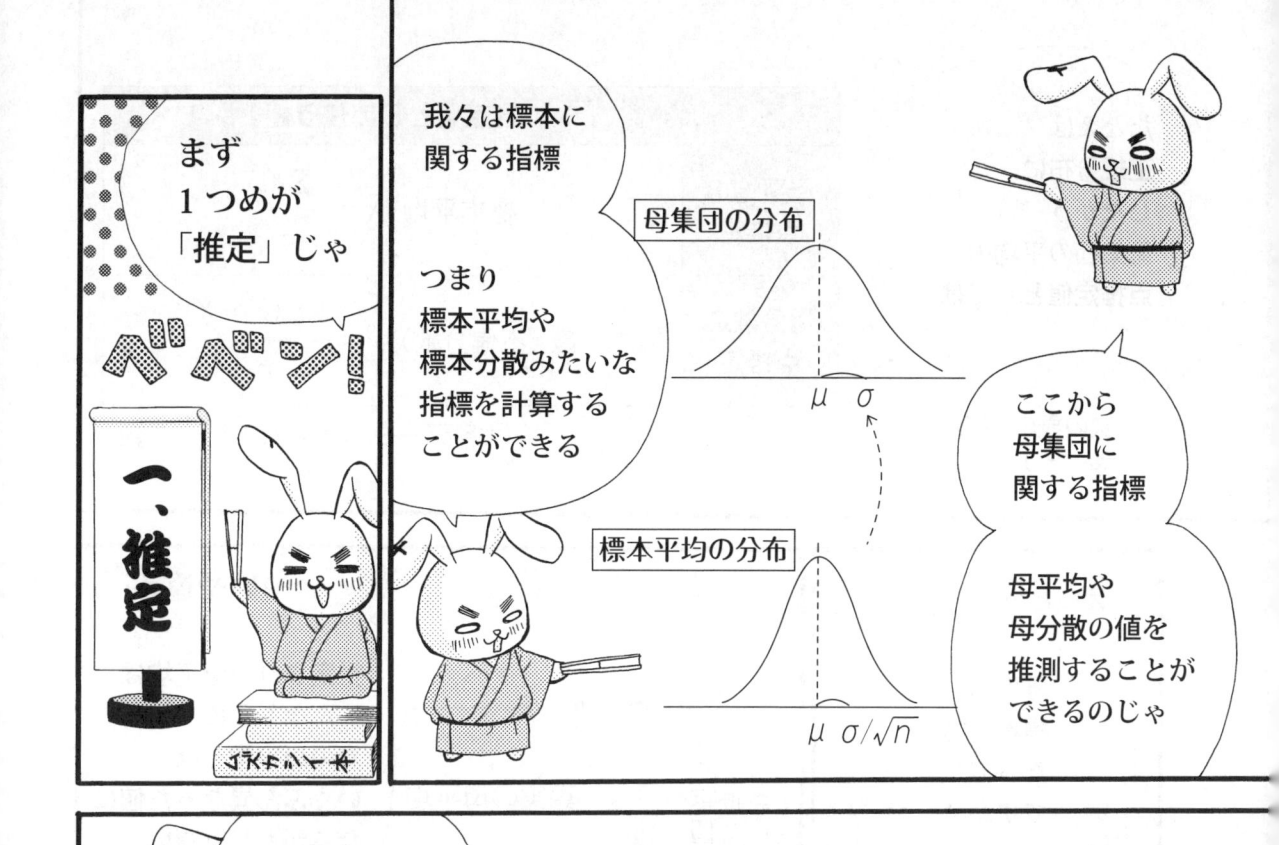

一、推定

我々は標本に関する指標

つまり標本平均や標本分散みたいな指標を計算することができる

母集団の分布

ここから母集団に関する指標

母平均や母分散の値を推測することができるのじゃ

標本平均の分布

推定には点推定と区間推定の手法がある

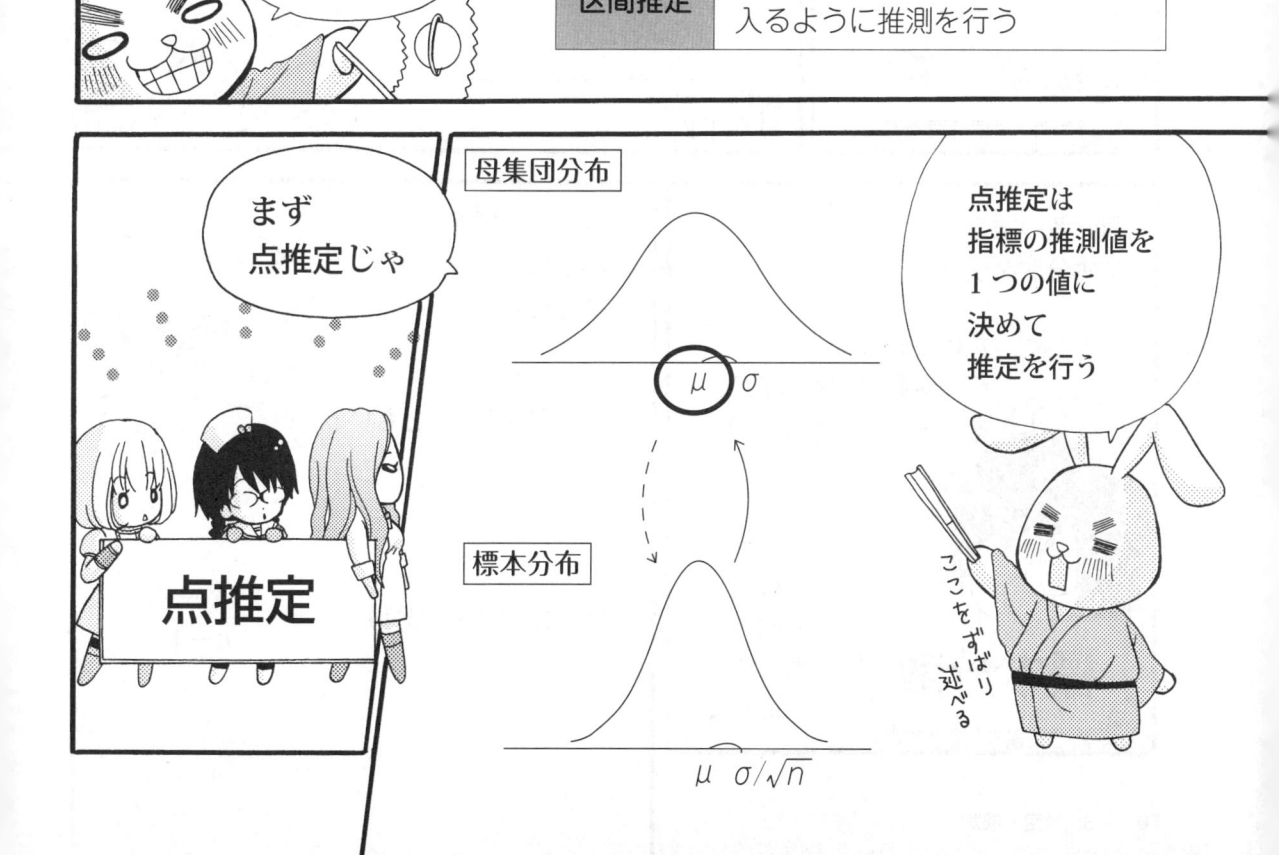

点推定	推測値を1つの値に決めて推測を行う
区間推定	推定値がある幅（＝区間）の中に入るように推測を行う

まず点推定じゃ

点推定

母集団分布

点推定は指標の推測値を1つの値に決めて推定を行う

標本分布

ここをずばり掴べる

たとえば正規分布にしたがう母集団の平均の点推定値としては

次の表の値を使うことができる

	推定値として使う値
母平均の点推定	標本平均 $\bar{X} = \dfrac{\Sigma X_i}{n}$
母分散の点推定	標本分散（不偏分散）$s^2 = \dfrac{\Sigma(X_i - \bar{X})^2}{n-1}$

（X_i は各データ，n は標本データ数）

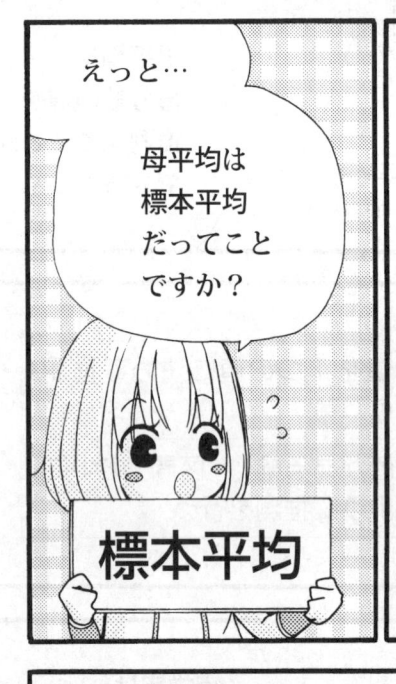

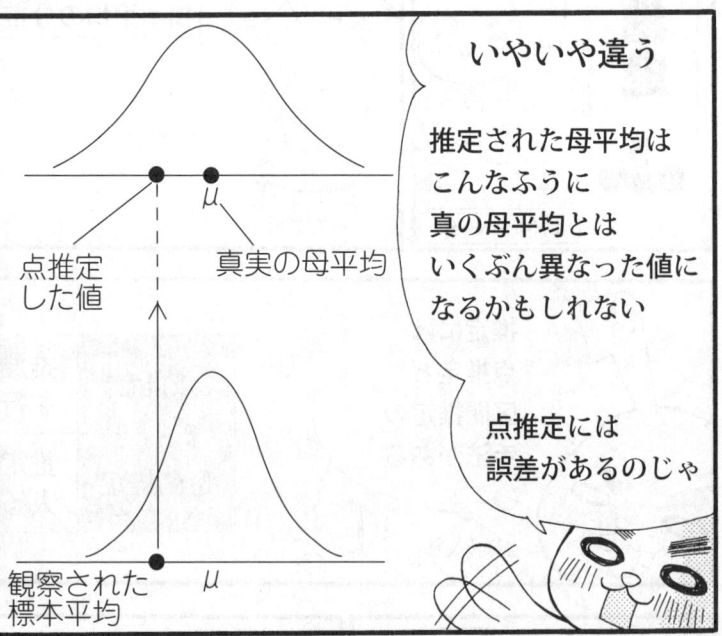

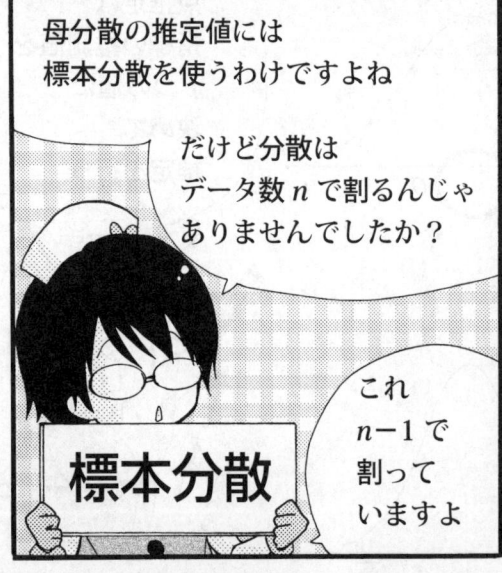

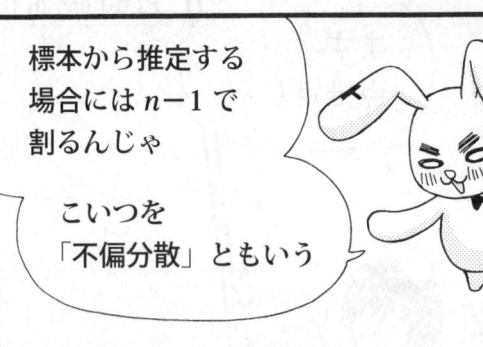

えっと…母平均は標本平均だってことですか？

標本平均

点推定した値　真実の母平均 μ

観察された標本平均 μ

いやいや違う

推定された母平均はこんなふうに真の母平均とはいくぶん異なった値になるかもしれない

点推定には誤差があるのじゃ

母分散の推定値には標本分散を使うわけですよね

だけど分散はデータ数 n で割るんじゃありませんでしたか？

標本分散

これ $n-1$ で割っていますよ

標本から推定する場合には $n-1$ で割るんじゃ

こいつを「不偏分散」ともいう

標本分散（不偏分散）$s^2 = \dfrac{\Sigma(X_i - \bar{X})^2}{n-1}$

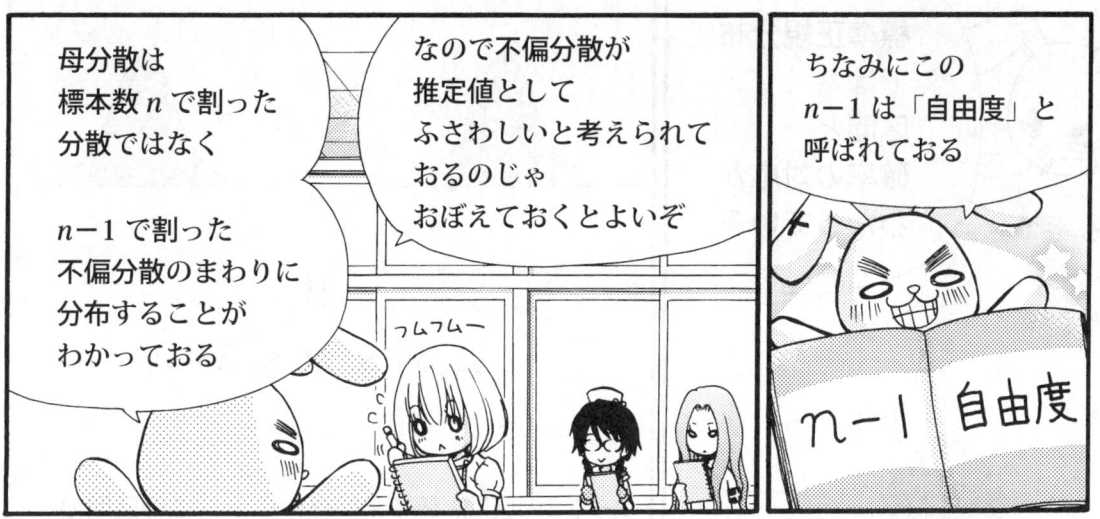

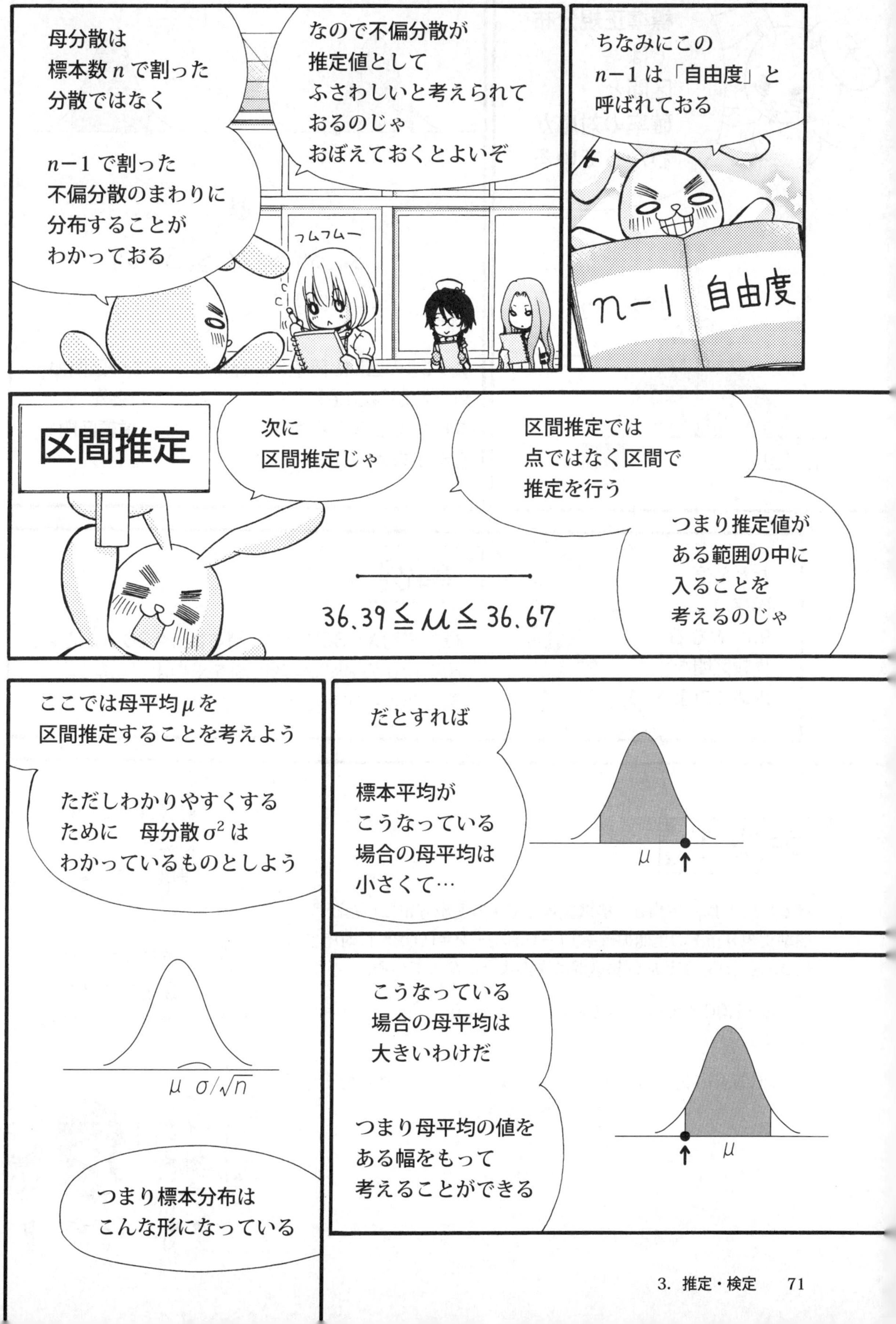

母分散は
標本数 n で割った
分散ではなく

$n-1$ で割った
不偏分散のまわりに
分布することが
わかっておる

なので不偏分散が
推定値として
ふさわしいと考えられて
おるのじゃ
おぼえておくとよいぞ

ちなみにこの
$n-1$ は「自由度」と
呼ばれておる

$n-1$ 自由度

区間推定

次に
区間推定じゃ

区間推定では
点ではなく区間で
推定を行う

つまり推定値が
ある範囲の中に
入ることを
考えるのじゃ

$36.39 \leq \mu \leq 36.67$

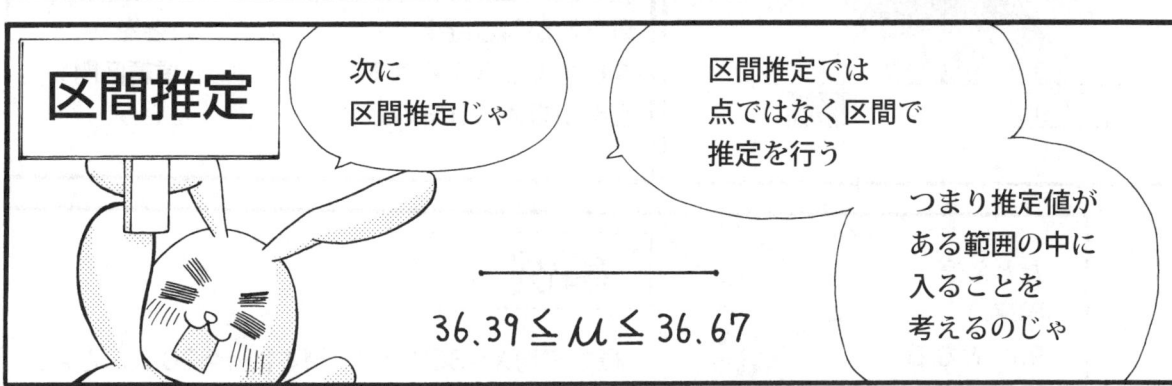

ここでは母平均 μ を
区間推定することを考えよう

ただしわかりやすくする
ために 母分散 σ^2 は
わかっているものとしよう

だとすれば

標本平均が
こうなっている
場合の母平均は
小さくて…

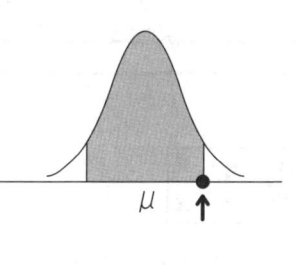

こうなっている
場合の母平均は
大きいわけだ

つまり母平均の値を
ある幅をもって
考えることができる

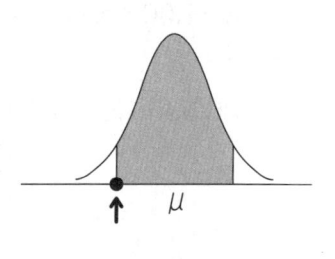

μ $\sigma/\sqrt{n}$

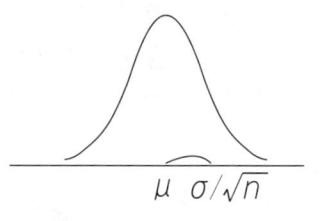

つまり標本分布は
こんな形になっている

3. 推定・検定 71

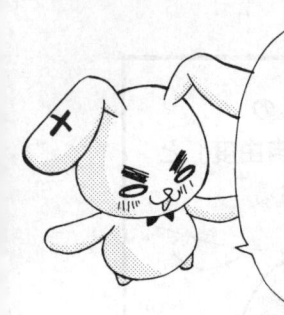

標準正規分布では区間と確率の対応がわかっている

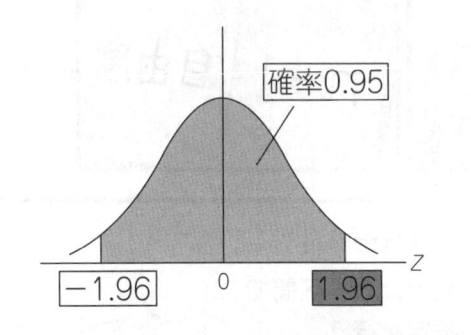

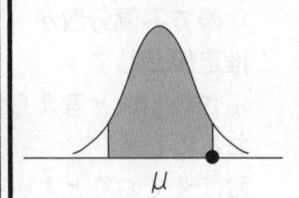

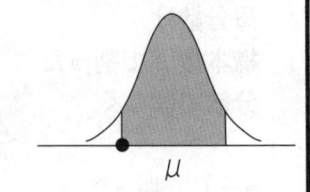

$$36.39 \leqq \mu \leqq 36.67$$

よってこの区間と確率の関係から母平均がある確率で存在すると考えられる区間が求められるのじゃ

この区間のことを「信頼区間」という

確率0.95

たとえば確率が95%となる信頼区間を求めてみよう

わしを信頼せよ

事例1

標本平均 $\bar{X}=36.53$ 度, 標本数 $n=20$ 人のとき, 母平均 μ の95%信頼区間を求めよ（ただし, 母分散 $\sigma=0.1$ とする）。

解決1

標本平均 $\bar{X}$ は, 平均 μ, 標準偏差 $\sigma/\sqrt{n}$ の正規分布にしたがう。
標準正規分布上の上側の確率 $(1-0.95) \div 2 = 0.025$ に対応する値 (1.96) から, 95%信頼区間は次のようになっている。

$$\bar{X} - 1.96 \times \sigma/\sqrt{n} \leqq \mu \leqq \bar{X} + 1.96 \times \sigma/\sqrt{n}$$

よって,

$$36.53 - 1.96 \times \sqrt{0.1}/\sqrt{20} \leqq \mu \leqq 36.53 + 1.96 \times \sqrt{0.1}/\sqrt{20}$$
$$36.39 \leqq \mu \leqq 36.67$$

計算は難しいけど方法が理解できれば統計ソフトで最後まで計算できるんですね

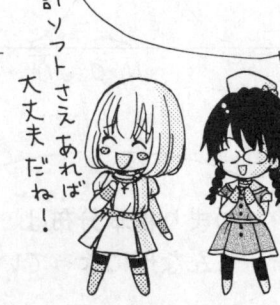

統計ソフトさえあれば大丈夫だね！

信頼区間	標本分布が正規分布にしたがう場合	事例1の場合
90%	$(\bar{X}-1.65\times\sigma)\sqrt{n} \leq \mu \leq (\bar{X}+1.65\times\sigma)\sqrt{n}$	$36.41 \leq \mu \leq 36.65$
95%	$(\bar{X}-1.96\times\sigma)\sqrt{n} \leq \mu \leq (\bar{X}+1.96\times\sigma)\sqrt{n}$	$36.39 \leq \mu \leq 36.67$
99%	$(\bar{X}-2.58\times\sigma)\sqrt{n} \leq \mu \leq (\bar{X}+2.58\times\sigma)\sqrt{n}$	$36.35 \leq \mu \leq 36.71$

（○には確率に対応する値が入る）

通常信頼区間は95%とする

90%とする場合もあるし確率を高めて99%とする場合もあるぞ

統計ソフトよりわしを信頼してくれ…

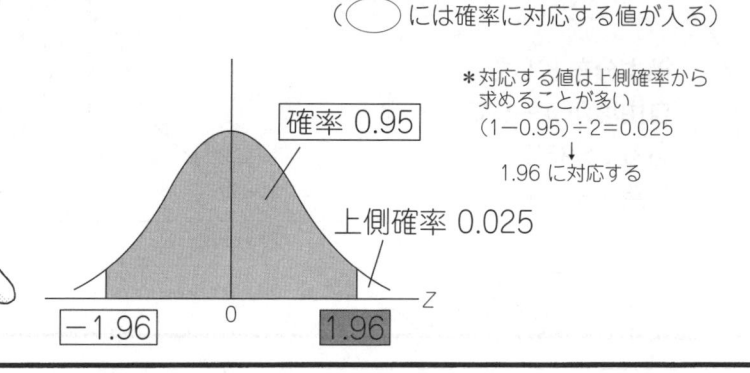

確率 0.95
上側確率 0.025
−1.96　0　1.96　Z

＊対応する値は上側確率から求めることが多い
$(1-0.95)\div 2 = 0.025$
↓
1.96 に対応する

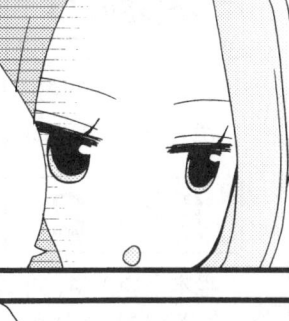

宇宙全体がわからないから調べるんですよね？

医療の現場では母分散がわかっていることは少ないんじゃないですか？

でもこの事例って母分散がわからないといけないんですよね

その場合には母分散 σ^2 のかわりに標本不偏分散 s^2 を利用する

すなわち自分で調査し計算した分散じゃ

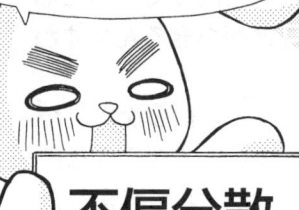

不偏分散

あっ $n-1$ で割ったものですね

ただしこの場合標本平均は正規分布でなく t 分布にしたがうとされる

母集団分布＝正規分布
$\mu\ \sigma$

標本分布＝t 分布
$\mu\ s/\sqrt{n}$

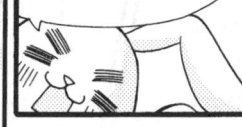

え？これって正規分布じゃないんですか？

t 分布は裾野が広がっておる

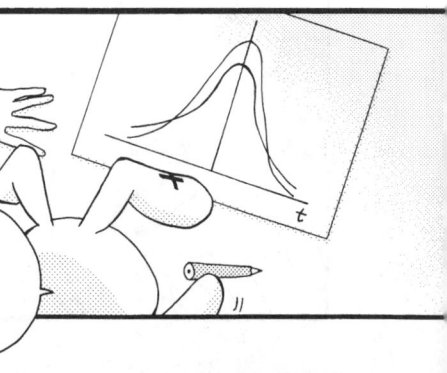

3. 推定・検定

それに t 分布は自由度によって違う形をとる

標本分布としては自由度が n−1 である t 分布を利用するのじゃ

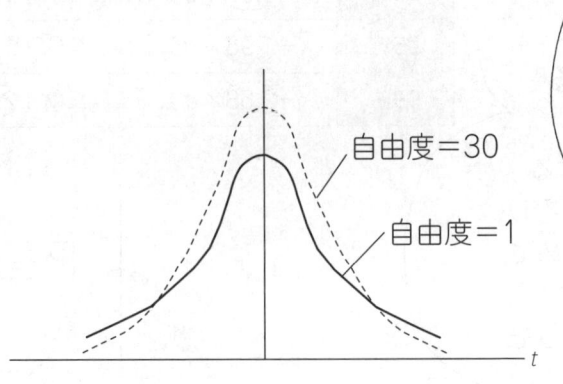

自由度＝30
自由度＝1

データ数で形が変わるんですね

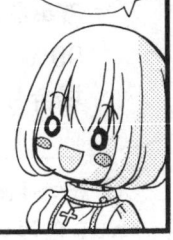

t 分布で信頼区間を求めるとこのようになるぞ

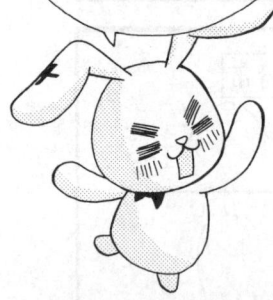

事例2

標本平均 $\bar{X}=36.53$ 度，標本不偏分散 $s^2=0.1$，標本数 $n=20$ 人のとき，母平均 μ の95％信頼区間を求めよ。

解決2

標本平均 $\bar{X}$ は，平均 μ，標準偏差 $s/\sqrt{n}$，自由度19（=20−1）の t 分布にしたがう。
自由度19の t 分布の上側確率 $(1-0.95)\div 2=0.025$ に対応する値 (2.093) から，95％信頼区間は次のようになっている。
$$\bar{X}-2.093\times s/\sqrt{n}\leq \mu \leq \bar{X}+2.093\times s/\sqrt{n}$$
よって，
$$36.53-2.093\times \sqrt{0.1}/\sqrt{20}\leq \mu \leq 36.53+2.093\times \sqrt{0.1}/\sqrt{20}$$
$$36.38\leq \mu \leq 36.68$$

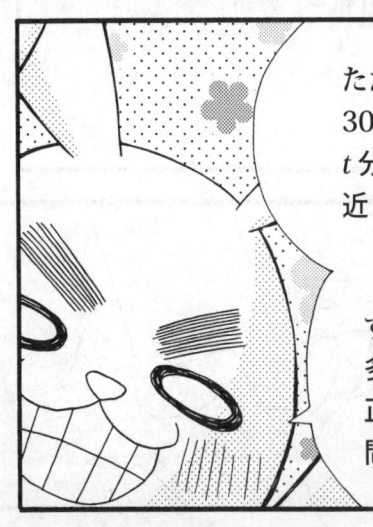

ただし 自由度が30以上になると t 分布は正規分布に近くなる

すなわち 標本の数が多い場合には正規分布で考えても問題なかろう

推測統計っていろんなことができるんですね

私もなんだかできそうな気がしてきました

3. 推定・検定

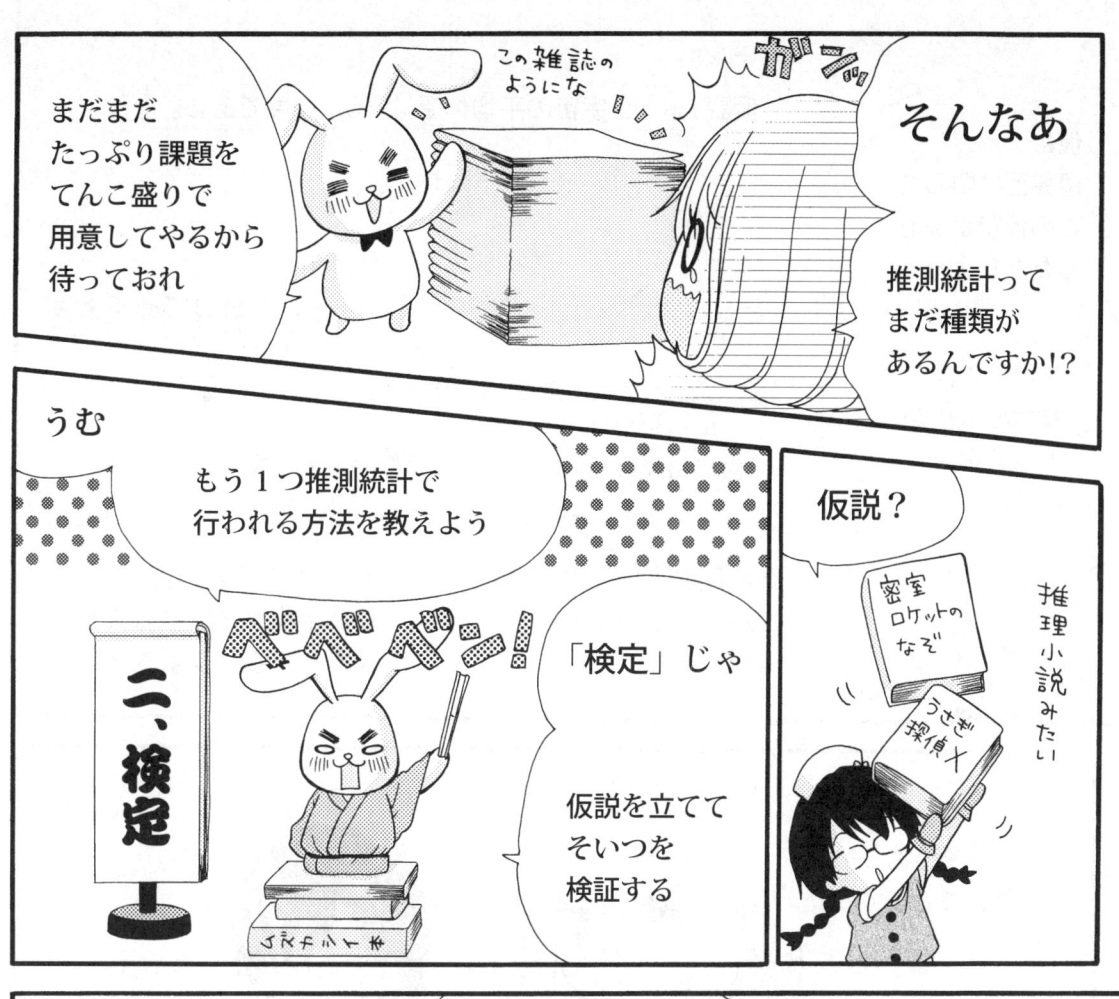

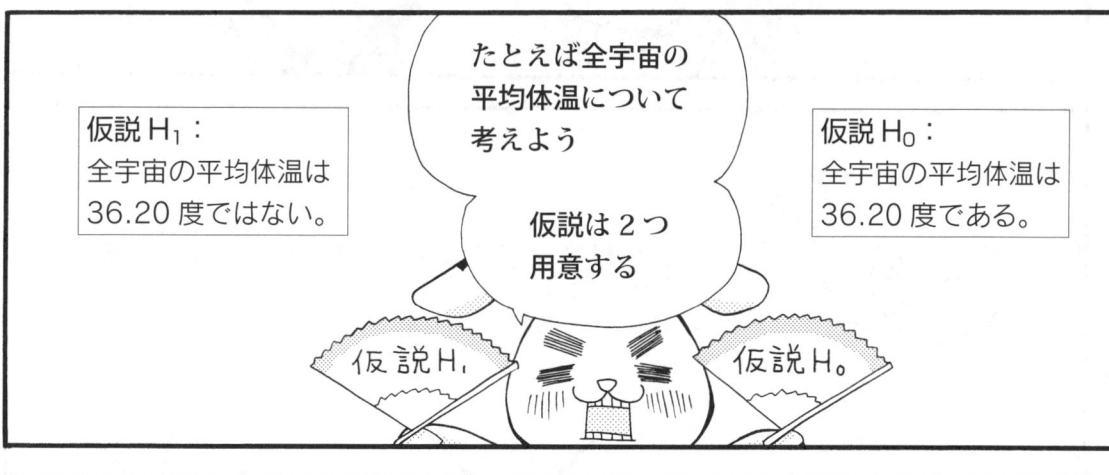

仮説 H_0：全宇宙の平均体温は 36.20 度である。

仮に母集団に関してこの仮説が成立したとしよう

そのときに標本の指標がとる分布を考える

$\mu = 36.20$
仮の母集団分布

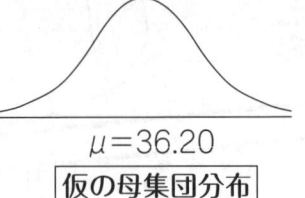

ココにあるようだが… t
仮の標本分布

母集団の平均体温が 36.20 度であるとしたときに

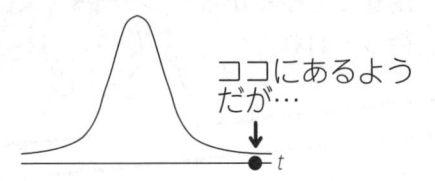

もし実際に調査した標本平均が 37.30 なんて値だったらどうする？

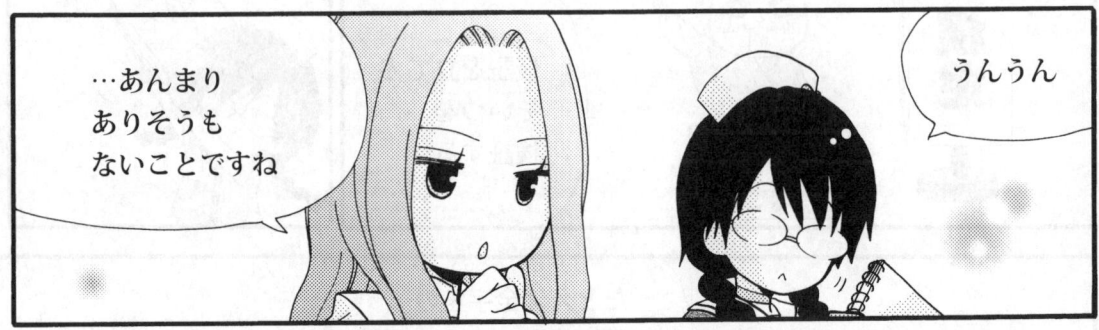

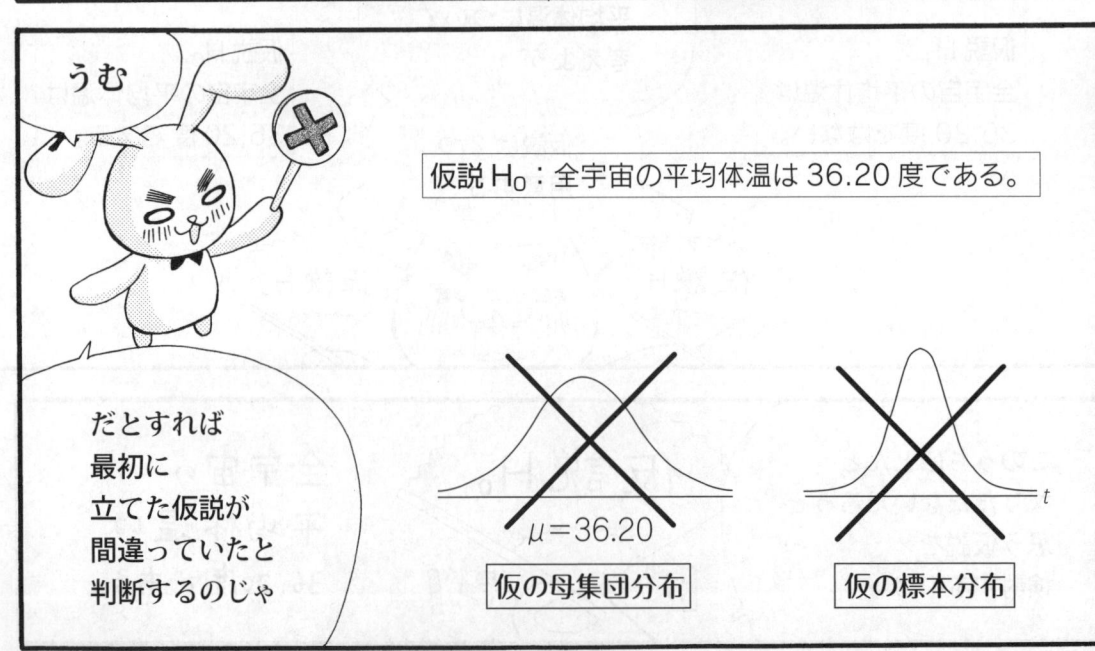

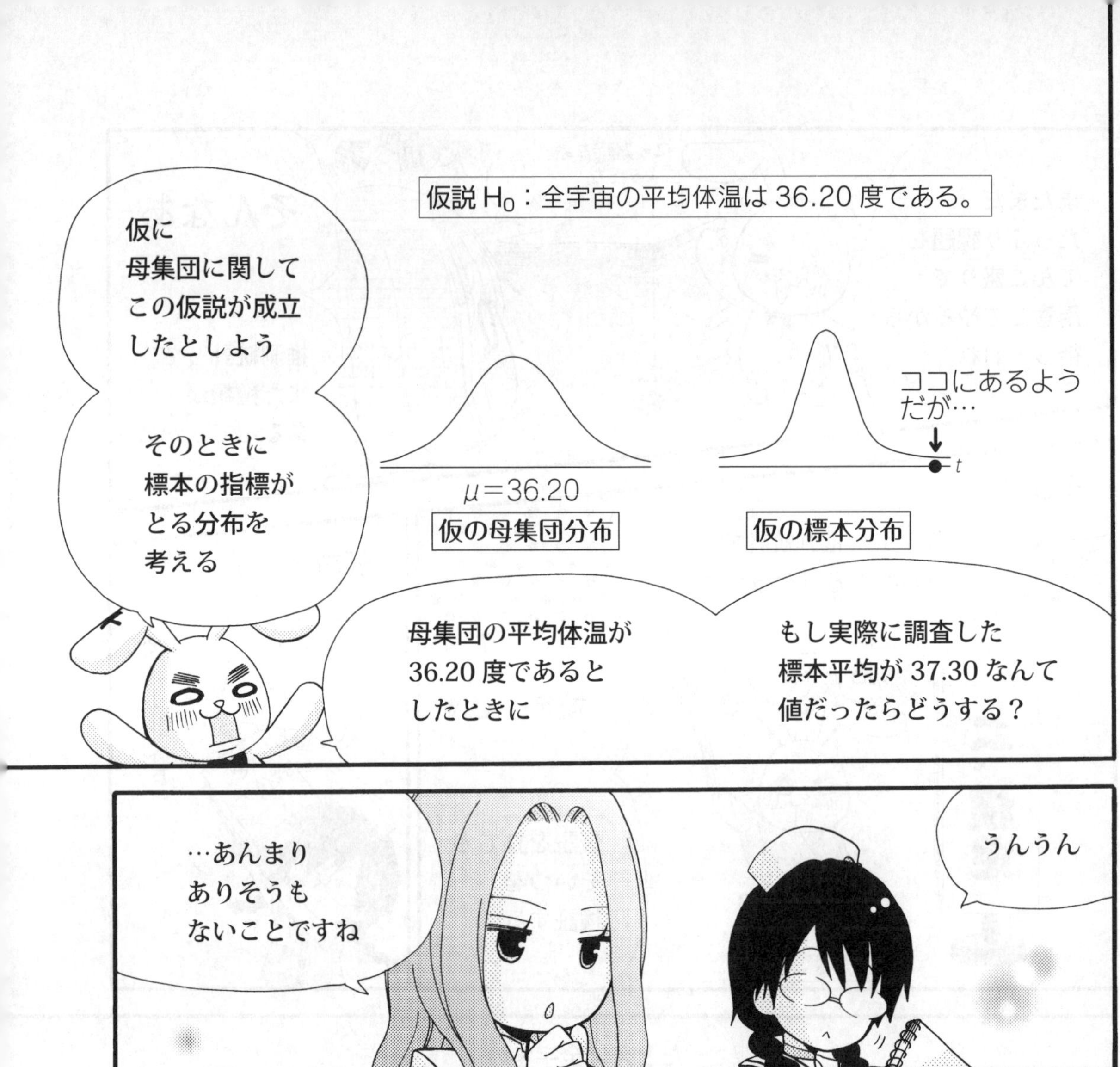

…あんまりありそうもないことですね

うんうん

うむ

仮説 H_0：全宇宙の平均体温は 36.20 度である。

だとすれば最初に立てた仮説が間違っていたと判断するのじゃ

$\mu = 36.20$
仮の母集団分布

仮の標本分布

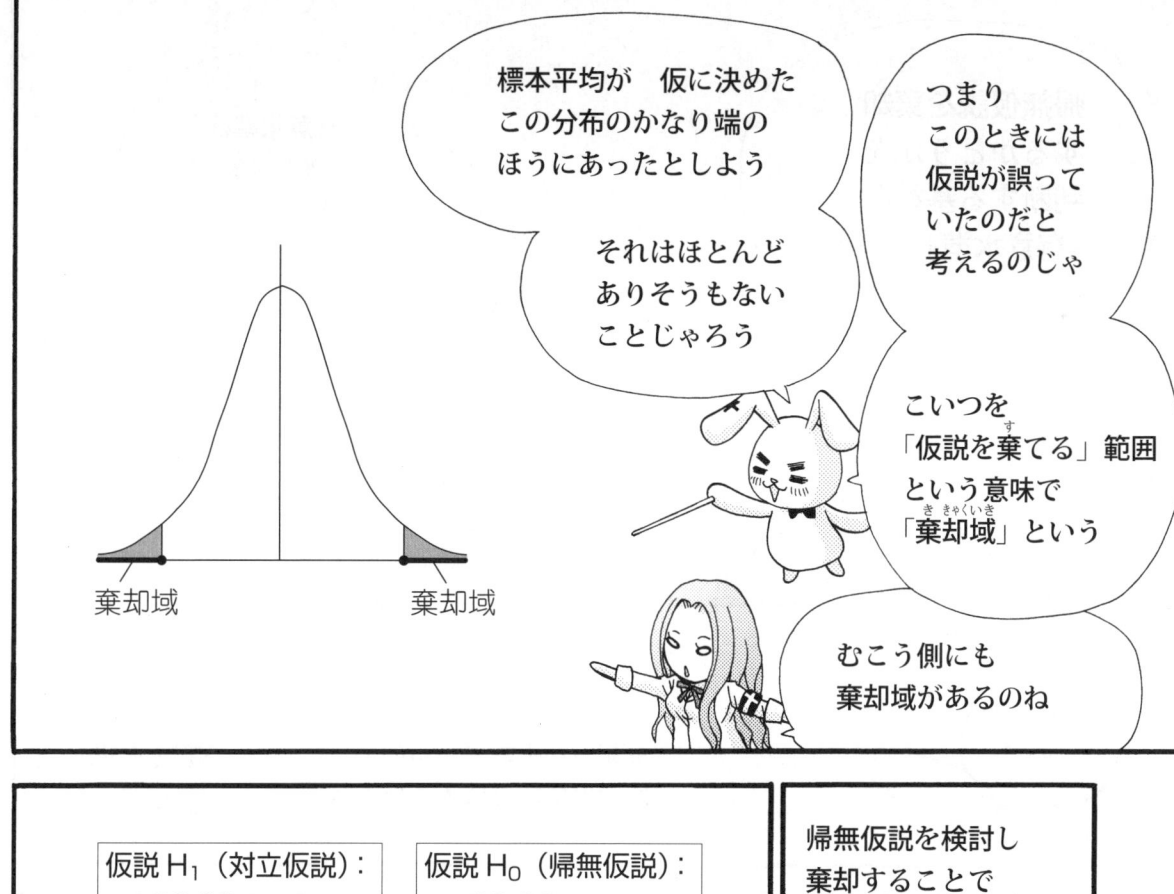

標本平均が 仮に決めた この分布のかなり端の ほうにあったとしよう

それはほとんど ありそうもない ことじゃろう

つまり このときには 仮説が誤って いたのだと 考えるのじゃ

こいつを 「仮説を棄てる」範囲 という意味で 「棄却域」という

むこう側にも 棄却域があるのね

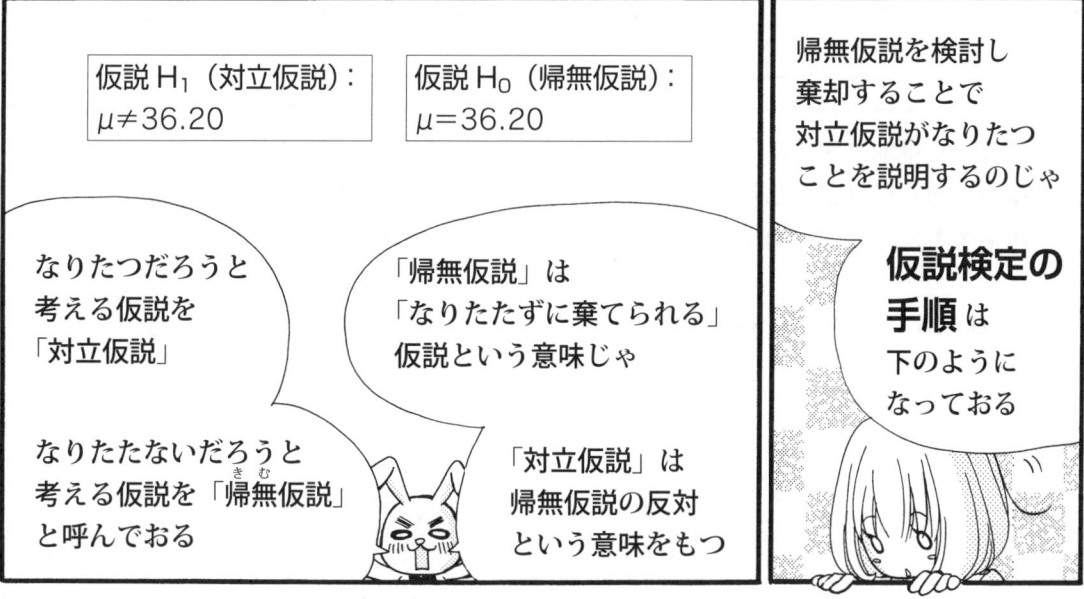

棄却域　　棄却域

仮説 H_1（対立仮説）: $\mu \neq 36.20$

仮説 H_0（帰無仮説）: $\mu = 36.20$

なりたつだろうと 考える仮説を 「対立仮説」

なりたたないだろうと 考える仮説を「帰無仮説」 と呼んでおる

「帰無仮説」は 「なりたたずに棄てられる」 仮説という意味じゃ

「対立仮説」は 帰無仮説の反対 という意味をもつ

帰無仮説を検討し 棄却することで 対立仮説がなりたつ ことを説明するのじゃ

仮説検定の手順は 下のように なっておる

①仮説を 検討する → ②標本に関する分布を考え 有意水準・棄却域を検討 する → ③標本の位置を確認し 結論する

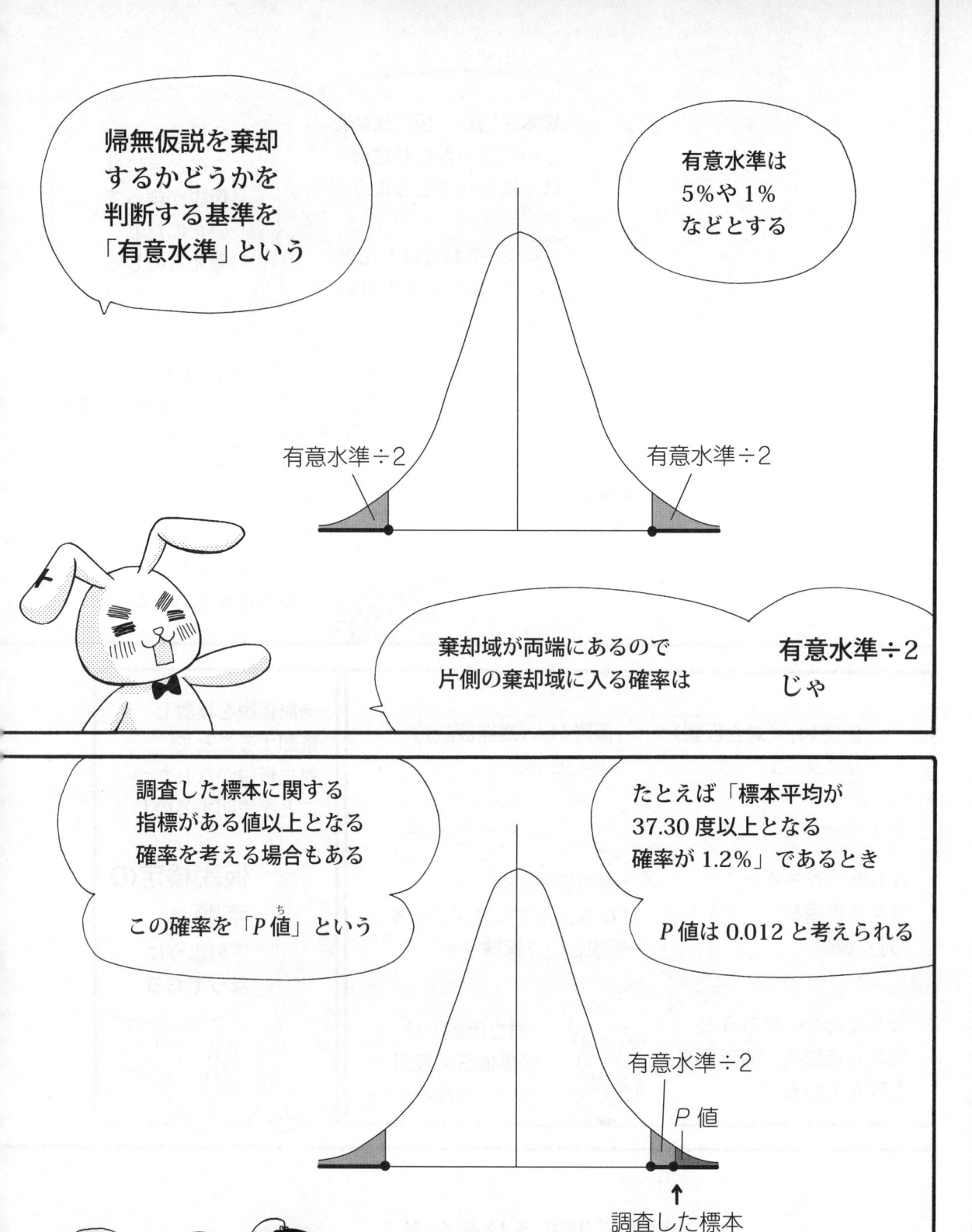

帰無仮説を棄却するかどうかを判断する基準を「有意水準」という

有意水準は5％や1％などとする

有意水準÷2

有意水準÷2

棄却域が両端にあるので片側の棄却域に入る確率は

有意水準÷2じゃ

調査した標本に関する指標がある値以上となる確率を考える場合もある

この確率を「P値」という

たとえば「標本平均が37.30度以上となる確率が1.2％」であるとき

P値は0.012と考えられる

有意水準÷2

P値

↑
調査した標本

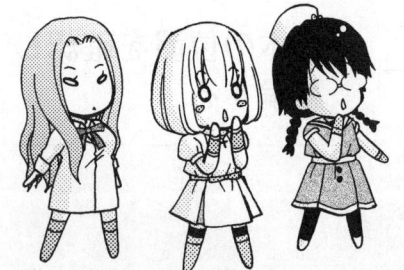

P値が有意水準÷2より小さければ

右側の棄却域に入るので帰無仮説を棄却するのじゃ

事例3

事例で検討してみよう

標本平均 $\bar{X}=36.53$ 度,標本不偏分散 $s^2=0.1$,標本数 $n=20$ 人であった。母平均 μ が 36.20 度ではないことについて有意水準5%で検定せよ。

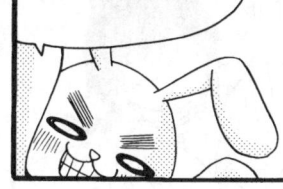

解決3

①対立仮説 H_1：平均体温は 36.20 度でない。($\mu \neq 36.20$)
　帰無仮説 H_0：平均体温は 36.20 度である。($\mu = 36.20$)

②標本平均 $\bar{X}$ は,平均 μ,標準偏差 $s/\sqrt{n}$,自由度 19（$=20-1$）の t 分布にしたがう。
　自由度 19 の t 分布の上側確率 $0.05 \div 2 = 0.025$ に対応する値（2.093）から,棄却域は $\bar{X} < \mu - 2.093 s/\sqrt{n}$ または $\mu + 2.093 s/\sqrt{n} < \bar{X}$ となっている。

③$\bar{X} < 36.20 - 2.093 \times \sqrt{0.1}/\sqrt{20}$ または $36.20 + 2.093 \times \sqrt{0.1}/\sqrt{20} < \bar{X}$ であることより,$\bar{X} < 36.05$ または $\bar{X} > 36.34$ であれば帰無仮説を棄却する。
標本平均 36.53 は棄却域にあるので帰無仮説を棄却する。

よって,平均体温は 36.20 度であるとは言えない。

仮説検定では対立仮説

つまり「平均体温が 36.20 度ではない」という説を積極的に支持しているわけではない

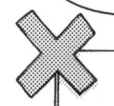

帰無仮説を棄却することで消極的に対立仮説が採用されることを示すのじゃ

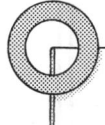

✗ 帰無仮説　　〇 対立仮説

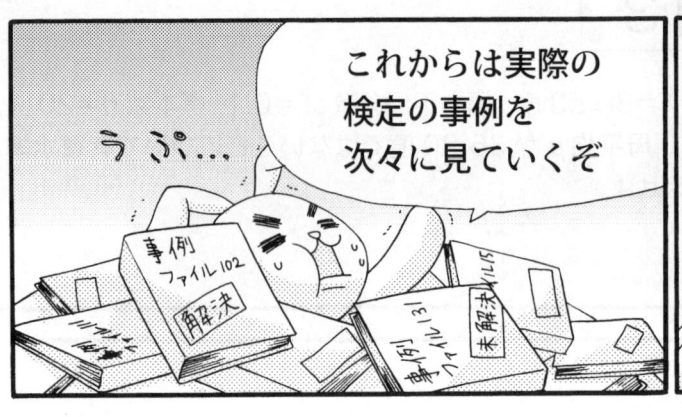

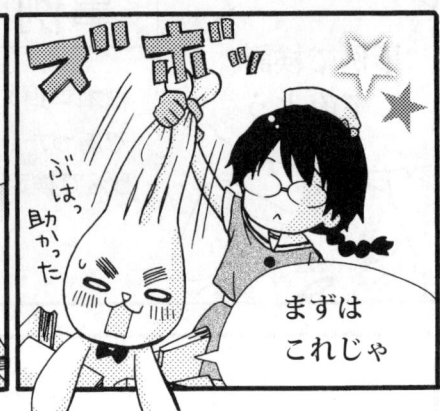

事例4

標本平均 $\bar{X}=36.53$ 度，標本不偏分散 $s^2=0.1$，標本数 $n=20$ 人であった。母平均 μ が 36.20 度より高いことについて有意水準 5% で検定せよ。

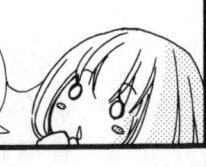

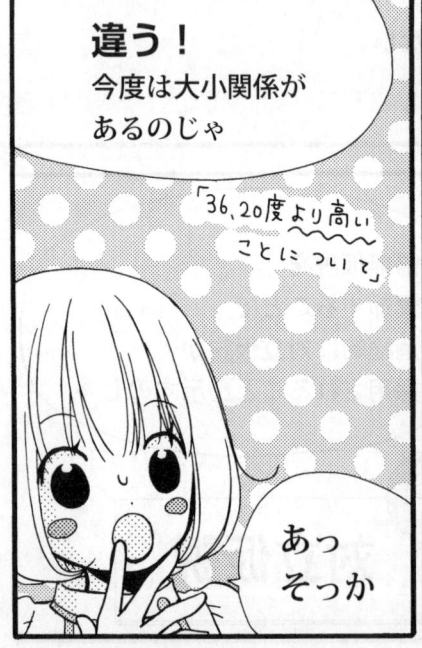

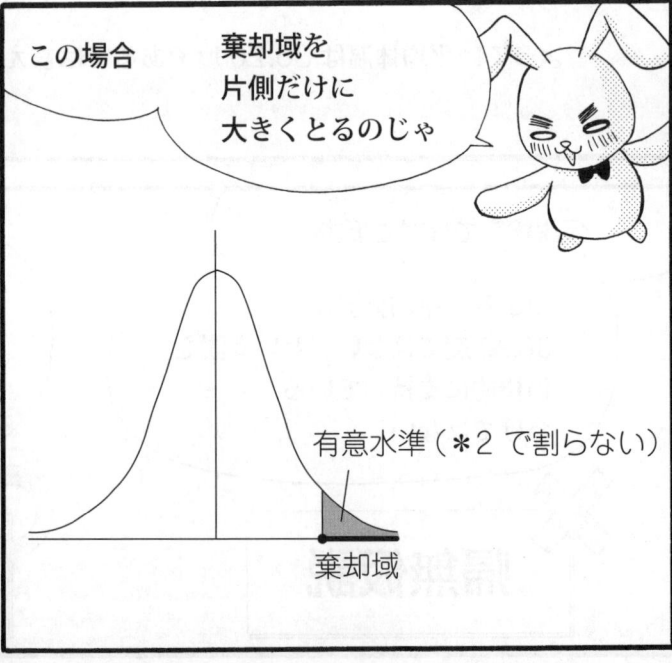

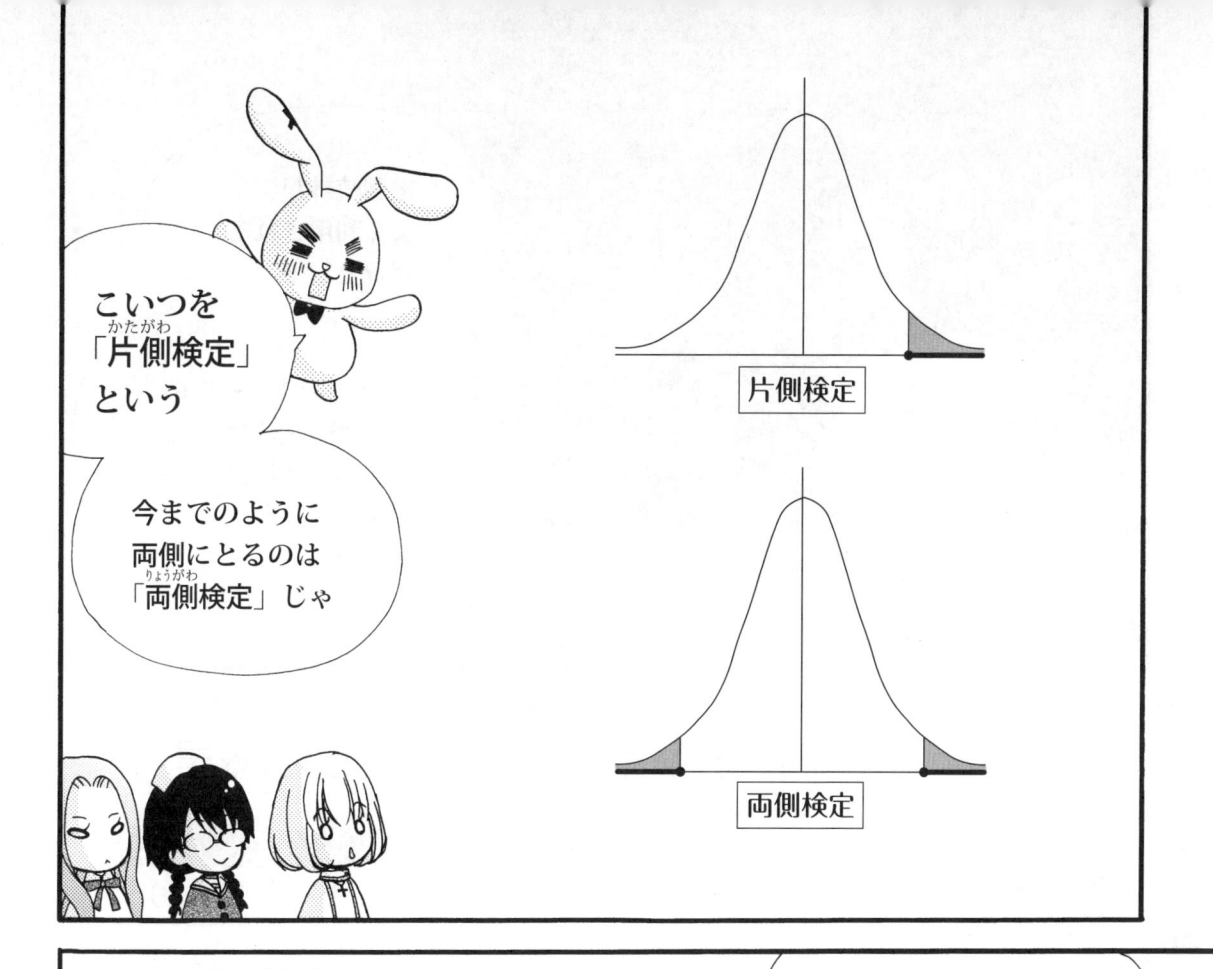

こいつを「片側検定（かたがわ）」という

今までのように両側にとるのは「両側検定（りょうがわ）」じゃ

片側検定

両側検定

解決4

これは帰無仮説を棄却することができずに

不適切な仮説を誤って採用してしまうという間違いを減らそうとしているのじゃ

①対立仮説 H_1：平均体温は36.20度より高い。
　　　　　　　　　($\mu > 36.20$)
　帰無仮説 H_0：平均体温は36.20度である。
　　　　　　　　　($\mu = 36.20$)

②標本平均 $\bar{X}$ は平均 μ，標準偏差 $s/\sqrt{n}$，自由度19（=20−1）の t 分布にしたがう。
　自由度19の t 分布の上側確率0.05に対応する値（1.729）から，棄却域は $\mu + 1.729 s/\sqrt{n} < \bar{X}$ となっている。

③$36.20 + 1.729 \times \sqrt{0.1}/\sqrt{20} < \bar{X}$ であることより，$\bar{X} > 36.32$ であれば帰無仮説を棄却する。
　標本平均36.53は棄却域にあるので帰無仮説を棄却する。

よって，平均体温は36.20度より高いと考えられる。

大小関係が予測されているなら片側の棄却域を大きくとることによって

帰無仮説を棄却しやすくし　間違いを減らすことができる

推測統計が
よく利用される
状況として

2つのグループの
平均の差について
考える場合がある

第5惑星

第6惑星

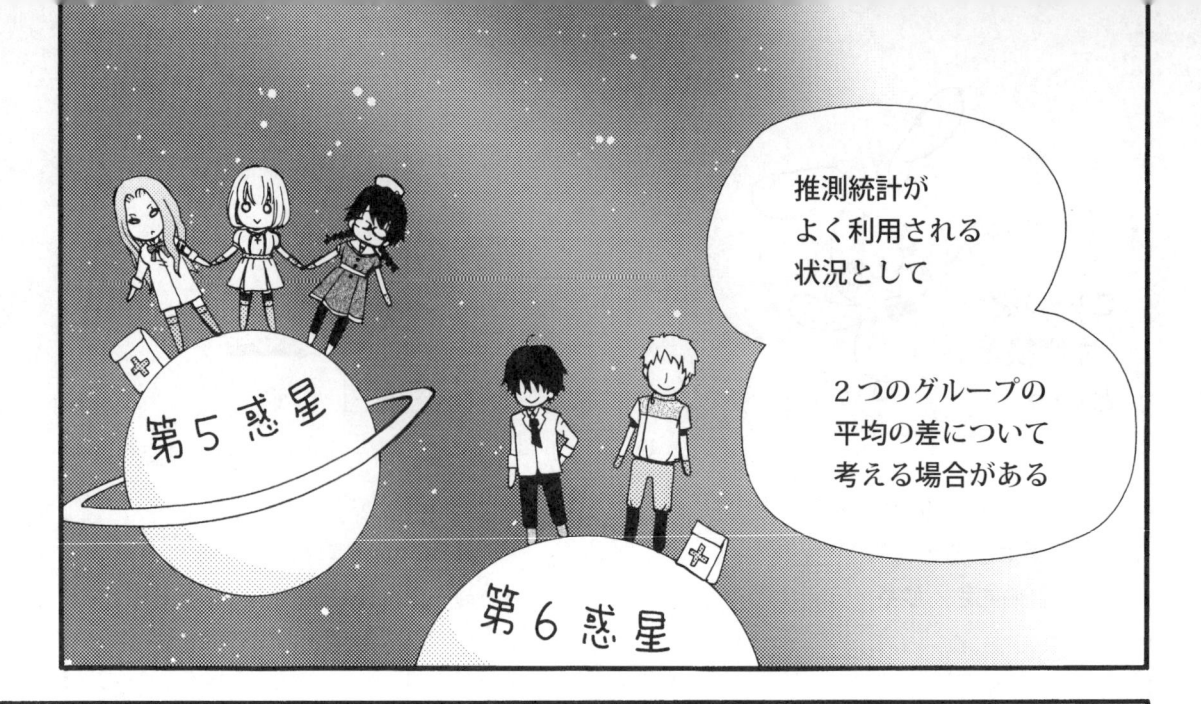

2つの
グループの
データに
整理できる
場合ですね

第5惑星

被験者	体温（度）
5-1	36.35
5-2	36.45
5-3	36.58
…	…

第6惑星

被験者	体温（度）
6-1	36.50
6-2	36.24
6-3	36.70
…	…

事例5

ある薬を服用したときを考える。第5惑星の被験者では，標本平均 $\bar{X}=36.72$ 度，不偏分散 $s^2=0.1$，標本数 $n=11$ 人であった。また，第6惑星の被験者では，標本平均 $\bar{Y}=36.35$ 度，不偏分散 $s^2=0.1$，標本数 $n=10$ 人であった。この薬を服用したとき，2つの惑星の平均体温に差があることについて有意水準5%で検定せよ。

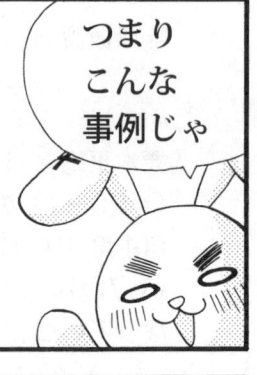

つまり
こんな
事例じゃ

仮説検定の手順② (p.77) でこの分布を使う

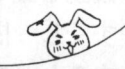

標本平均の差 $\bar{X}-\bar{Y}$ は，

平均 $\mu_X-\mu_Y$，標準偏差 $\sqrt{\dfrac{s^2}{n_X}+\dfrac{s^2}{n_Y}}$，

自由度 n_X+n_Y-2 の t 分布にしたがう。

ただし，$s^2=\dfrac{\sum(X-\bar{X})^2+\sum(Y-\bar{Y})^2}{n_X+n_Y-2}$

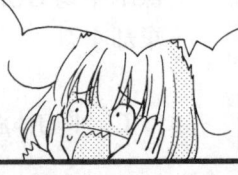

えっ こんなの
使うんですか

解決5

①対立仮説 H_1：ある薬を服用したときの第5惑星と第6惑星の平均体温には差がある。$(\mu_X \neq \mu_Y)$

帰無仮説 H_0：ある薬を服用したときの第5惑星と第6惑星の平均体温には差がない。$(\mu_X = \mu_Y)$

②標本平均の差 $\bar{X}-\bar{Y}$ は，平均 $\mu_X - \mu_Y$，標準偏差 $\sqrt{\dfrac{s^2}{n_X}+\dfrac{s^2}{n_Y}}$，自由度 n_X+n_Y-2 の t 分布にしたがう。自由度19の t 分布の上側確率0.025に対応する値（2.093）から，棄却域は，

$$\frac{(\bar{X}-\bar{Y})-(\mu_X-\mu_Y)}{\sqrt{\dfrac{s^2}{n_X}+\dfrac{s^2}{n_Y}}} < -2.093$$

または

$$2.093 < \frac{(\bar{X}-\bar{Y})-(\mu_X-\mu_Y)}{\sqrt{\dfrac{s^2}{n_X}+\dfrac{s^2}{n_Y}}}$$

となっている。

③ $s^2 = \dfrac{(n_X-1)s_X^2+(n_Y-1)s_Y^2}{n_X+n_Y-2} = \dfrac{(11-1)\times 0.1+(10-1)\times 0.1}{11+10-2} = 0.106$，

$n_X=11$，$n_Y=10$，$(\mu_X-\mu_Y)=0$ であることより，

$$\bar{X}-\bar{Y} < -2.093\sqrt{0.106/11+0.106/10}$$

または

$$-2.093\sqrt{0.106/11+0.106/10} < \bar{X}-\bar{Y}$$

$\bar{X}-\bar{Y} < -0.297$ または $\bar{X}-\bar{Y} > 0.297$

標本平均の差 $\bar{X}-\bar{Y}=36.72-36.35=0.37$ は棄却域にあるので，帰無仮説を棄却する。

よって，平均に差があると考えられる。

（吹き出し）落ち着け！形式は難しくても手順は同じじゃ　やってみるぞ！

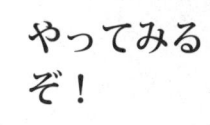

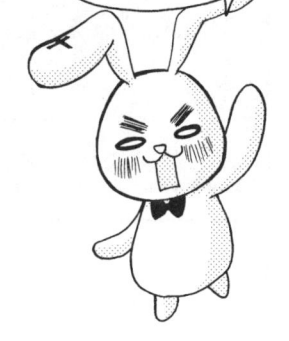

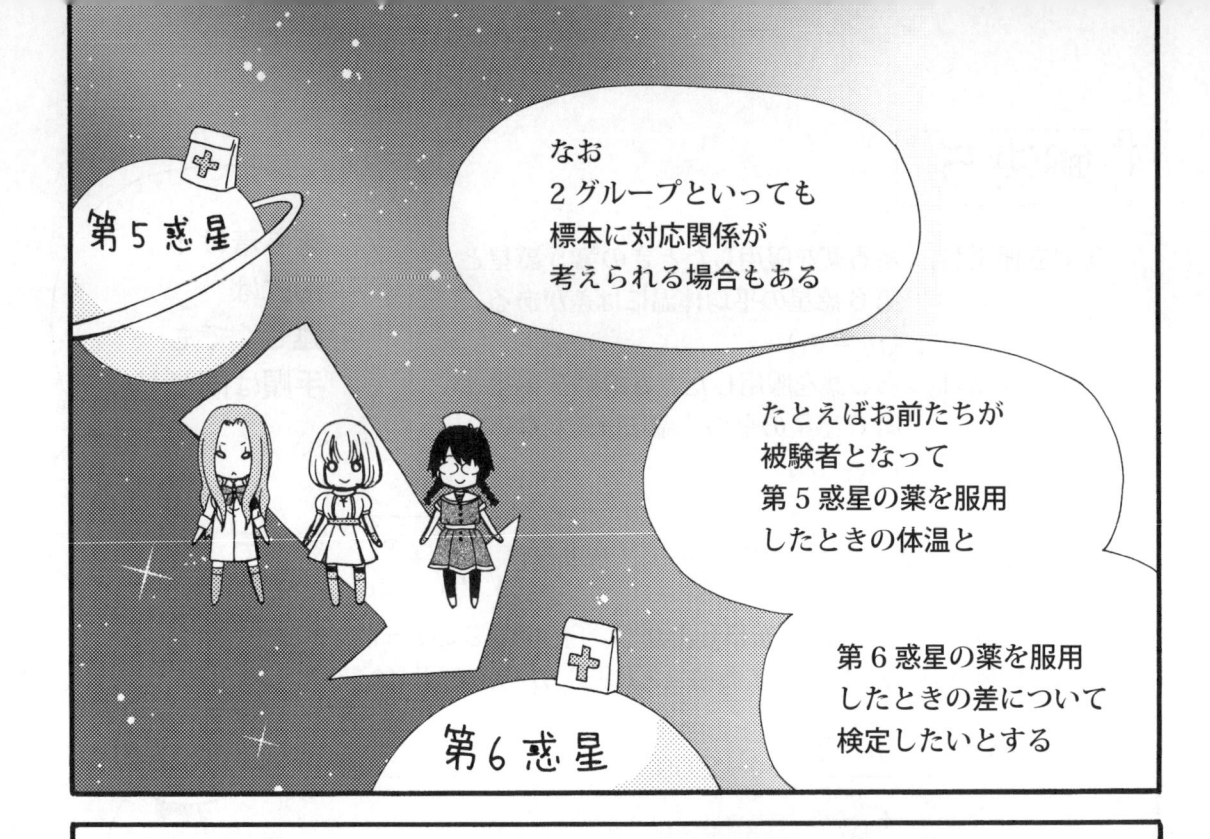

なお
2グループといっても
標本に対応関係が
考えられる場合もある

第5惑星

たとえばお前たちが
被験者となって
第5惑星の薬を服用
したときの体温と

第6惑星

第6惑星の薬を服用
したときの差について
検定したいとする

こんなふうに
データが整理
されたわ

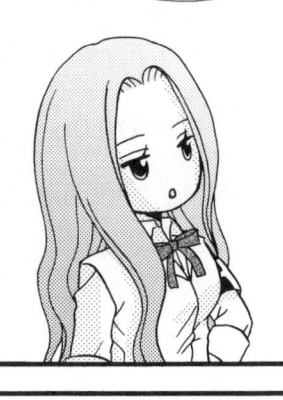

被験者	薬を飲んだときの体温（度）	
	第5惑星	第6惑星
1	36.35	36.15
2	36.45	36.32
3	36.58	36.40
4	36.43	36.31
5	36.80	36.70
6	36.60	36.53
7	36.55	36.35
8	36.25	36.10
9	36.81	36.65
10	36.52	36.33

事例6

第5惑星薬と第6惑星薬を服用したときの平均体温には差が
あることについて有意水準5%で検定せよ。

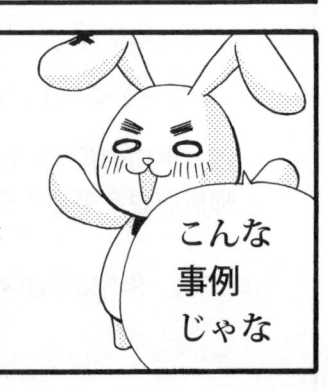

こんな
事例
じゃな

解決6

被験者	体温の差（度）
1	0.20
2	0.13
3	0.18
4	0.12
5	0.10
6	0.07
7	0.20
8	0.15
9	0.16
10	0.19

（差の平均 $\bar{d}=0.15$, 差の不偏分散 $s_d=0.001978$）

① 対立仮説 H_1：第5惑星薬と第6惑星薬を服用したときの平均体温には差がある。
   帰無仮説 H_0：第5惑星薬と第6惑星薬を服用したときの平均体温には差がない。

② 標本の差の平均 $\bar{d}$ は平均0, 標準偏差 $s_d/\sqrt{n}$, 自由度9（=10−1）の t 分布にしたがう。
自由度9の t 分布の上側確率0.025に対応する値（2.262）から, 棄却域は,

$$\bar{d} < -2.262 \times s_d/\sqrt{n} \quad または \quad 2.262 \times s_d/\sqrt{n} < \bar{d}$$

となっている。

③ $\bar{d} < -2.262 \times \sqrt{0.001978}/\sqrt{10}$ または $2.262 \times \sqrt{0.001978}/\sqrt{10} > \bar{d}$ であることより,
$\bar{d} < -0.0318$ または $0.0318 > \bar{d}$ であれば帰無仮説を棄却する。
差の平均0.15は棄却域にあるので, 帰無仮説を棄却する。

よって, 平均体温に差があると考えられる。

> 被験者が同じであるならデータに対応関係があるので
>
> 平均の差について求めた上で検定できるのじゃ

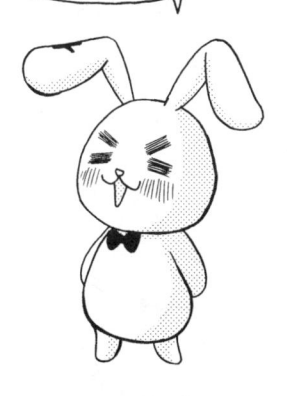

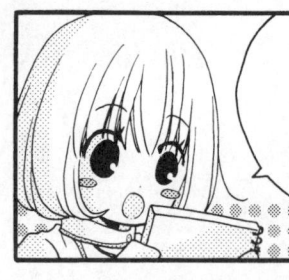

いろいろな調査をしてきましたね

ここらで確認のためにまとめてみよう

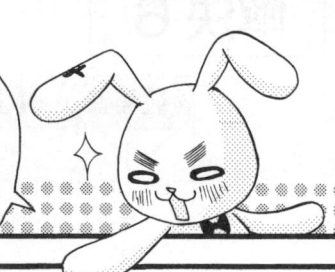

CHECK POINT

すべてのデータを調べたか？	記述統計（全部のデータ） 推測統計（一部のデータ）
データの種類は？	量的データ・質的データ， 1次元データ・2次元データ…
母集団はどんな分布をしているか？	正規分布・その他…
母集団に関して調べたい指標は？	平均・分散…
どんな形式で説明しようとしているのか？	推定（指標の数値・指標の入る区間を推測する） 検定（仮説を検討して結論する）
標本に関して調べる指標は？	平均・分散・比率…
標本に関する指標がしたがう分布は？	正規分布・t分布…

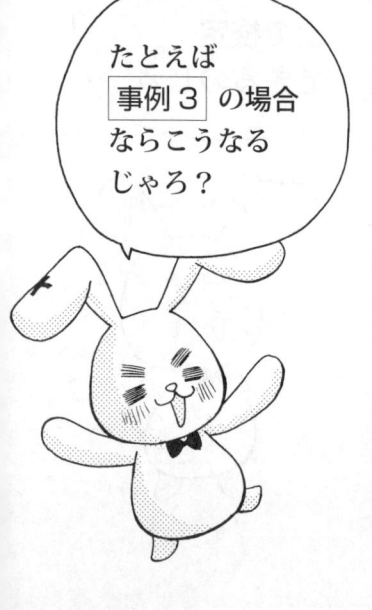

たとえば 事例3 の場合ならこうなるじゃろ？

すべてのデータを調べたか？	推測統計（一部のデータ）
データの種類は？	量的データ
母集団はどんな分布をしているか？	正規分布
母集団に関して調べたい指標は？	平均
どんな形式で説明しようとしているのか？	検定
標本に関して調べる指標は？	平均・（標本不偏）分散
標本に関する指標がしたがう分布は？	標本不偏分散を使うのでt分布

3. 推定・検定

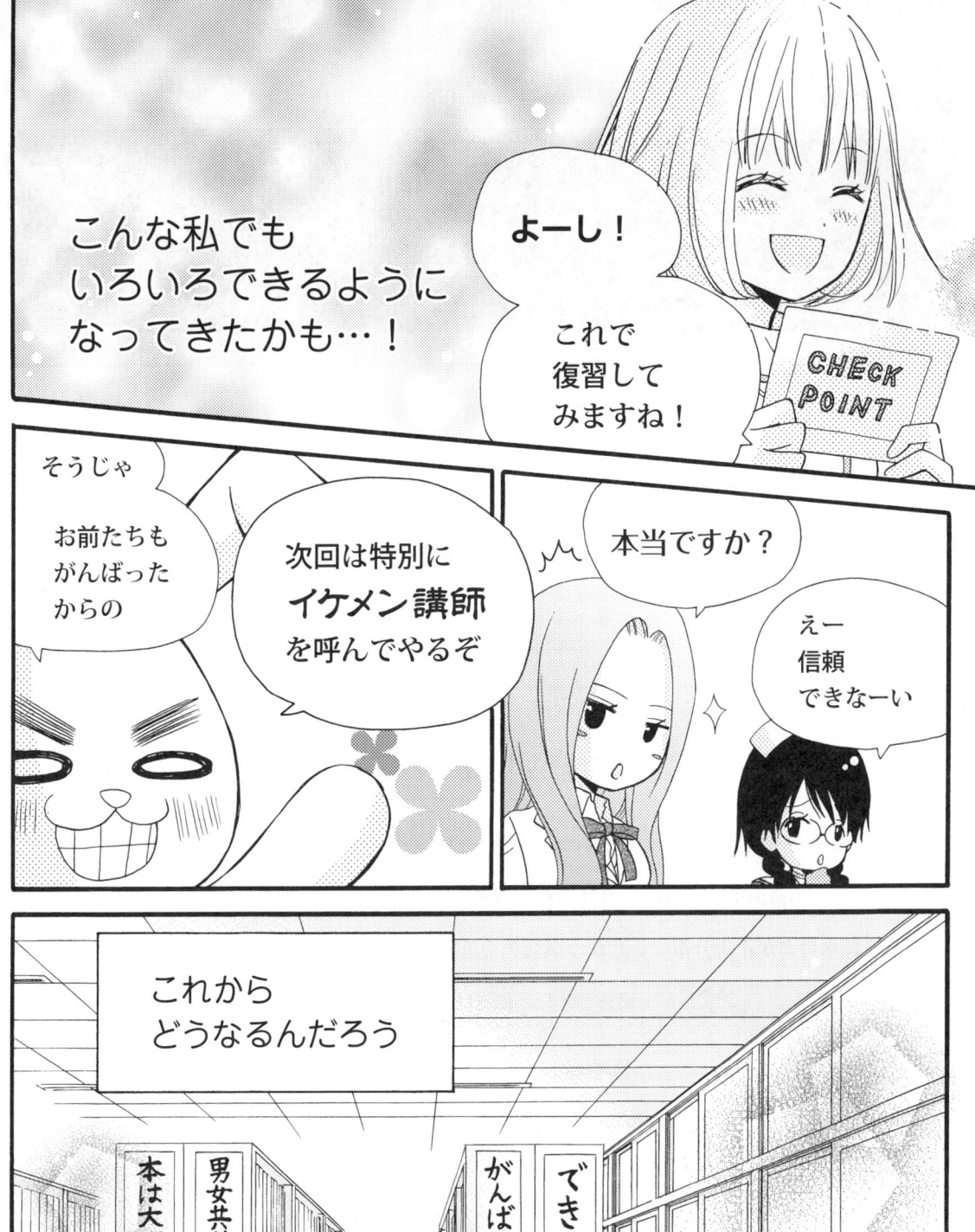

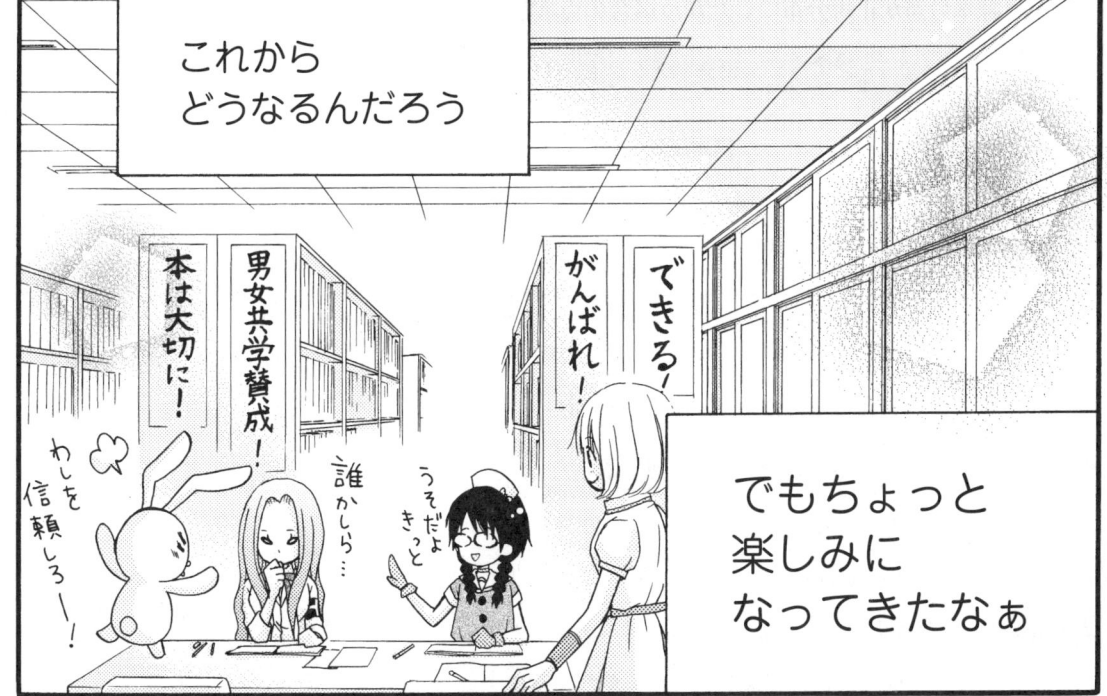

✓ まとめ

推測統計の手法について理解できたじゃろうか。推定や検定は，この章以降で学ぶ各種の応用的な分析手法の基礎ともなる。しっかり復習しておくことじゃ。

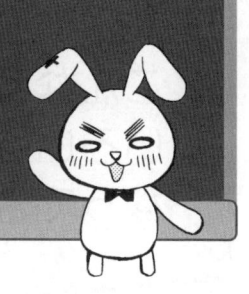

! Q&A

Question

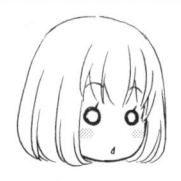

推定の方法を復習したいのですが…

Answer

いくつかの典型的な推定についておさらいしておこう。

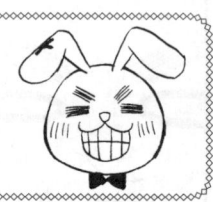

たとえば，この章の事例について分散分析を行うと次のようになる。

標本分布が正規分布にしたがう場合の点推定

	推定値として使う値
母平均の点推定	標本平均 $\bar{X} = \dfrac{\sum X_i}{n}$
母分散の点推定	標本分散（不偏分散） $s^2 = \dfrac{\sum(X_i - \bar{X})^2}{n-1}$

（X_i は各データ，n は標本データ数）

標本分布が正規分布にしたがう場合の区間推定

信頼区間	標本分布が正規分布にしたがう場合
90%	$(\bar{X} - \boxed{1.65} \times \sigma)\sqrt{n} \leq \mu \leq (\bar{X} + \boxed{1.65} \times \sigma)\sqrt{n}$
95%	$(\bar{X} - \boxed{1.96} \times \sigma)\sqrt{n} \leq \mu \leq (\bar{X} + \boxed{1.96} \times \sigma)\sqrt{n}$
99%	$(\bar{X} - \boxed{2.58} \times \sigma)\sqrt{n} \leq \mu \leq (\bar{X} + \boxed{2.58} \times \sigma)\sqrt{n}$

（ ◯ には確率に対応する値が入る）

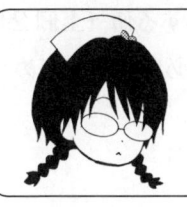

> **Question**
>
> 検定の方法を復習したいのですが…

> **Answer**
>
> 検定の場合は次のようにする。

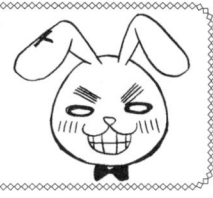

①仮説を検討する
↓
②標本に関する分布を考え，有意水準・棄却域を検討する
↓
③標本の位置を確認し，結論する

とりあげた事例をよく復習することじゃ。

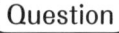

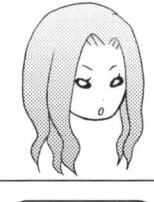

> **Question**
>
> 正規分布や t 分布上で，確率に対応する値を求めるにはどうしたらいいですか？

> **Answer**
>
> 推定・検定を行う際には，信頼区間や棄却域を調べるために，分布上で確率に対応する値を求める必要がある。Excel では次の関数で正規分布・標準正規分布・t 分布の確率に対応する値を求めることができるぞ。この値を「パーセント点」と呼ぶことがある。また，標準正規分布の場合は Z 値，t 分布の場合は t 値と呼ぶこともあるぞ。

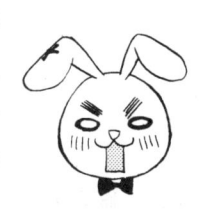

分布名	関数名	内容
正規分布	NORMINV( )	確率→パーセント点を求める
標準正規分布	NORMSINV( )	確率→パーセント点を求める
t 分布	TINV( )	確率・自由度→パーセント点を求める

たとえば，平均50，標準偏差10の正規分布において，上側確率2.5%に対応する値（上側2.5パーセント点）を求めてみよう。正規分布に関する関数では下側確率を指定する必要があるため，上側確率2.5%の場合は下側確率97.5%を確率として使用し，計算する。

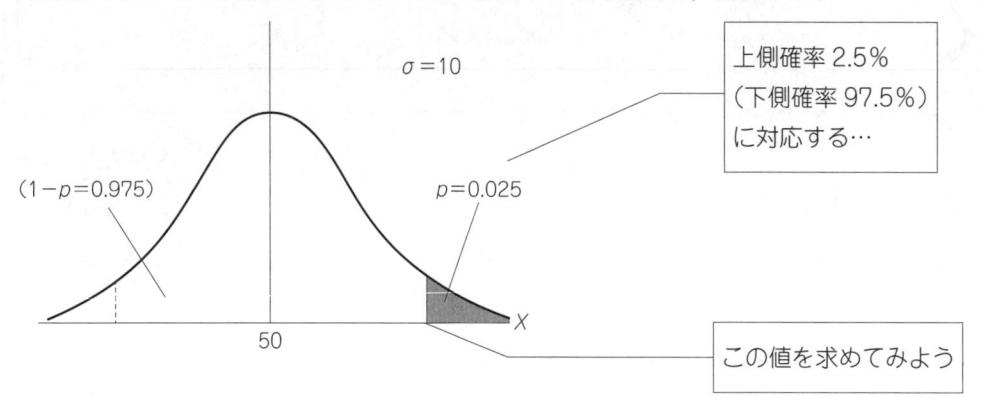

$\sigma = 10$

$(1-p=0.975)$

$p=0.025$

50

上側確率2.5%
（下側確率97.5%）
に対応する…

この値を求めてみよう

① 確率・平均・標準偏差を入力する。

	A	B	C	D	E
1	平均	50			
2	標準偏差	10			
3	確率	0.975			

平均・標準偏差・確率を入力する

② =NORMINV（確率，平均，標準偏差）を入力する。

	A	B	C	D	E
1	平均	50			
2	標準偏差	10			
3	確率	0.975			
4					
5	パーセント点	=NORMINV(B3,B1,B2)			

=NORMINV（確率，平均，標準偏差）を入力する

③ 結果を確認する。

	A	B	C	D	E
1	平均	50			
2	標準偏差	10			
3	確率	0.975			
4					
5	パーセント点	69.59964			

結果を確認する

表示された値が，上側確率 2.5%（下側確率 97.5%）に対応する値じゃ。

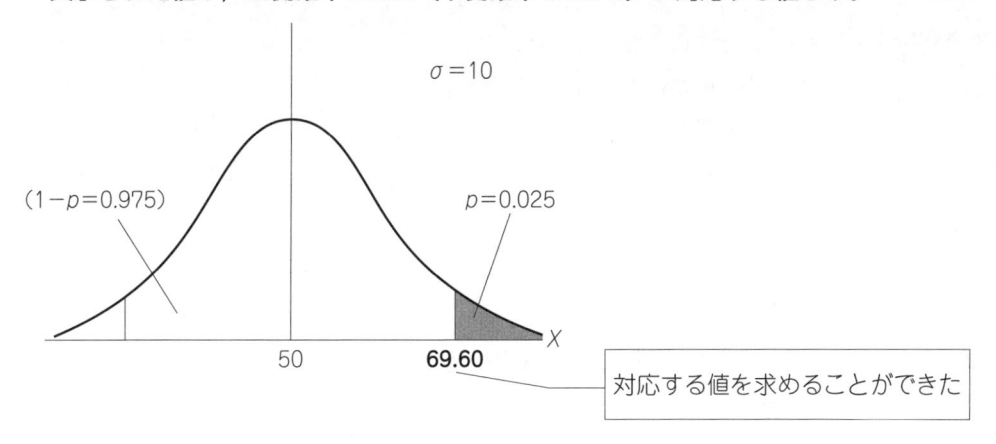

対応する値を求めることができた

Question

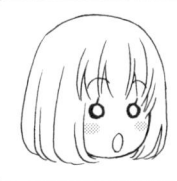

分布上で値（パーセント点）に対応する確率を求めるにはどうしたらいいですか？

Answer

Excel では次の関数で正規分布・t 分布の値（パーセント点）に対応する確率を求めることができるぞ。なお，分布上の確率を P 値と呼ぶことがある。

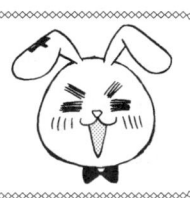

分布名	関数名	内容
正規分布	NORMDIST( )	パーセント点→確率を求める
標準正規分布	NORMSDIST( )	パーセント点→確率を求める
t 分布	TDIST( )	パーセント点・自由度→確率を求める

たとえば，平均 50，標準偏差 10 の正規分布において，70 に対応する確率（P 値）を求めてみよう。すなわち，今度は先ほどとは逆の計算をするわけじゃ。

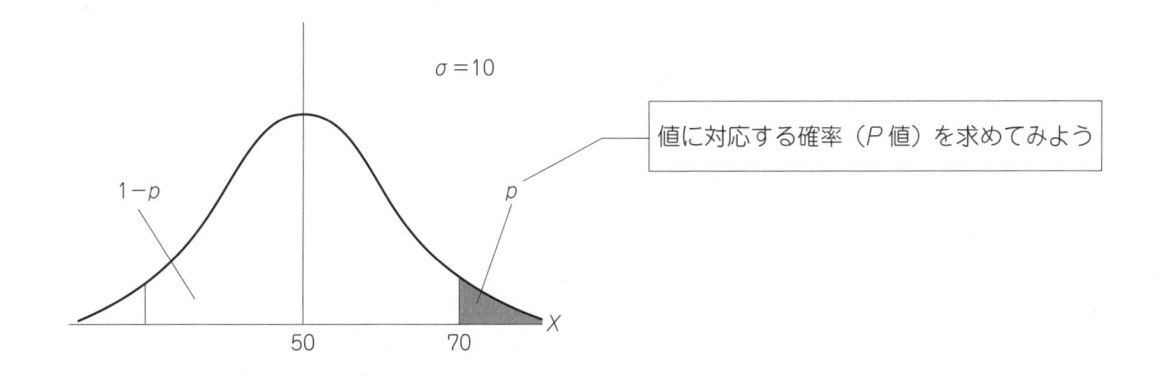

値に対応する確率（P 値）を求めてみよう

3. 推定・検定　91

①平均・標準偏差・パーセント点を入力する。

	A	B	C	D	E
1	平均	50			
2	標準偏差	10			
3	パーセント点	70			

平均・標準偏差・パーセント点を入力する

②＝NORMDIST(パーセント点，平均，標準偏差，TRUE) を入力する。

	A	B	C	D	E
1	平均	50			
2	標準偏差	10			
3	パーセント点	70			
4					
5	確率	=NORMDIST(B3,B1,B2,TRUE)			

＝NORMDIST(パーセント点，平均，標準偏差，TRUE) を入力する

③結果を確認する。

	A	B	C	D	E
1	平均	50			
2	標準偏差	10			
3	パーセント点	70			
4					
5	確率	0.97725			

結果を確認する

下側確率は97.7%と求められる。1－0.977＝0.023であるから，上側確率（P値）は2.3%じゃ。

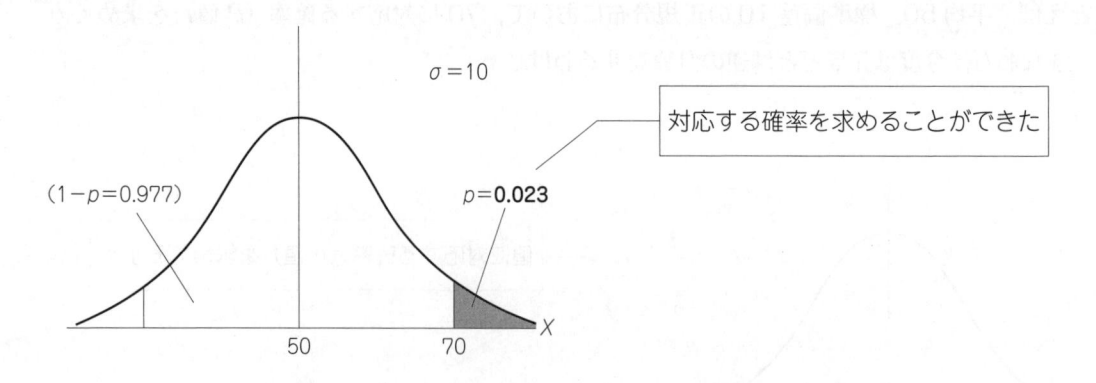

$\sigma=10$

$(1-p=0.977)$ $p=\mathbf{0.023}$

対応する確率を求めることができた

50　70　X

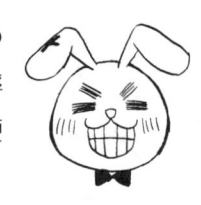

Question

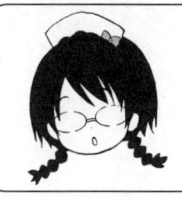

関数の使い方をまとめて教えてください。

Answer

各分布で使える関数をまとめてみると，次のようになるぞ。各々の分布について，上の関数が「パーセント点→確率」を求める関数，下の関数が「確率→パーセント点」を求める関数となっておる。使いこなせるようになると便利じゃ。

正規分布

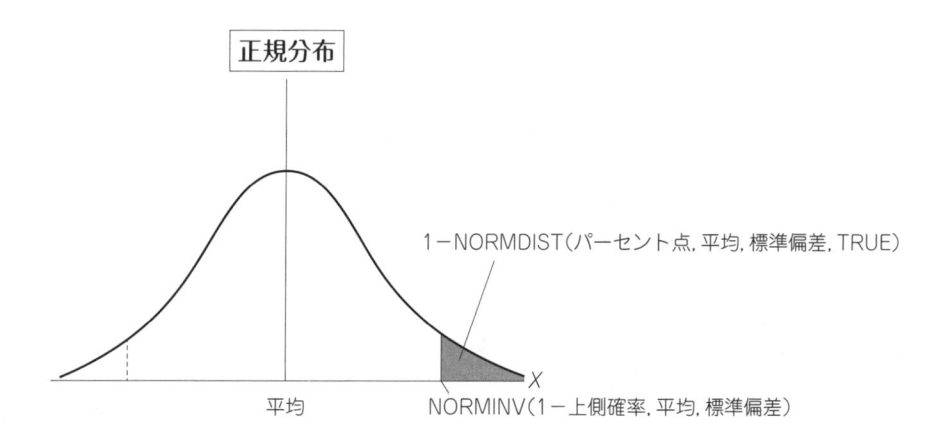

1－NORMDIST(パーセント点, 平均, 標準偏差, TRUE)

平均　NORMINV(1－上側確率, 平均, 標準偏差)

標準正規分布

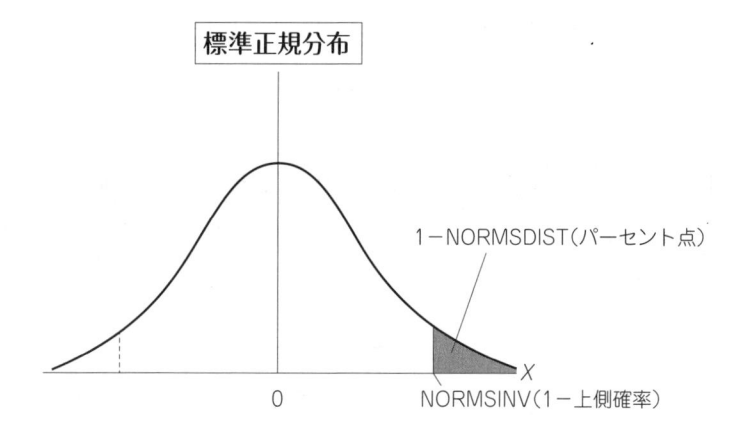

1－NORMSDIST(パーセント点)

0　NORMSINV(1－上側確率)

3. 推定・検定　93

t 分布

TDIST(パーセント点, 自由度, 1)
＊TDIST 関数の 1 は片側の確率をあらわす。
2 を指定すると両側の確率となる。

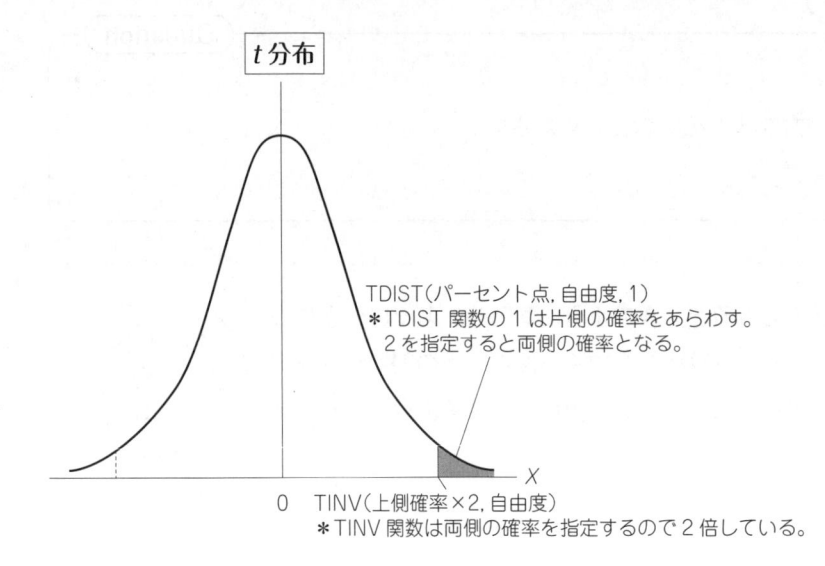

0 TINV(上側確率×2, 自由度)
＊TINV 関数は両側の確率を指定するので 2 倍している。

Question

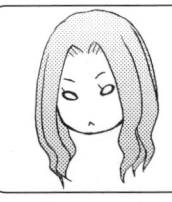

Excel を使う方法以外にも，確率と値の対応を知る方法はありますか？

Answer

あらかじめ確率と値の対応を表にしたものを使う場合がある。たとえば，標準正規分布の対応を表にしたものを「標準正規分布表」という。

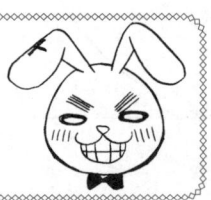

次の表は，標準正規分布表の一部じゃ。この表では，ある値とそれに対応する上側確率を示しておる。ここでは，上側確率 0.025 に対応する値（Z 値）が 1.96 であることを，次のように 2 方向に読むことによって知ることができるぞ。もちろん，逆に確率を求めることも可能じゃ。

標準正規分布表（一部）

Z	0	0.01	0.02	0.03	0.04	0.05	0.06
⋮							
1.5	0.06681	0.06552	0.06426	0.06301	0.06178	0.06057	0.05938
1.6	0.05480	0.05370	0.05262	0.05155	0.05050	0.04947	0.04846
1.7	0.04457	0.04363	0.04272	0.04182	0.04093	0.04006	0.03920
1.8	0.03593	0.03515	0.03438	0.03362	0.03288	0.03216	0.03144
1.9	0.02872	0.02807	0.02743	0.02680	0.02619	0.02559	0.02500

このほかにも，下側確率との対応を示す表や，*t* 分布での対応を示す *t* 分布表など，さまざまな種類の表が利用されておる。こうした表を利用する場合は，分布のあらわす意味についてよく考えた上で使うことが重要じゃ。

Question

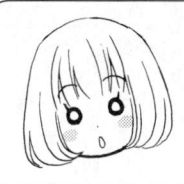

パソコンを使って，もっと簡単に検定を行う方法はありませんか？

Answer

Excelでは，一部の検定を関数を使って行うことができる。

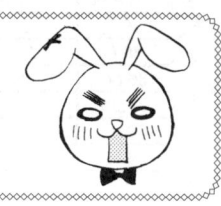

たとえば，次の関数で t 分布を使った検定を行うことができる。

分布名	関数名	内容
t 分布を使った検定（t 検定）	TTEST( )	t 検定を行う TTEST(範囲1, 範囲2, 種類1, 種類2) 種類1（番号で指定する）： 　1　片側検定 　2　両側検定 種類2（番号で指定する）： 　1　対応のある2標本 　2　分散が等しい2標本 　3　分散が等しいとは言えない2標本

対応のある t 分布の検定である 事例6 の検定を行ってみよう。

①データを入力し，=TTEST(範囲1, 範囲2, 2, 1) を入力する。

すなわち，両側検定で対応のあるデータを扱う。

	A	B
1	36.35	36.15
2	36.45	36.32
3	36.58	36.4
4	36.43	36.31
5	36.8	36.7
6	36.6	36.53
7	36.55	36.35
8	36.25	36.1
9	36.81	36.65
10	36.52	36.33
11		
12		
13	=TTEST(A1:A10,B1:B10,2,1)	

=TTEST(範囲1, 範囲2, 2, 1) を入力する

3. 推定・検定

②結果を確認する。

結果に対応する外側の確率（P 値）が求められる。

	A	B
1	36.35	36.15
2	36.45	36.32
3	36.58	36.4
4	36.43	36.31
5	36.8	36.7
6	36.6	36.53
7	36.55	36.35
8	36.25	36.1
9	36.81	36.65
10	36.52	36.33
11		
12		
13		2.08692E-06
14		
15		

結果を確認する

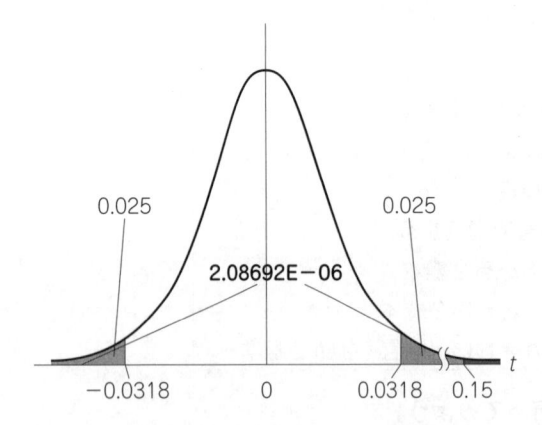

ここでは，非常に小さい確率（2.08692×10^{-6}）となっている。すなわち，棄却域に入っているので，2つの標本の平均に差があると考えられる。

問題

3.1 事例1 において，95％信頼区間を求める際に，標準正規分布の上側確率0.025に対応する値が1.96であることを用いた。このことをNORMSINV( )関数を用いて確認せよ。

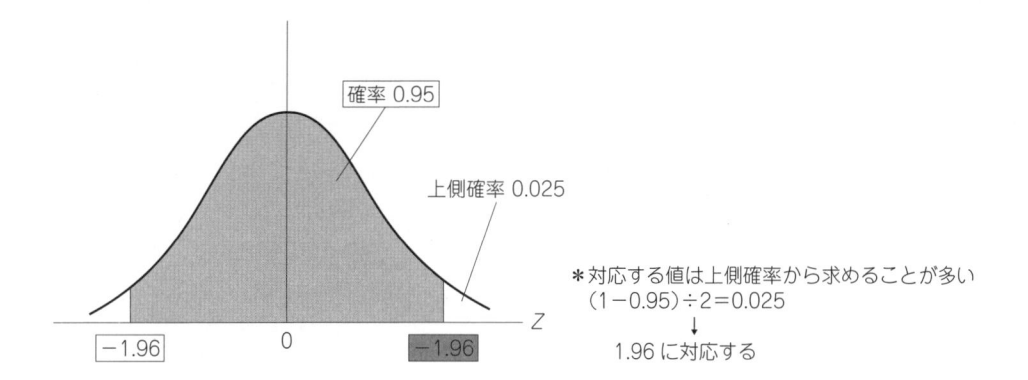

確率0.95

上側確率0.025

−1.96   0   −1.96   Z

＊対応する値は上側確率から求めることが多い
（1−0.95）÷2＝0.025
↓
1.96 に対応する

3.2 事例2 において，95％信頼区間を求める際に，自由度19のt分布の上側確率0.025に対応する値が2.093であることを用いた。このことをTINV( )関数を用いて確認せよ。

3.3 身長データについて調べる。標本平均 $\bar{X}=167.2$ センチ，標本数 $n=20$ 人のとき，母平均 μ の95％信頼区間を求めよ。（ただし母分散 $\sigma^2=2$ とする。）

3.4 標本平均 $\bar{X}=167.2$ センチ，標本不偏分散 $s^2=2$，標本数 $n=20$ 人のとき，母平均 μ の95％信頼区間を求めよ。ただし，母分散はわかっていない。

3.5 標本平均 $\bar{X}=167.2$ センチ，標本不偏分散 $s^2=2$，標本数 $n=20$ 人であった。母平均 μ が165センチではないことについて有意水準5％で検定せよ。

3.6 標本平均 $\bar{X}=167.2$ センチ，標本不偏分散 $s^2=2$，標本数 $n=20$ 人であった。母平均 μ が165センチより高いことについて有意水準5％で検定せよ。

Chap. 4

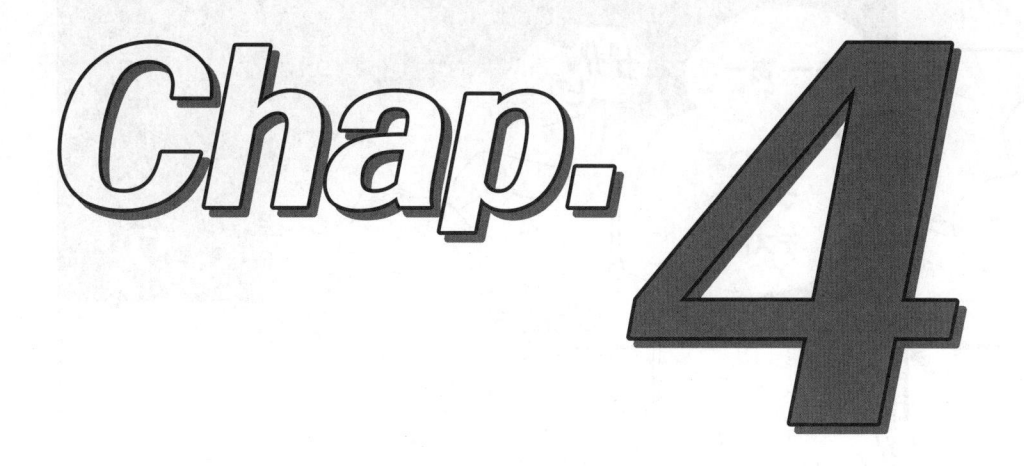

分割表

疾病への罹患の有無などをあらわしたカテゴリデータを整理するとき，罹患件数を集計した表を使う場合があります。この表は分割表と呼ばれ，さまざまな統計分析の中で使われています。疾病とその要因の関係を整理しておくことで，疾病と要因の関連性について検定を行うことができるのです。この章では分割表に関連する検定について学びましょう。

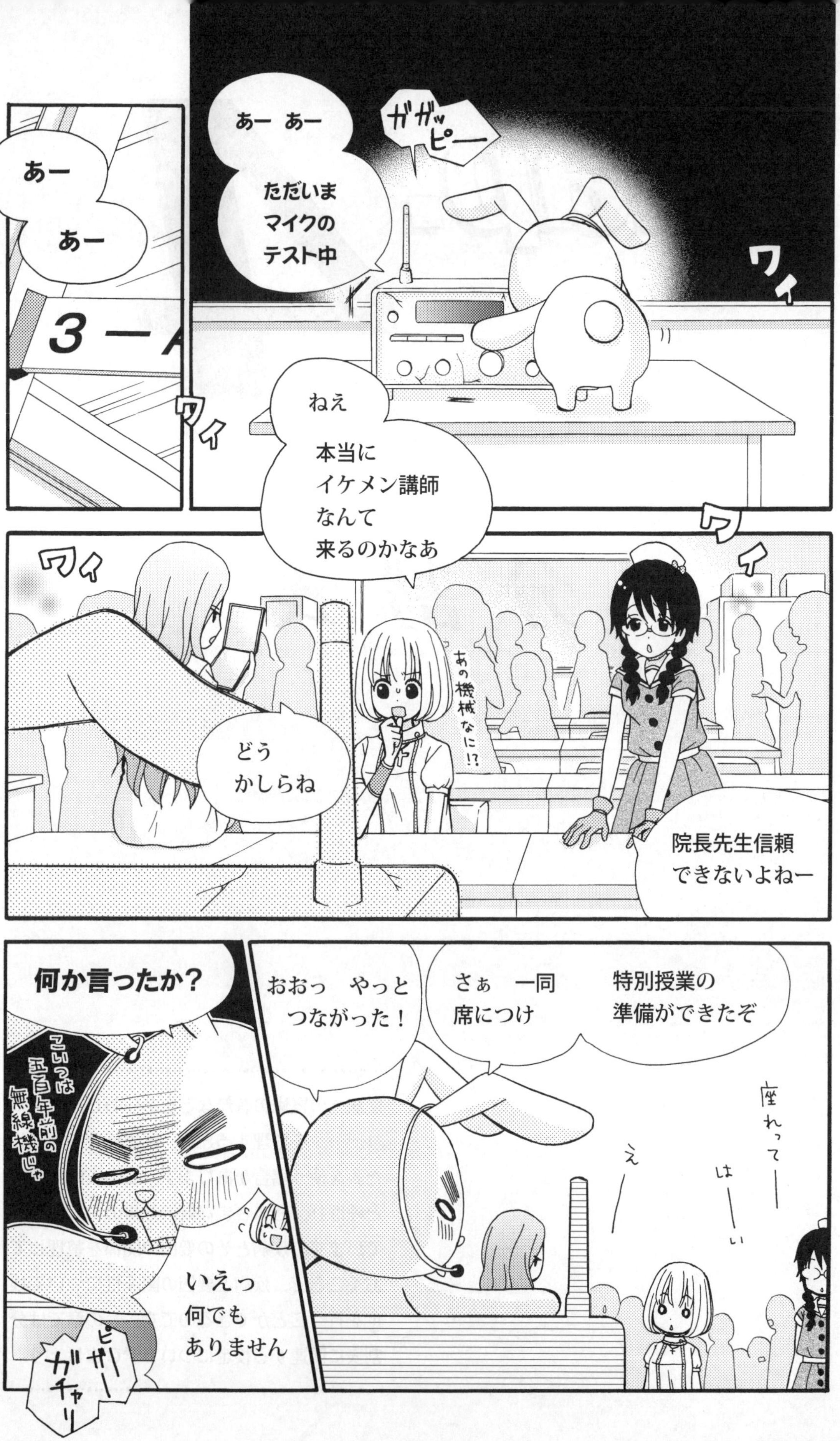
ガガッピー
あー あー
ただいま
マイクの
テスト中
ワイ
ワイ
あー
あー
3－A
ねえ
本当に
イケメン講師
なんて
来るのかなあ
ワイ
ワイ
あの機械なに!?
どう
かしらね
院長先生信頼
できないよねー
おおっ やっと
つながった！
さぁ 一同
席につけ
特別授業の
準備ができたぞ
座れってー
はーい
えー
何か言ったか？
こいつは五百年前の無線機じゃ
いえっ
何でも
ありません
ピガー
ガチャリ

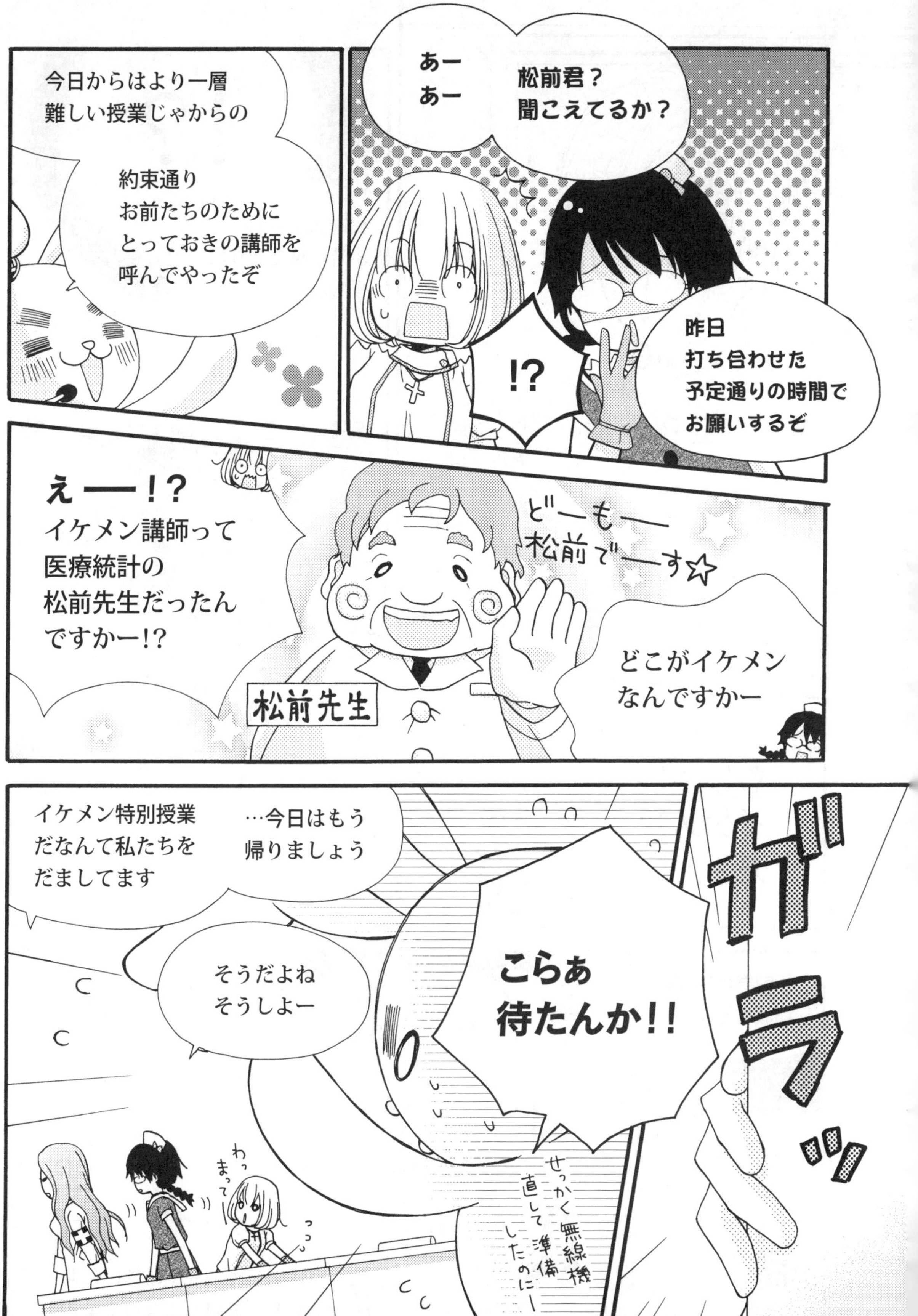
今日からはより一層
難しい授業じゃからの
約束通り
お前たちのために
とっておきの講師を
呼んでやったぞ
あー
あー
松前君？
聞こえてるか？
!?
昨日
打ち合わせた
予定通りの時間で
お願いするぞ
えー!?
イケメン講師って
医療統計の
松前先生だったん
ですかー!?
どーもー
松前でーす☆
松前先生
どこがイケメン
なんですかー
イケメン特別授業
だなんて私たちを
だましてます
…今日はもう
帰りましょう
そうだよね
そうしよー
わっ
まって
ガラッ
こらぁ
待たんか!!
せっかく無線機
直して準備
したのにー

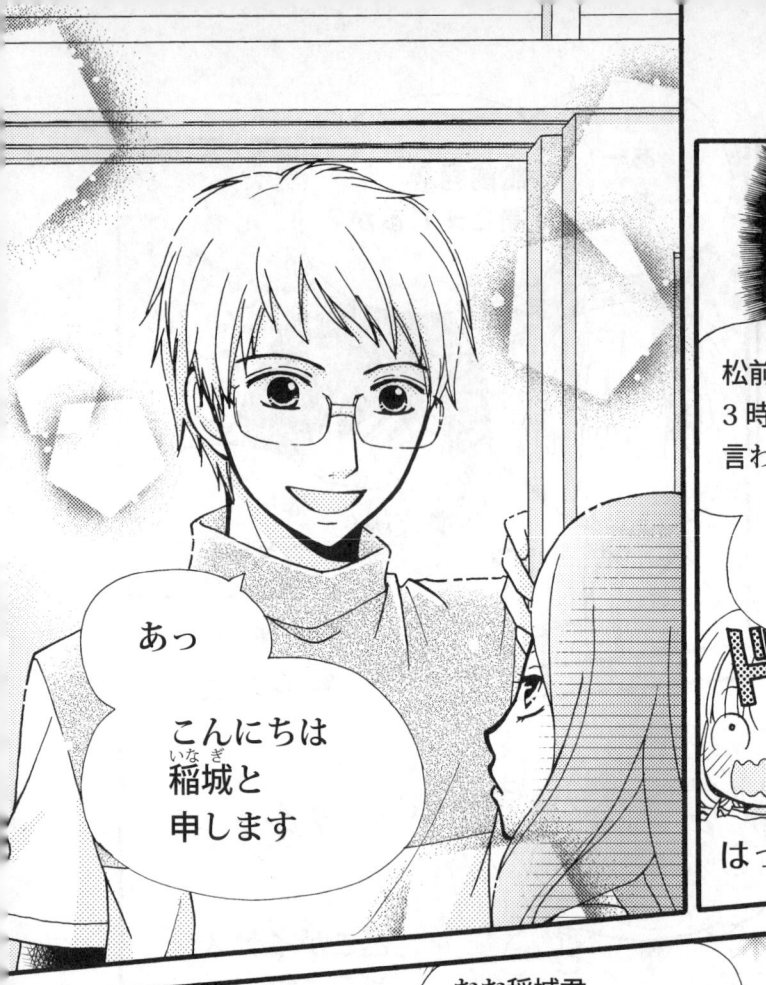

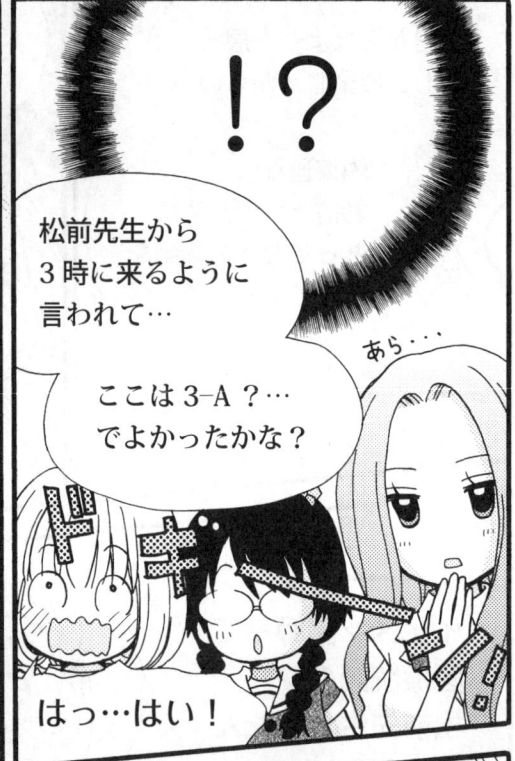

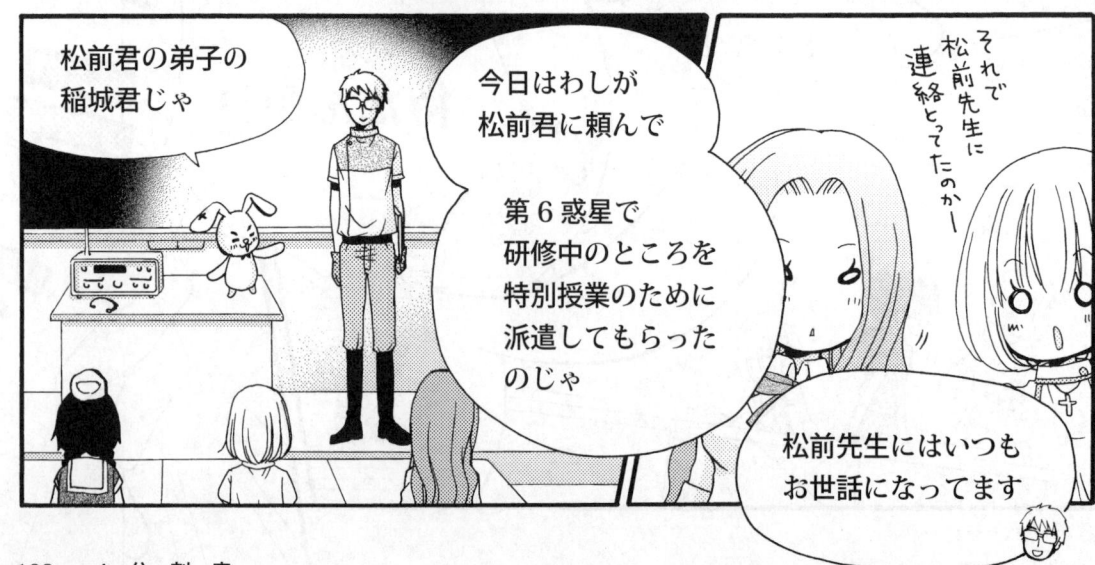

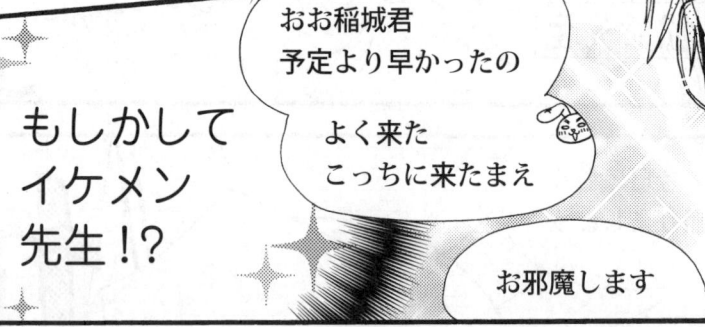

松前先生から
3時に来るように
言われて…

ここは 3-A？…
でよかったかな？

あら…

!?

はっ…はい！

あっ
こんにちは
稲城(いなぎ)と
申します

おお稲城君
予定より早かったの

よく来た
こっちに来たまえ

もしかして
イケメン
先生！？

お邪魔します

松前君の弟子の
稲城君じゃ

今日はわしが
松前君に頼んで

第6惑星で
研修中のところを
特別授業のために
派遣してもらった
のじゃ

それで
松前先生に
連絡とってたのかー

松前先生にはいつも
お世話になってます

102   4. 分割表

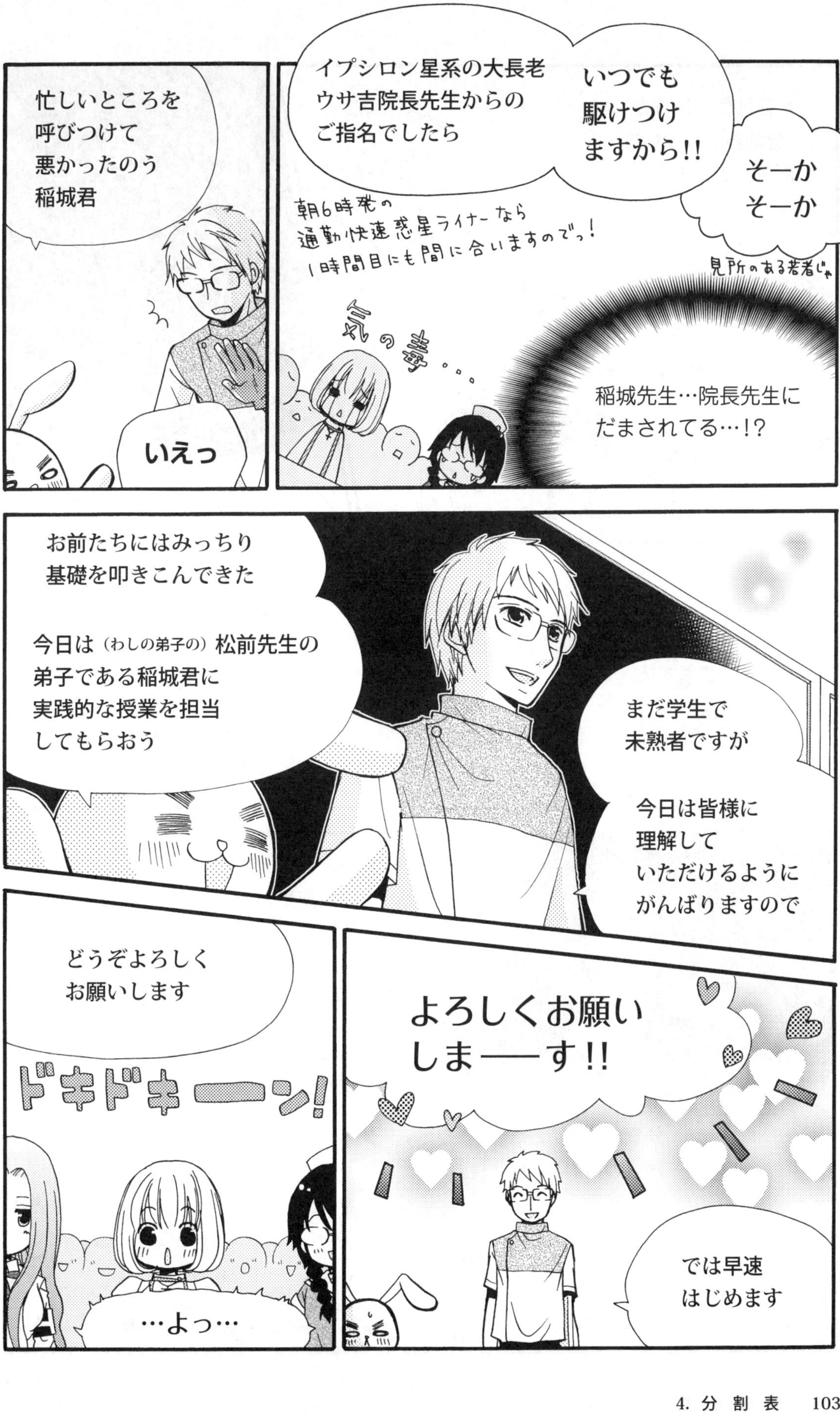

忙しいところを呼びつけて悪かったのう稲城君
いえっ
イプシロン星系の大長老ウサ吉院長先生からのご指名でしたら
いつでも駆けつけますから!!
そーかそーか
朝6時発の通勤快速惑星ライナーなら1時間目にも間に合いますのでっ!
見所のある若者じゃ
気の毒・・・
稲城先生…院長先生にだまされてる…!?
お前たちにはみっちり基礎を叩きこんできた
今日は（わしの弟子の）松前先生の弟子である稲城君に実践的な授業を担当してもらおう
まだ学生で未熟者ですが
今日は皆様に理解していただけるようにがんばりますので
どうぞよろしくお願いします
ドキドキーーン!
…よっ…
よろしくお願いしまーーす!!
では早速はじめます

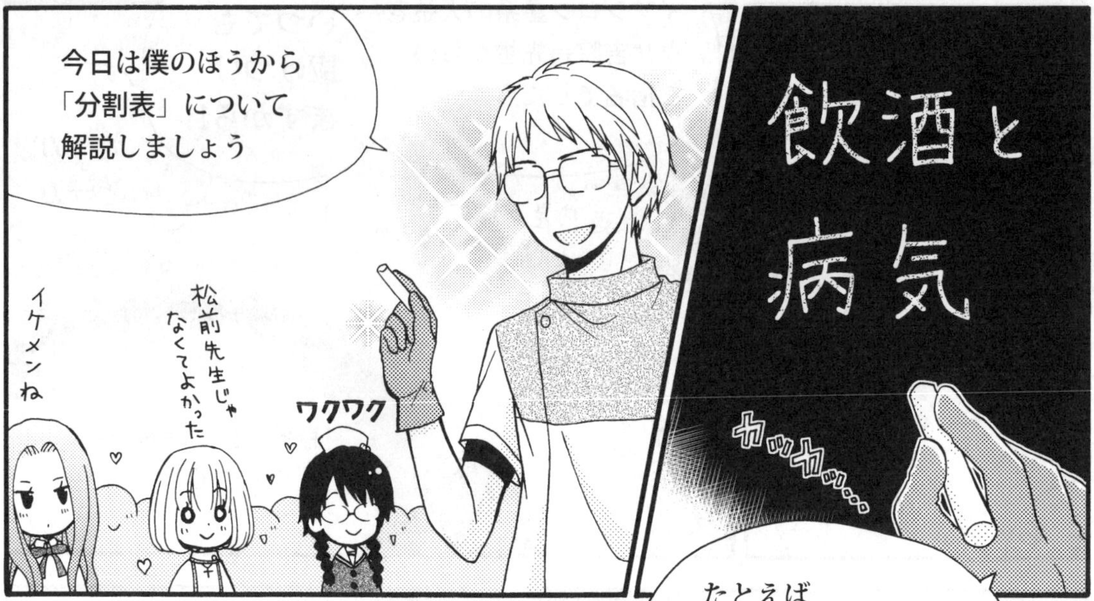

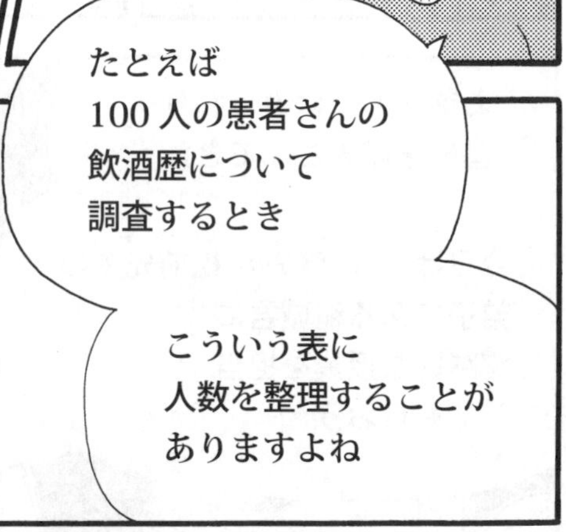

	度数（人）
飲酒する	65
飲酒しない	35

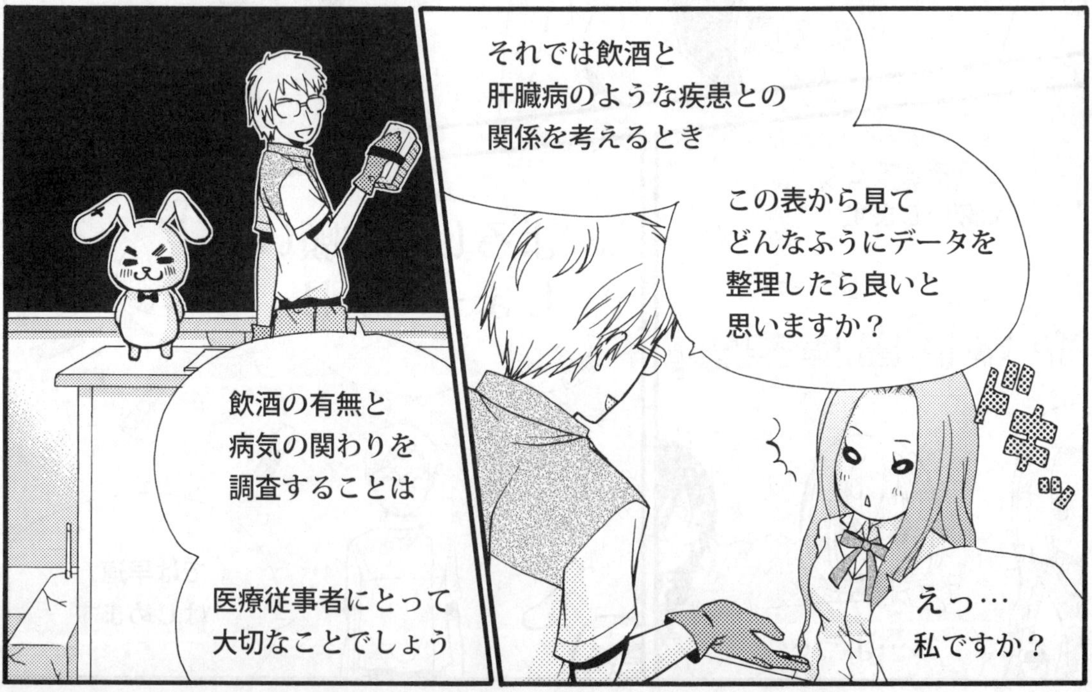

ええ どうぞ
前に来ていただいて

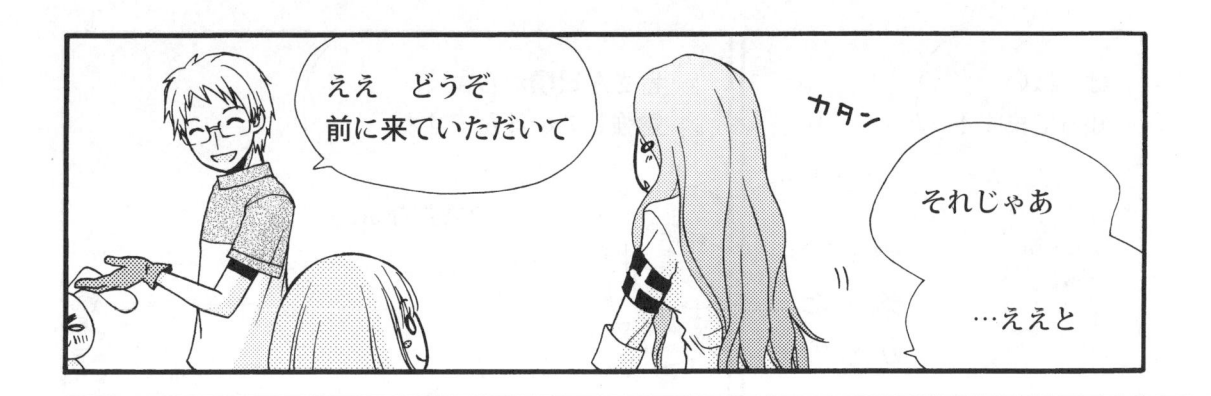

カタン

それじゃあ
…ええと

こうなる…でしょうか

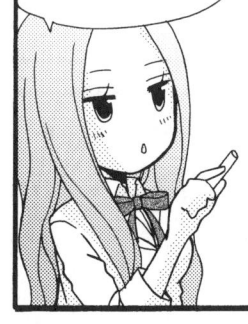

	肝臓病に罹患している	していない	計
飲酒する	16人	49人	65人
飲酒しない	2人	33人	35人

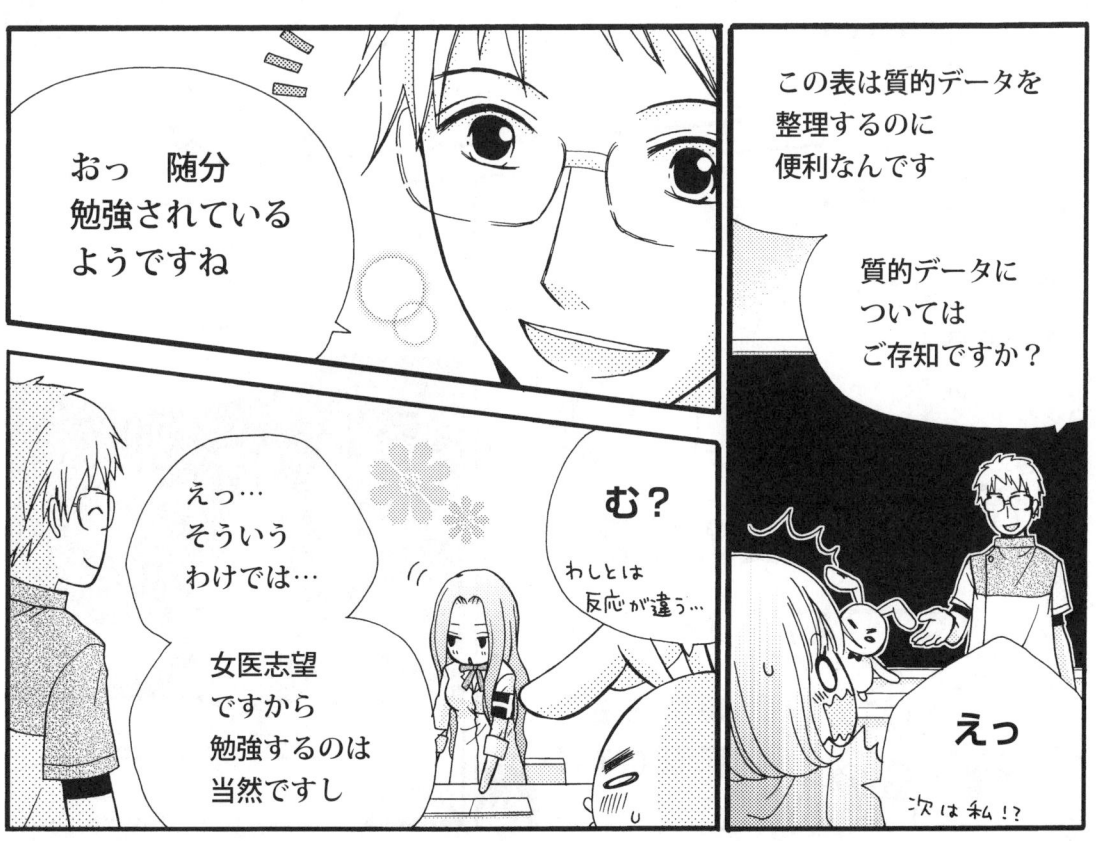

この表は質的データを整理するのに便利なんです

質的データについてご存知ですか？

えっ
次は私!?

おっ 随分
勉強されているようですね

えっ…
そういうわけでは…

女医志望ですから勉強するのは当然ですし

む？
わしとは反応が違う…

4. 分割表　105

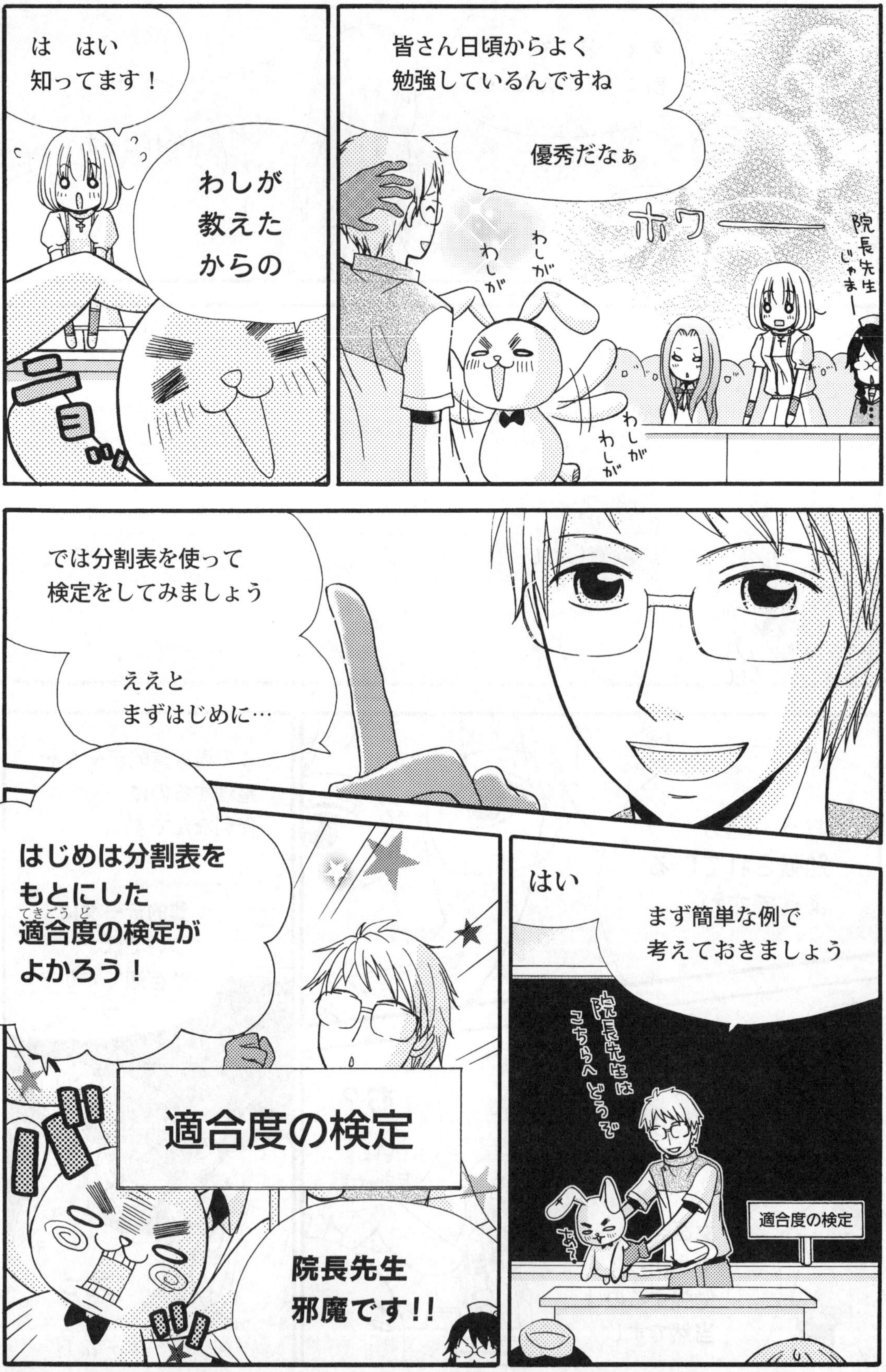

は　はい
知ってます！
わしが
教えた
からの
ニヨ
皆さん日頃からよく
勉強しているんですね
優秀だなぁ
ホワーー
わしが
わしが
わしが
わしが
院長先生
じゃまー
では分割表を使って
検定をしてみましょう
ええと
まずはじめに…
はじめは分割表を
もとにした
適合度の検定が
よかろう！
バ
バ
適合度の検定
院長先生
邪魔です!!
はい
まず簡単な例で
考えておきましょう
院長先生は
こちらへどうぞ
適合度の検定

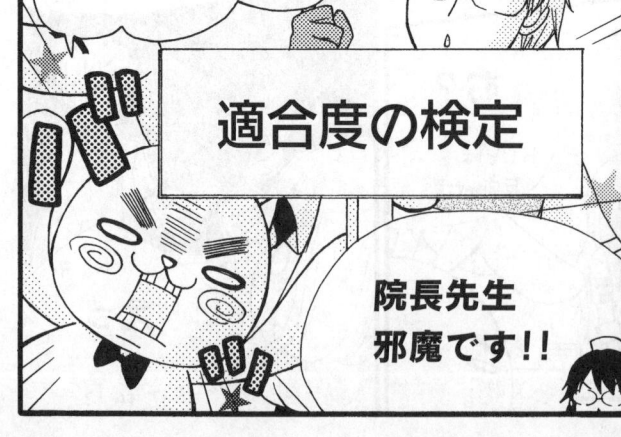

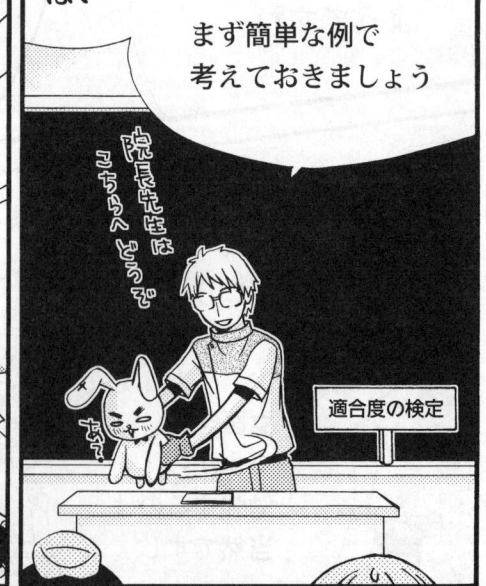

たとえば
第5惑星に
おける

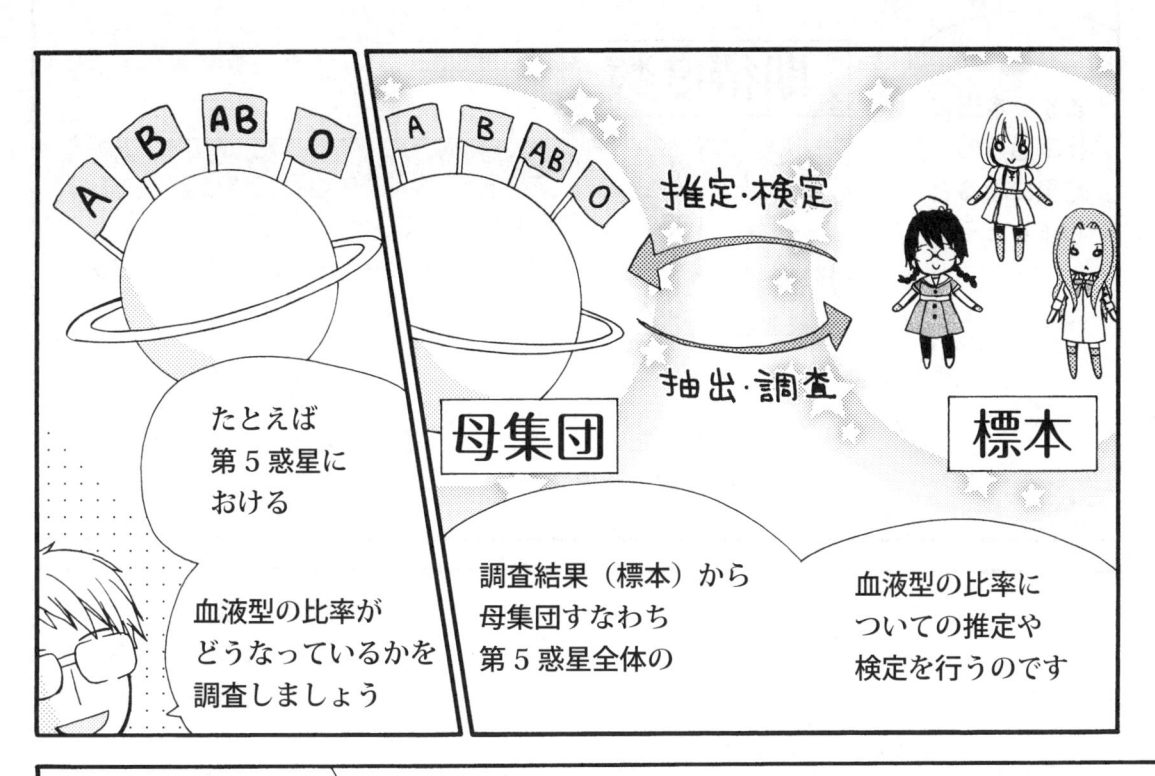

血液型の比率が
どうなっているかを
調査しましょう

推定・検定
抽出・調査

母集団　　標本

調査結果（標本）から
母集団すなわち
第5惑星全体の

血液型の比率に
ついての推定や
検定を行うのです

実際に第5惑星の
100人の標本をとって
血液型を調査
したところ

内訳はこうなって
いたとしましょう

観測度数

	A	B	AB	O	計
人数	36人	27人	25人	12人	100人

これを「観測度数」といいます

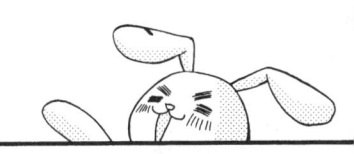

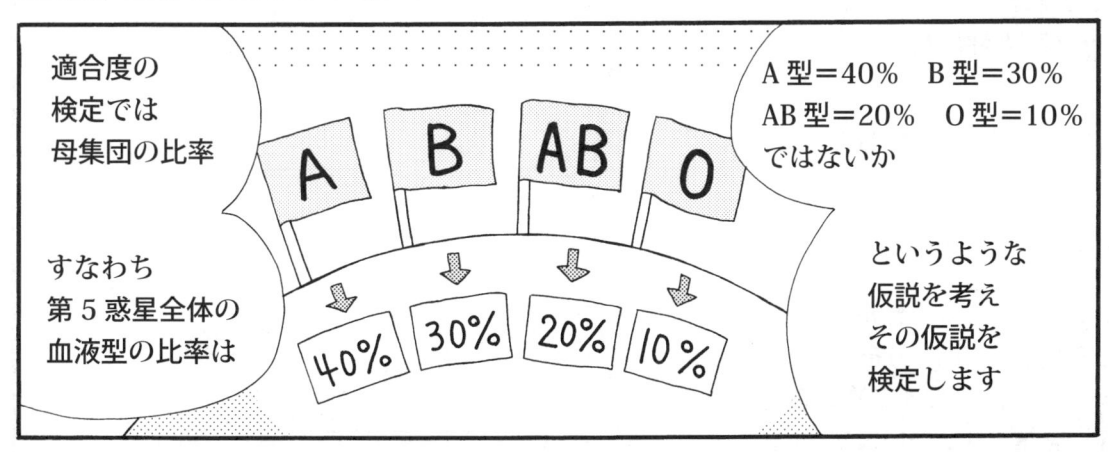

適合度の
検定では
母集団の比率

すなわち
第5惑星全体の
血液型の比率は

40%　30%　20%　10%

A型＝40%　B型＝30%
AB型＝20%　O型＝10%
ではないか

というような
仮説を考え
その仮説を
検定します

4. 分割表

まず 本当に比率通りの結果になるとしましょう

期待度数

	A	B	AB	O	計
人数	(100×0.4＝) 40人	(100×0.3＝) 30人	(100×0.2＝) 20人	(100×0.1＝) 10人	100人

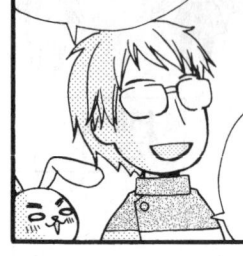

比率通りだとしたら標本全体の人数に比率をかけ

その結果はこうなるはずです これを「期待度数」といいます

そして観測度数が期待度数にどの程度適合しているかを調べるために

血液型の場合：

$$\chi^2 = \sum \frac{(観測度数 - 期待度数)^2}{期待度数}$$

$$\chi^2 = \frac{(36-40)^2}{40} + \frac{(27-30)^2}{30} + \frac{(25-20)^2}{20} + \frac{(12-10)^2}{10}$$

$$= \frac{16}{40} + \frac{9}{30} + \frac{25}{20} + \frac{4}{10} = 2.35$$

このような値を計算します

この場合は2.35 ですね

χ^2 分布（カイ二乗分布）

この値は「χ^2 値」と呼ばれ

こんな形に分布すると考えられています

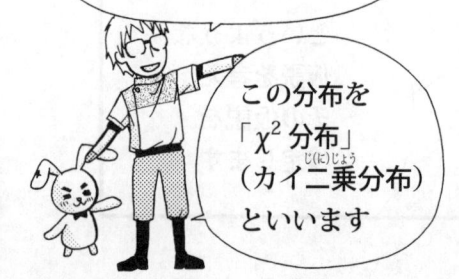

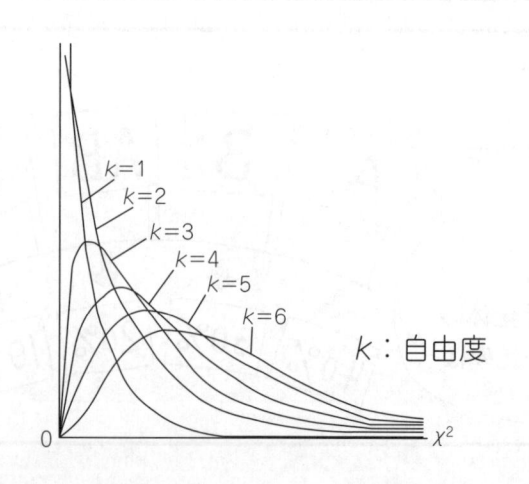

この分布を「χ^2 分布」（カイ二乗分布）といいます

$k=1$, $k=2$, $k=3$, $k=4$, $k=5$, $k=6$

k：自由度

えっ スペース K2 ?…

違うっての
カイ二乗分布じゃ

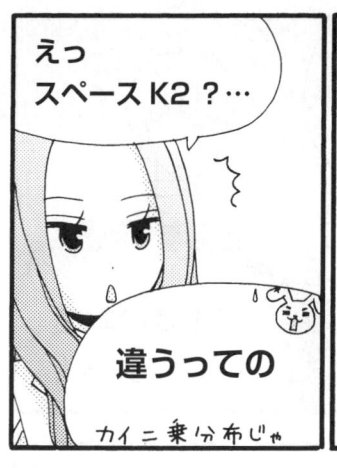

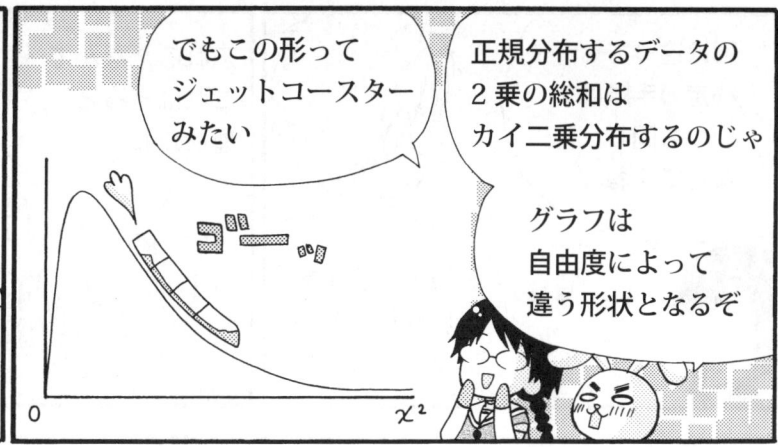

でもこの形って ジェットコースターみたい

正規分布するデータの2乗の総和はカイ二乗分布するのじゃ

グラフは自由度によって違う形状となるぞ

事例 1

第5惑星の血液型の比率は「A型＝40%，B型＝30%，AB型＝20%，O型＝10%」に適合しているだろうか。

解決 1

適合度の検定では観測度数が期待度数に適合しないほど

χ^2 値が大きくなると考えられるから片側検定を用いる

①対立仮説 H_1：χ^2 値が5%有意水準に対応する値をこえている。

帰無仮説 H_0：χ^2 値は5%有意水準に対応する値と等しい。

② χ^2 値は自由度（列数－1）の χ^2 分布にしたがう。

自由度（4－1＝3）の χ^2 分布の上側確率0.05に対応する値 (7.8147) から，棄却域は $\chi^2 > 7.8147$ となっている。

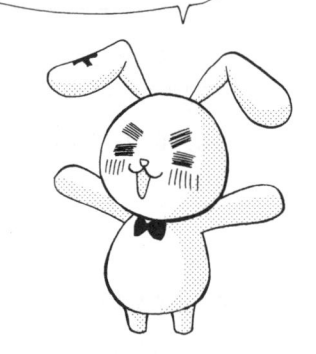

③ $\chi^2 > 7.8147$ であれば帰無仮説を棄却する。

$$\chi^2 \text{値} \frac{(36-40)^2}{40} + \frac{(27-30)^2}{30} + \frac{(25-20)^2}{20} + \frac{(12-10)^2}{10} = 2.35$$

は棄却域にないので，帰無仮説を棄却できない。

よって，観測度数は期待度数に適合している。

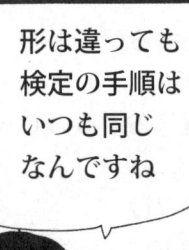

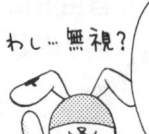

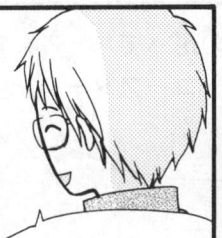

形は違っても検定の手順はいつも同じなんですね

わし…無視?

検定の手順を忘れないでくださいね

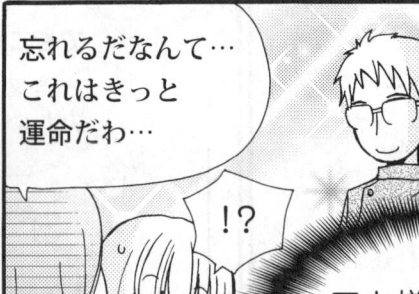

忘れるだなんて…これはきっと運命だわ…

!?

アキ様の本命稲城先生…!?

適合度の検定を応用すると 疾病の原因と考えられるものと疾病との関連について考えることができるんですよ

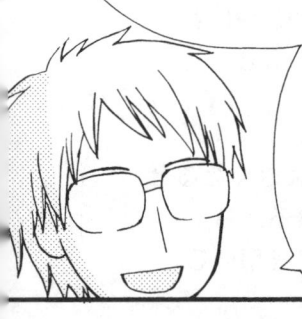

たとえば飲酒という要因と肝臓病という疾病があったとします

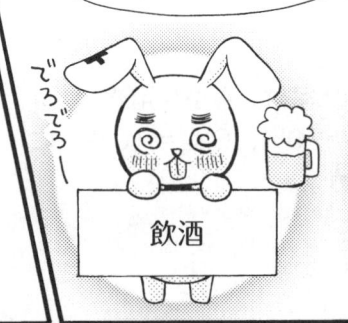

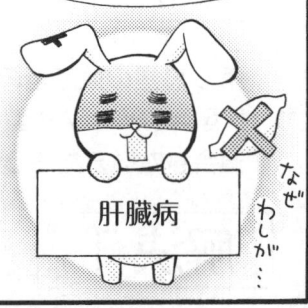

でろでろー

飲酒

なぜわしが…

肝臓病

この飲酒と肝臓病の発生には関係があるのでしょうか?

もし無関係だったとしたらこうなると考えられませんか

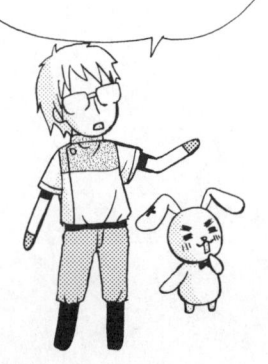

要因＼疾病	肝臓病に罹患した	罹患しなかった	計
飲酒あり	16人	49人	65人
飲酒なし	2人	33人	35人
計	18人	82人	100人

↓

要因＼疾病	罹患あり	罹患なし	計
飲酒あり	(18×0.65＝) 11.7人	(82×0.65＝) 53.3人	65人
飲酒なし	(18×0.35＝) 6.3人	(82×0.35＝) 28.7人	35人
計	18人	82人	

もし無関係なら…

肝臓病の患者さんの中での飲酒あり・飲酒なしの割合が65：35になるはずだからでしょうか

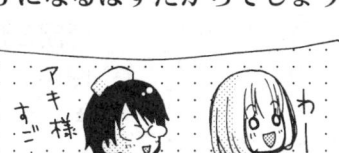

そうです

この比率で期待度数を計算するわけです

観測度数が期待度数に適合するなら

飲酒と肝臓病の間には関係がないと考えられるわけです

事例2

飲酒と肝臓病には関係があるだろうか。

解決2

①対立仮説 H_1：χ^2 値が5％有意水準に対応する値をこえている。
　帰無仮説 H_0：χ^2 値は5％有意水準に対応する値と等しい。

② χ^2 値は自由度(行数－1)×(列数－1)の χ^2 分布にしたがう。
　自由度 $(2-1)\times(2-1)=1$ の χ^2 分布の上側確率 0.05 に対応する値（3.8415）から，棄却域は $\chi^2>3.8415$ となっている。

検定してみましょう

③ $\chi^2>3.8415$ であれば帰無仮説を棄却する。

χ^2 値 $\dfrac{(16-11.7)^2}{11.7}+\dfrac{(49-53.3)^2}{53.3}+\dfrac{(2-6.3)^2}{6.3}+\dfrac{(33-28.7)^2}{28.7}$

＝5.5063 は棄却域にあるので，帰無仮説を棄却する。

よって，飲酒と肝臓病の間には関係がある。

独立性の検定

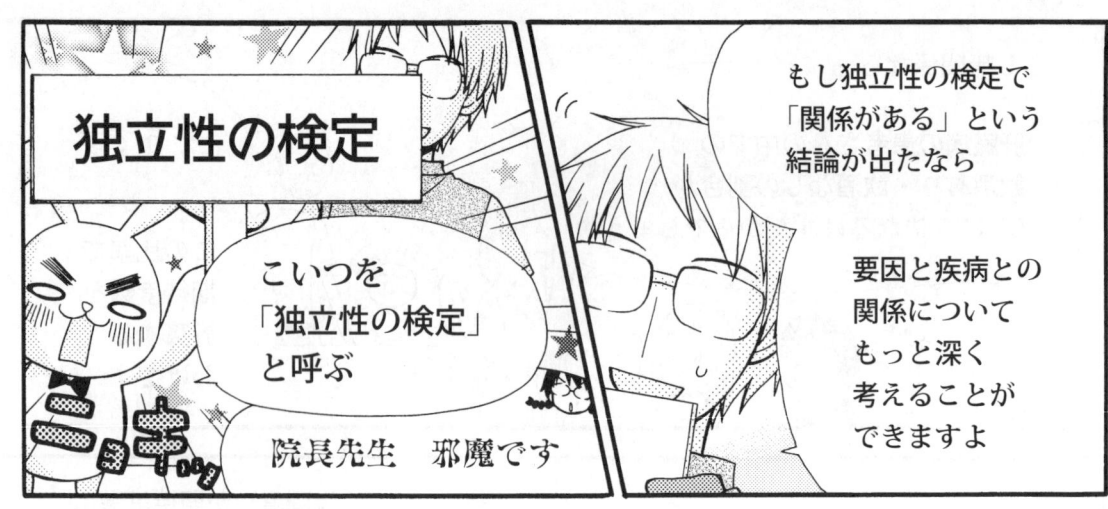

こいつを「独立性の検定」と呼ぶ

院長先生　邪魔です

もし独立性の検定で「関係がある」という結論が出たなら

要因と疾病との関係についてもっと深く考えることができますよ

私たちが本当に知りたいのは飲酒という要因と肝臓病の発生との間に「関係が存在するか」どうかだけではありません

飲酒が肝臓病の発生に「どの程度の影響を与えているか」ということでしょう

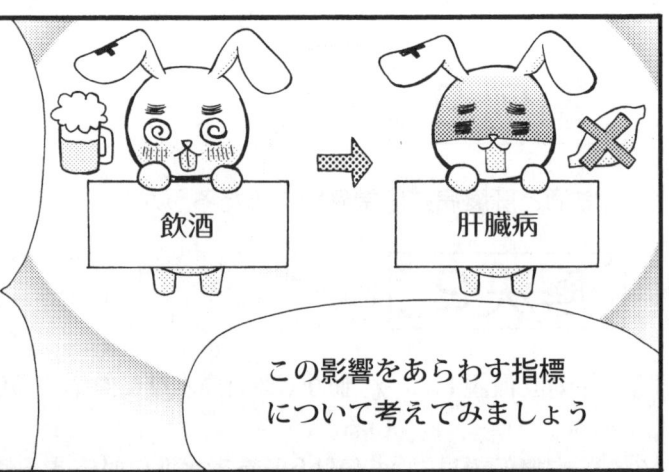

飲酒 → 肝臓病

この影響をあらわす指標について考えてみましょう

まず整理した分割表から次の指標を計算してみましょう

要因＼疾病	罹患あり	罹患なし	計
飲酒あり	①	②	①＋②
飲酒なし	③	④	③＋④

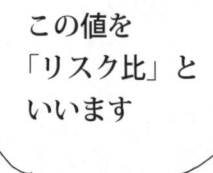

この値を「リスク比」といいます

リスク比

$$\text{リスク比 (relative risk : RR)} = \frac{①/(①＋②)}{③/(③＋④)}$$

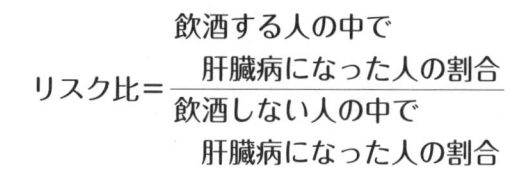

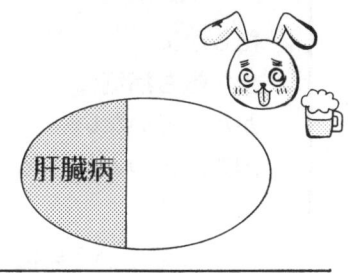

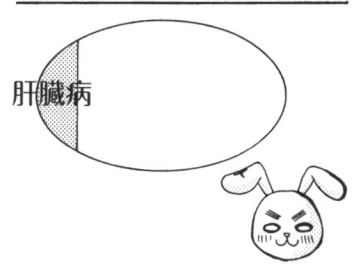

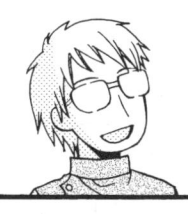

$$\text{リスク比} = \frac{\text{飲酒する人の中で肝臓病になった人の割合}}{\text{飲酒しない人の中で肝臓病になった人の割合}}$$

リスク比はこんなことをあらわしているわけですね

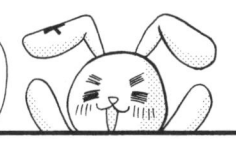

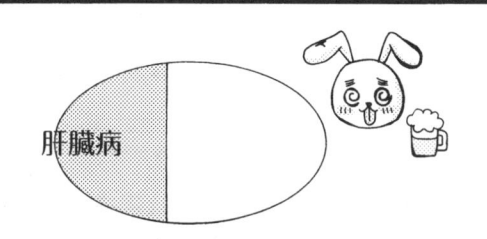

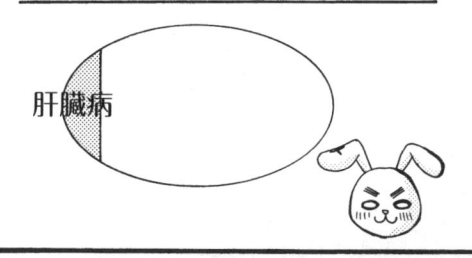

リスク比が1をこえるなら
飲酒する人 つまり
飲酒という要因をもつ人が

飲酒しない つまり
飲酒という要因をもたない人と
比較して 肝臓病になりやすい
ということでしょう

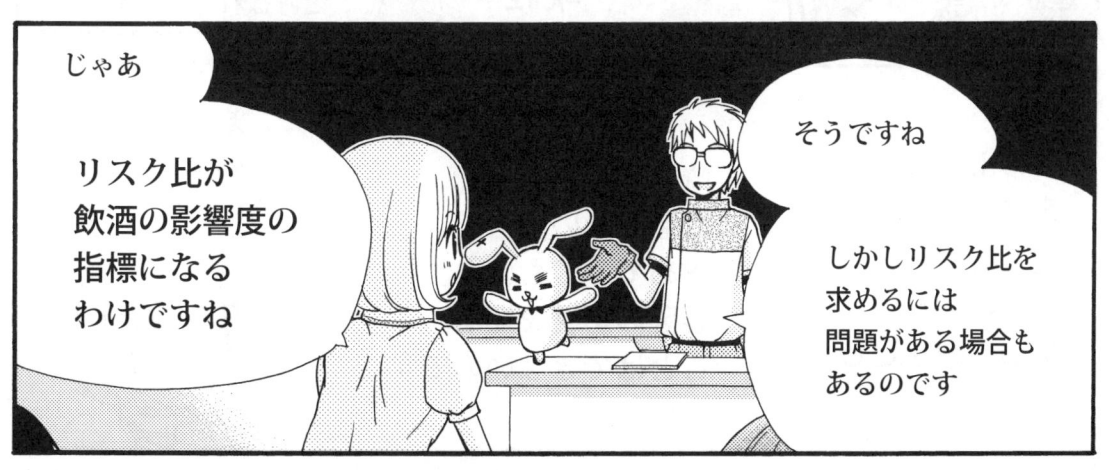

じゃあ

リスク比が
飲酒の影響度の
指標になる
わけですね

そうですね

しかしリスク比を
求めるには
問題がある場合も
あるのです

4. 分割表

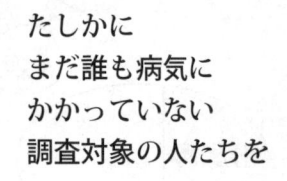

将来的に肝臓病の患者さんが発生するかどうか追跡調査を行う場合ならこれでよいでしょう

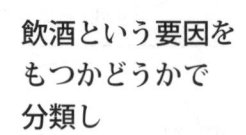

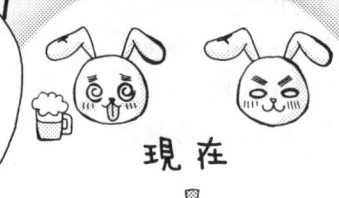

たしかにまだ誰も病気にかかっていない調査対象の人たちを

飲酒という要因をもつかどうかで分類し

このような研究は将来のことを調べるので「前向き研究」と分類され

「コーホート研究」と呼ばれます

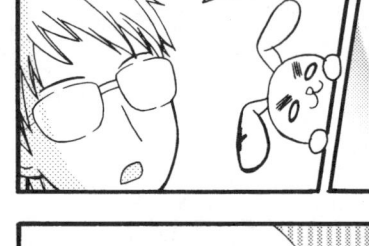

しかし実際にはすでに病気が発生している状態で

調査をすることが多いのではないでしょうか

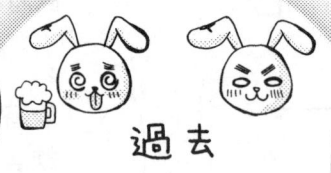

このような場合に患者グループ・健常者グループという

2つのグループに分類して研究することになります

この研究は過去のことを調べるので「後ろ向き研究」と分類され

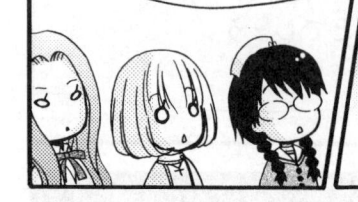

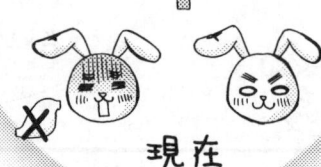

「ケースコントロール研究」と呼ばれています

このような場合には患者グループと健常者グループを別々に選んでその人数を足し

飲酒する割合・飲酒しない割合を求めてみても要因の影響を知ることはできないのです

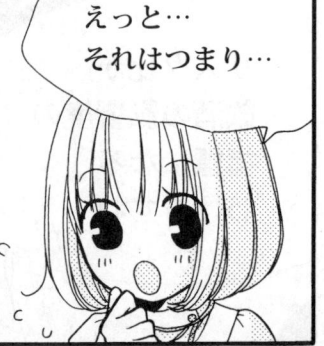

えっと…それはつまり…

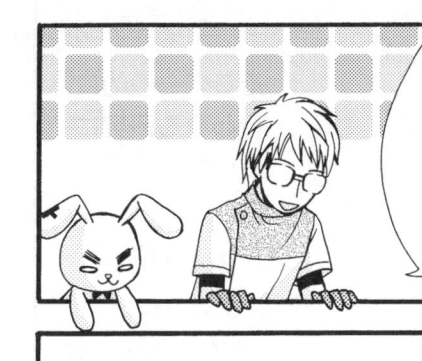

後ろ向き研究では通常　調査対象とする患者さんのグループに対して健常者のグループを比較することになります

疾病 要因	罹患あり	罹患なし	計
飲酒あり	①20人	②10人	①+②=30人
飲酒なし	③30人	④40人	③+④=70人
計	50人	50人	

たとえば

患者さん50人と健常者50人を調査することを考えてみてください

しかし健常者の数だけを増やして表のような結果を導くこともできてしまうのです

疾病 要因	罹患あり	罹患なし	計
飲酒あり	①20人	②1000人	①+②=1020人
飲酒なし	③30人	④4000人	③+④=4030人
計	50人	5000人	

足し合わせるグループの人数によってリスク比は

大きくなったり小さくなったりしてしまうのです

正しい指標としてのリスク比を求めることができないのね

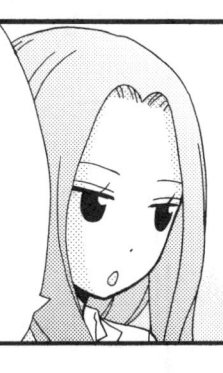

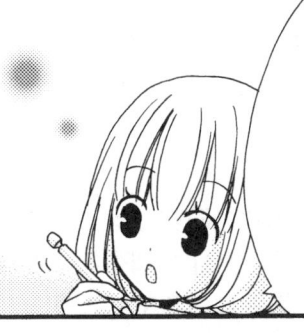

患者さん50人と健康な人50人を集めてリスク比を求めても意味がないんだ…

4. 分割表　115

オッズ比

オッズ比
(odds ratio：OR) $= \dfrac{(①/(①+③))/(③/(①+③))}{(②/(②+④))/(④/(②+④))}$

要因＼疾病	罹患あり	罹患なし
飲酒あり	①	②
飲酒なし	③	④

そこで一般的に行われる研究においては

リスク比のかわりに「オッズ比」を使います

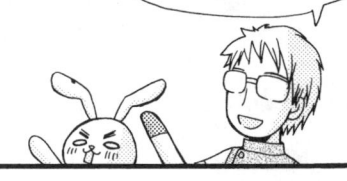

オッズ比 = $\dfrac{\text{肝臓病にかかった人の中で飲酒する人の割合} \mid \text{肝臓病にかかった人の中で飲酒しない人の割合}}{\text{肝臓病にかかっていない人の中で飲酒する人の割合} \mid \text{肝臓病にかかっていない人の中で飲酒しない人の割合}}$

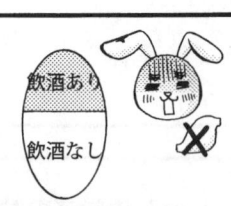

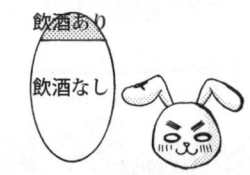

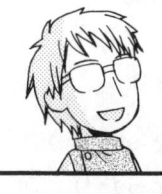

オッズ比とはこういうことになりますね

オッズ比は健常者数の大小に左右されません

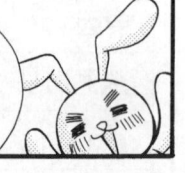

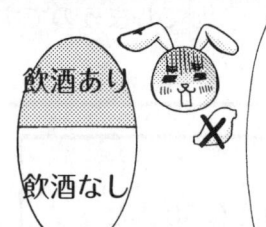

オッズ比が1より大きい場合には肝臓病にかかった人はかかっていない人よりもより飲酒する傾向があるということになります

実際の研究ではオッズ比を調べることが重要になるでしょう

研究の種類によって2種類の比を使い分ける必要があるんですね

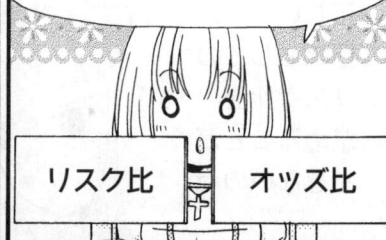

リスク比　オッズ比

ですが疾病が
ごくまれな場合

オッズ比はリスク比と
ほとんど同じになるとも
考えられるんですよ

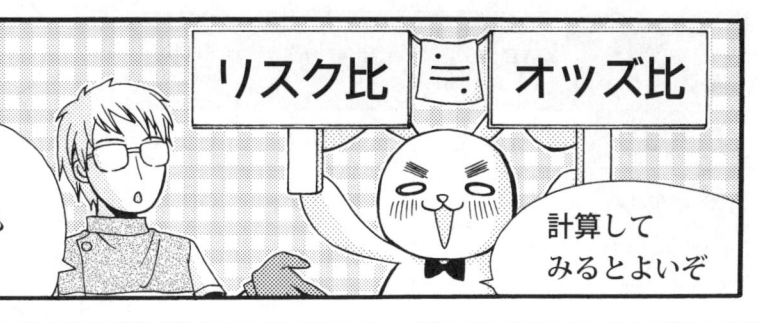

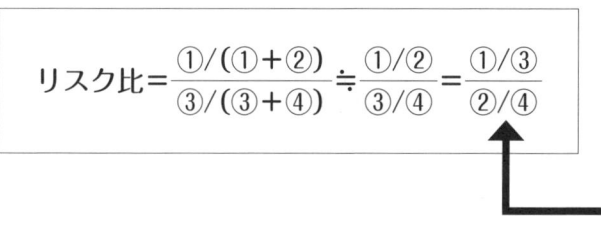

リスク比 ≒ オッズ比

計算して
みるとよいぞ

$$リスク比 = \frac{①/(①+②)}{③/(③+④)} \div \frac{①/②}{③/④} = \frac{①/③}{②/④}$$

疾病がごく
まれな場合

①+② ≒ ②
③+④ ≒ ④

であるから…

$$オッズ比 = \frac{(①/(①+③))/(③/(①+③))}{(②/(②+④))/(④/(②+④))} = \frac{①/③}{②/④}$$

あっ
ほとんど
同じ
なんだ

さて
リスク比や
オッズ比について
理解したところで
いよいよ
推定・検定です

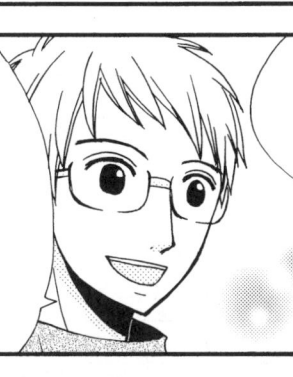

影響を数値として調べたいので
区間推定をしてみることにしましょう

リスク比やオッズ比は
「対数正規分布」と
呼ばれる分布をします

対数正規分布は データの対数を
とるとその値が正規分布に
なると考えられる分布じゃ

log(リスク比)

log(オッズ比)

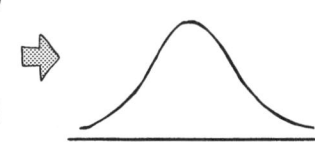

だから標本から求めた
リスク比やオッズ比の対数を求め
これが正規分布すると
考えるのじゃ

要因＼疾病	罹患あり	罹患なし	計
飲酒あり	①16人	②49人	65人
飲酒なし	③2人	④33人	35人
計	18人	82人	

> 2つの研究事例を示そう
>
> 実際にはもっと調査する標本の数を増やして信頼区間を狭めることで推定の精度を高めるぞ

事例3

前向き研究による追跡調査を行ったところ，上表の結果が得られた。
リスク比の95%信頼区間を求めよ。

解決3

log(標本リスク比)が，平均 log(母リスク比)，分散 $\frac{1}{①} - \frac{1}{①+②} + \frac{1}{③} - \frac{1}{③+④}$ の正規分布にしたがう。

標準正規分布の上側確率0.025に対応する値（1.96）から，95%信頼区間は次のようになっている。

$$\log(標本リスク比) - 1.96 \times \sqrt{\frac{1}{①} - \frac{1}{①+②} + \frac{1}{③} - \frac{1}{③+④}} \leq \log(母リスク比)$$

$$\leq \log(標本リスク比) + 1.96 \times \sqrt{\frac{1}{①} - \frac{1}{①+②} + \frac{1}{③} - \frac{1}{③+④}}$$

対数の公式から，

$$標本リスク比 \times \exp\left((-1.96) \times \sqrt{\frac{1}{①} - \frac{1}{①+②} + \frac{1}{③} - \frac{1}{③+④}}\right) \leq 母リスク比$$

$$\leq 標本リスク比 \times \exp\left(1.96 \times \sqrt{\frac{1}{①} - \frac{1}{①+②} + \frac{1}{③} - \frac{1}{③+④}}\right)$$

となる。

$$標本リスク比 = \frac{①/(①+②)}{③/(③+④)} = \frac{16/65}{2/35} = 4.3077$$

$$\sqrt{\frac{1}{①} - \frac{1}{①+②} + \frac{1}{③} - \frac{1}{③+④}} = \sqrt{\frac{1}{16} - \frac{1}{65} + \frac{1}{2} - \frac{1}{35}} = 0.7201$$

であることから，

$$4.3077 \times \exp((-1.96) \times 0.7201) \leq 母リスク比 \leq 4.3077 \times \exp(1.96 \times 0.7201)$$
$$1.050 \leq 母リスク比 \leq 17.669$$

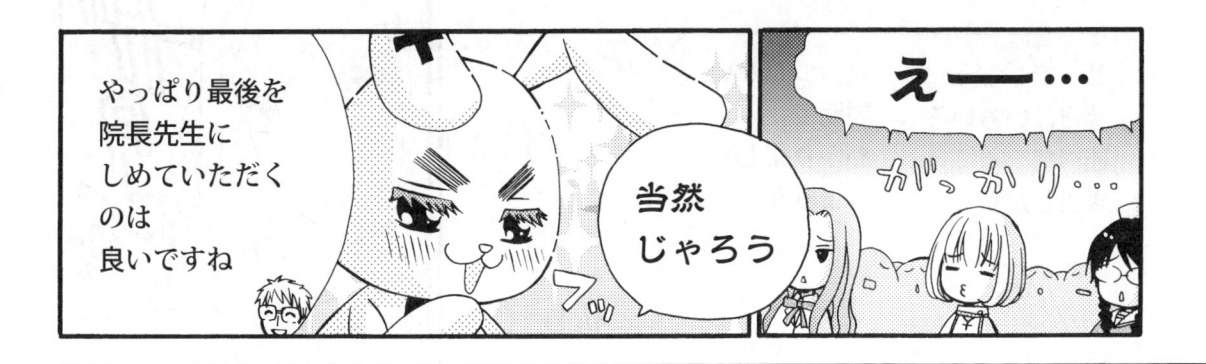

事例4

後ろ向き研究によって飲酒歴を調べたところ，前ページの表の結果が得られた。オッズ比の95%信頼区間を求めよ。

解決4

log(標本オッズ比) が，平均 log(母オッズ比)，分散 $\frac{1}{①}+\frac{1}{②}+\frac{1}{③}+\frac{1}{④}$ の正規分布にしたがう。

標準正規分布の上側確率0.025に対応する値（1.96）から，95%信頼区間は次のようになっている。

$$\log(標本オッズ比) - 1.96 \times \sqrt{\frac{1}{①}+\frac{1}{②}+\frac{1}{③}+\frac{1}{④}} \leq \log(母オッズ比)$$

$$\leq \log(標本オッズ比) + 1.96 \times \sqrt{\frac{1}{①}+\frac{1}{②}+\frac{1}{③}+\frac{1}{④}}$$

対数の公式から，

$$標本オッズ比 \times \exp\left((-1.96) \times \sqrt{\frac{1}{①}+\frac{1}{②}+\frac{1}{③}+\frac{1}{④}}\right) \leq 母オッズ比$$

$$\leq 標本オッズ比 \times \exp\left(1.96 \times \sqrt{\frac{1}{①}+\frac{1}{②}+\frac{1}{③}+\frac{1}{④}}\right)$$

となる。

$$標本オッズ比 = \frac{①/③}{②/④} = \frac{16/2}{49/33} = 5.3878$$

$$\sqrt{\frac{1}{①}+\frac{1}{②}+\frac{1}{③}+\frac{1}{④}} = \sqrt{\frac{1}{16}+\frac{1}{49}+\frac{1}{2}+\frac{1}{33}} = 0.7831$$

であることから，

$$1.161 \leq 母オッズ比 \leq 25.003$$

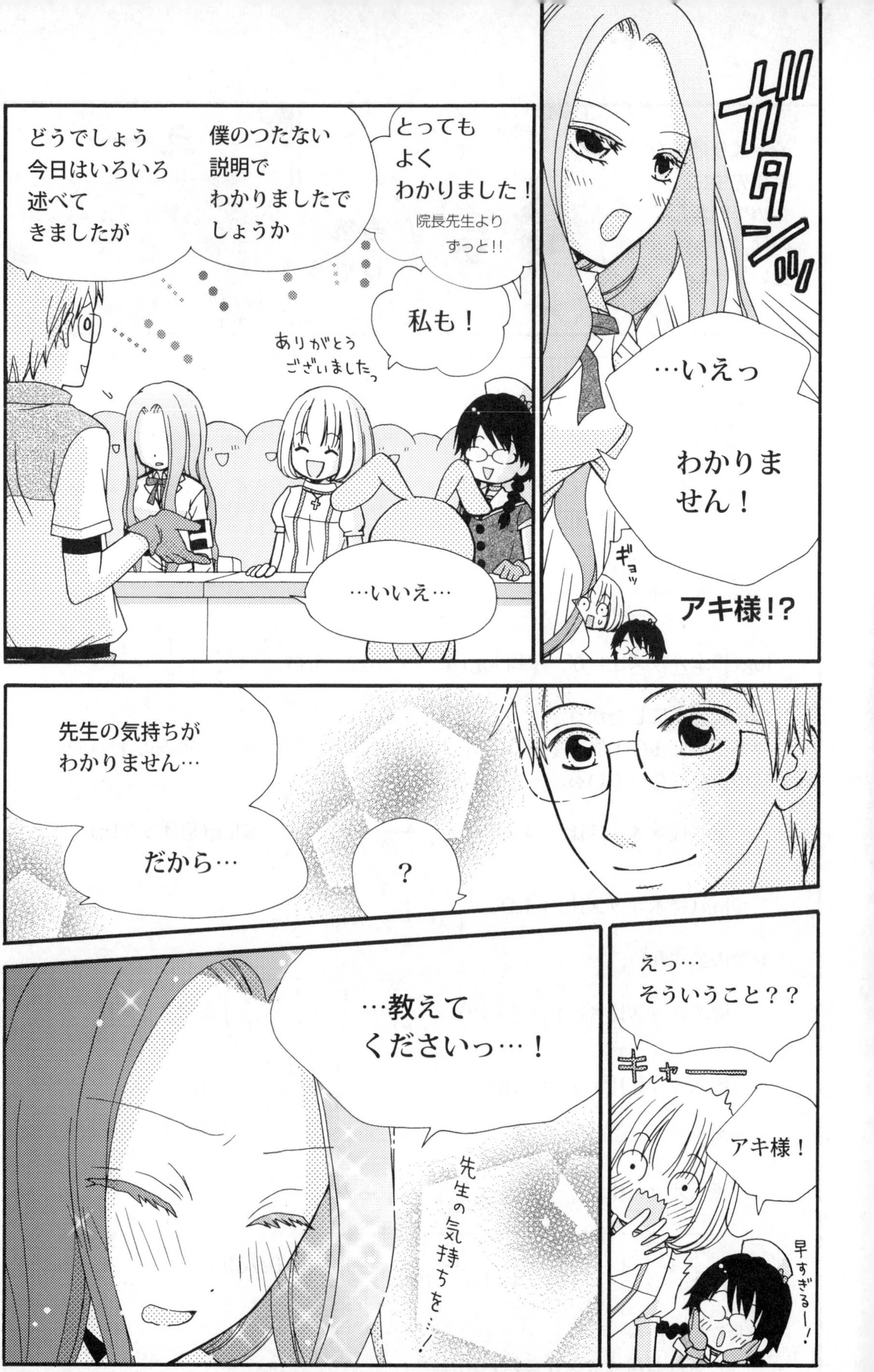
どうでしょう
今日はいろいろ
述べて
きましたが
僕のつたない
説明で
わかりましたで
しょうか
とっても
よく
わかりました！
院長先生より
ずっと!!
私も！
ありがとう
ございましたっ
…いいえ…
ガタン
…いえっ
わかりま
せん！
ギョッ
アキ様!?
先生の気持ちが
わかりません…
だから…
？
…教えて
くださいっ…！
先生の気持ちを…！
えっ…
そういうこと？？
キャー
アキ様！
早すぎるー！

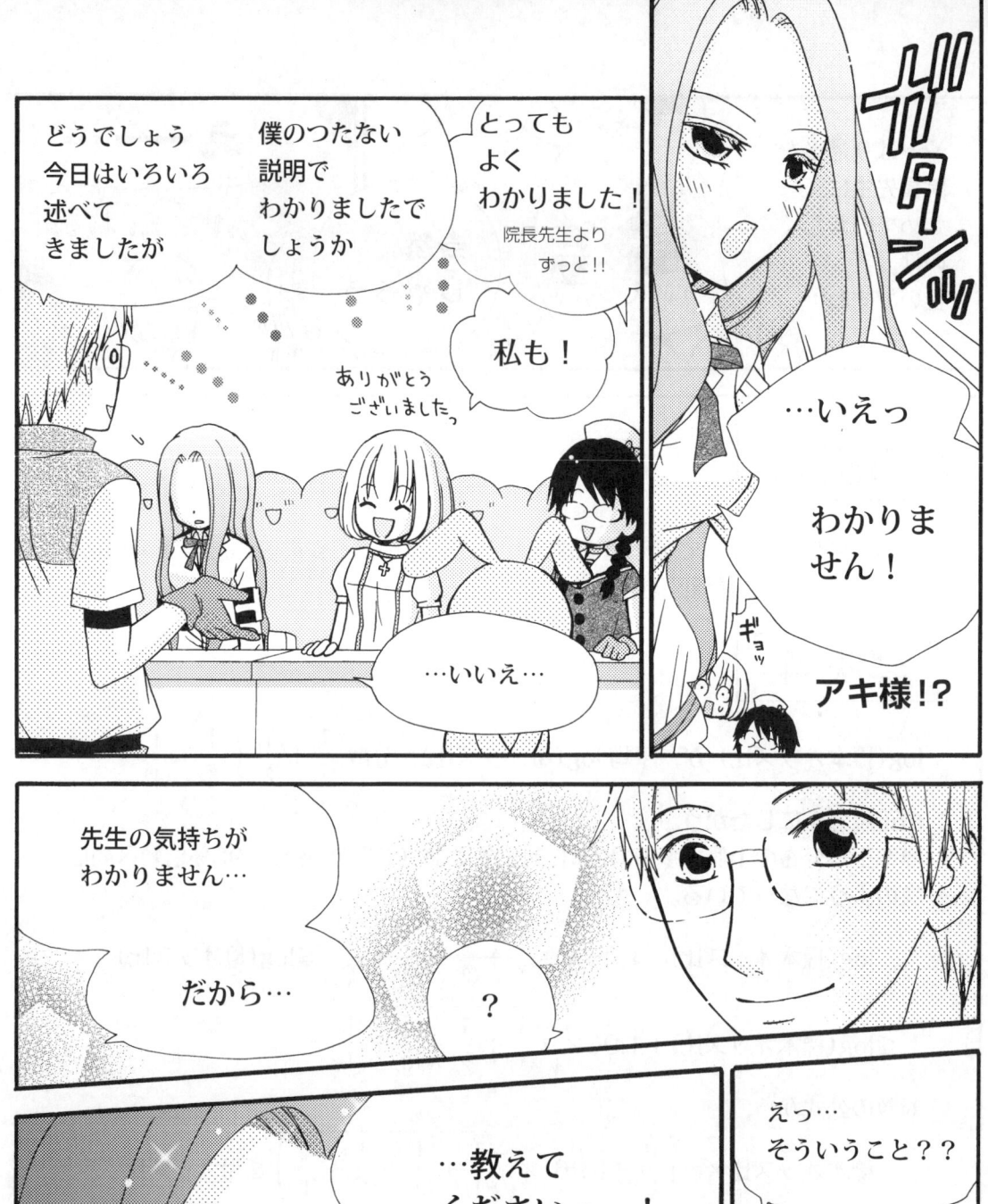

そして
特別授業は
終わり…

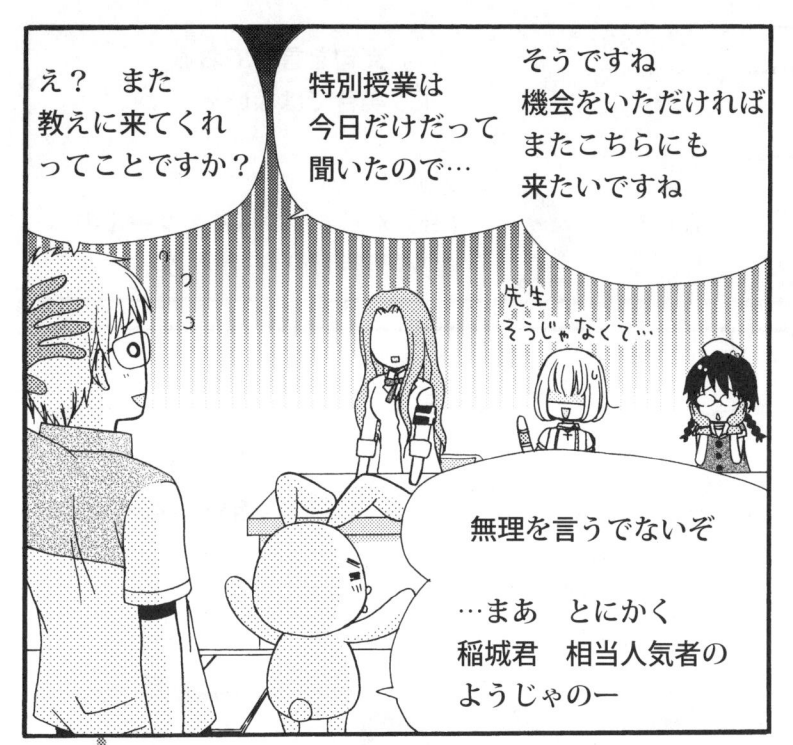

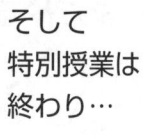

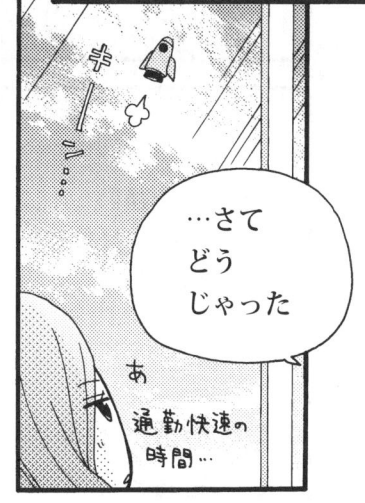

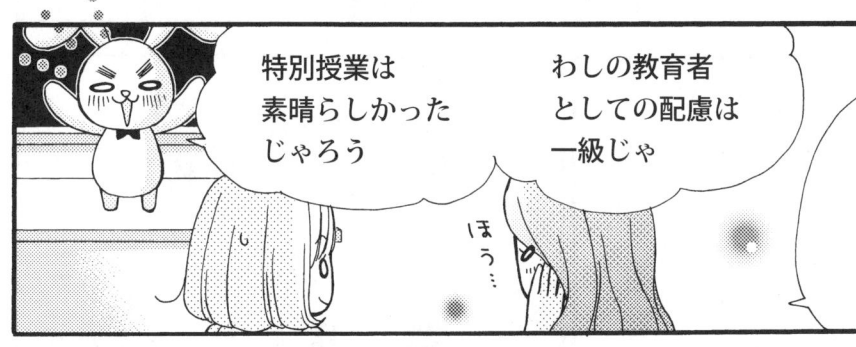

え？また
教えに来てくれ
ってことですか？

特別授業は
今日だけだって
聞いたので…

そうですね
機会をいただければ
またこちらにも
来たいですね

…さて
どう
じゃった

あ
通勤快速の
時間…

先生
そうじゃなくて…

無理を言うでないぞ

…まあ とにかく
稲城君 相当人気者の
ようじゃのー

特別授業は
素晴らしかった
じゃろう

わしの教育者
としての配慮は
一級じゃ

本当に
素晴らしいです
稲城先生って…

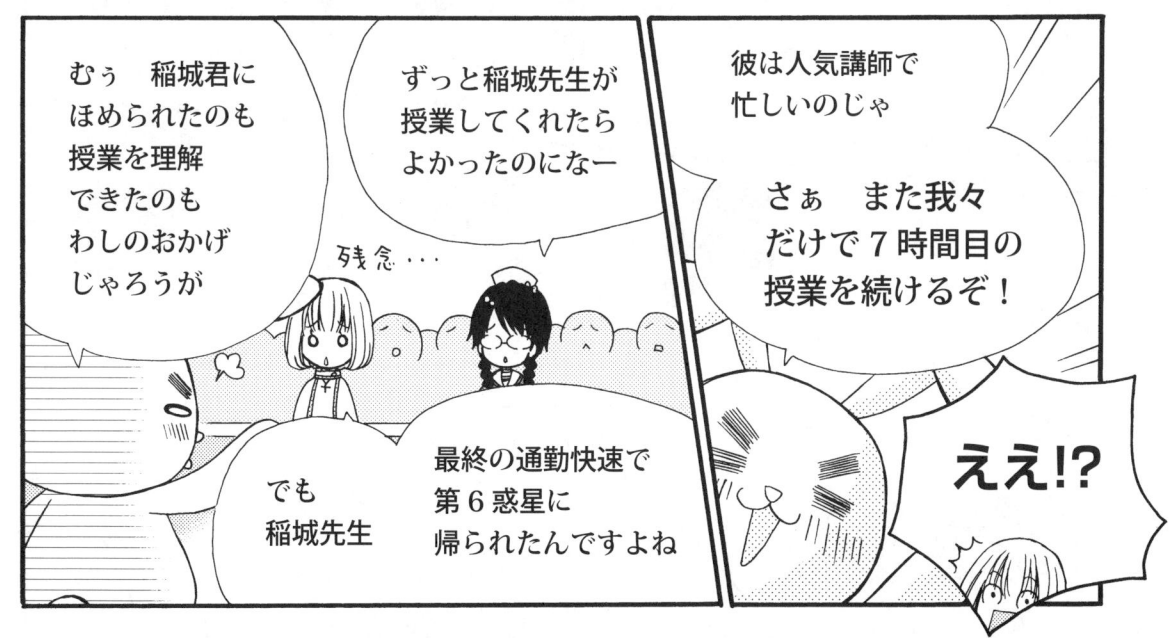

むぅ 稲城君に
ほめられたのも
授業を理解
できたのも
わしのおかげ
じゃろうが

ずっと稲城先生が
授業してくれたら
よかったのになー

残念…

彼は人気講師で
忙しいのじゃ

さぁ また我々
だけで7時間目の
授業を続けるぞ！

でも
稲城先生
最終の通勤快速で
第6惑星に
帰られたんですよね

ええ！？

4. 分割表　121

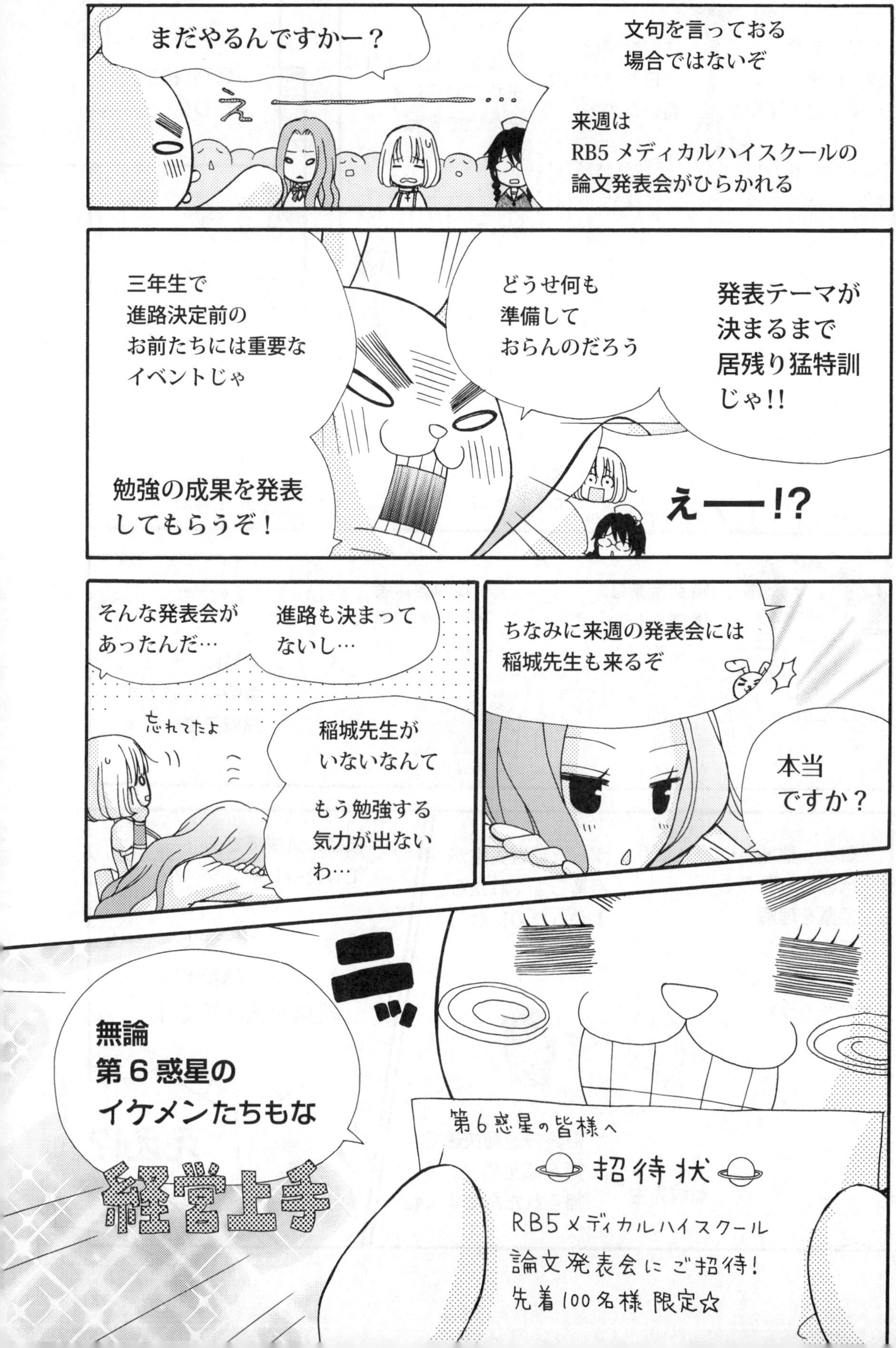
文句を言っておる
場合ではないぞ
来週は
RB5 メディカルハイスクールの
論文発表会がひらかれる
まだやるんですかー？
え————…
発表テーマが
決まるまで
居残り猛特訓
じゃ!!
どうせ何も
準備して
おらんのだろう
三年生で
進路決定前の
お前たちには重要な
イベントじゃ
勉強の成果を発表
してもらうぞ！
え——!?
ちなみに来週の発表会には
稲城先生も来るぞ
本当
ですか？
進路も決まって
ないし…
そんな発表会が
あったんだ…
稲城先生が
いないなんて
もう勉強する
気力が出ない
わ…
忘れてたよ
ニッ
無論
第６惑星の
イケメンたちもな
第6惑星の皆様へ
招待状
RB5メディカルハイスクール
論文発表会にご招待！
先着100名様 限定☆
経営上手

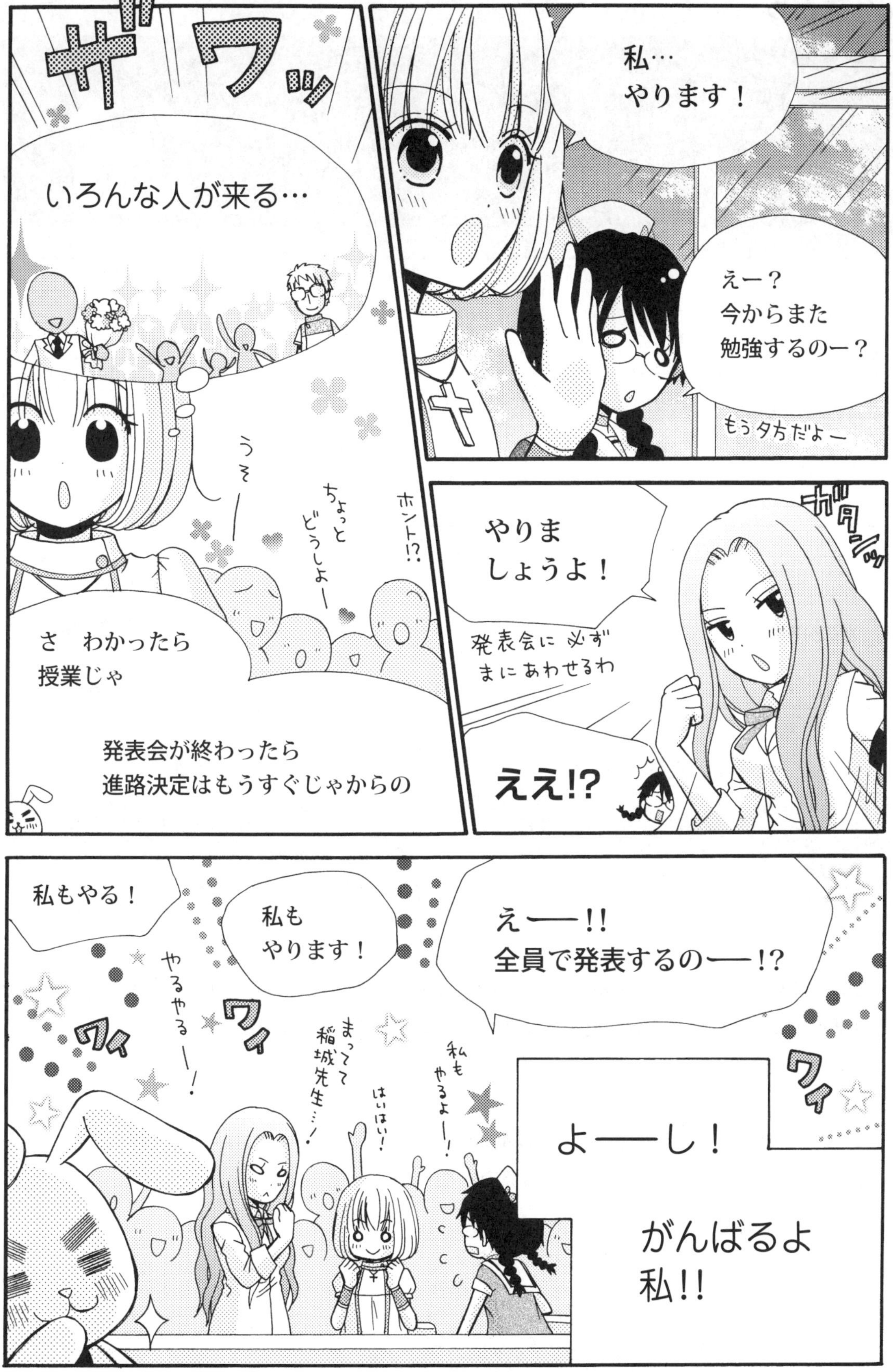
私…
やります！
えー？
今からまた
勉強するのー？
もう夕方だよー
ザワッ
いろんな人が来る…
うそー
ちょっと
どうしよー
ホント!?
さ　わかったら
授業じゃ
発表会が終わったら
進路決定はもうすぐじゃからの
ガタン
やりま
しょうよ！
発表会に必ず
まにあわせるわ
ええ!?
えー!!
全員で発表するのー!?
私も
やります！
私もやる！
やるやるー！
ワイ
ワイ
ワイ
まってて
稲城先生…！
はいはい！
私も
やるよー！
よーし！
がんばるよ
私!!

まとめ

分割表として整理したデータを使って，適合度の検定や独立性の検定ができるぞ。検定には χ^2 分布を使うのじゃ。今までの検定の手順をよく復習しておくことじゃ。

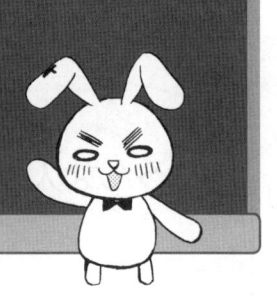

Q&A

Question

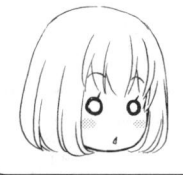

χ^2 分布（カイ二乗分布）による検定を復習したいのですが…

Answer

次の分割表について考えよう。

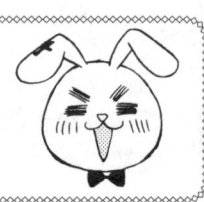

観測度数

要因 \ 結果	結果1	結果2
状態1	X_1	X_2
状態2	X_3	X_4

期待度数

要因 \ 結果	結果1	結果2
状態1	E_1	E_2
状態2	E_3	E_4

この分割表から計算した次の値（χ^2 値）が χ^2 分布にしたがうことを利用する。なお，分割表の行数が r，列数が c であるとき，自由度は $(r-1) \times (c-1)$ とする。

$$\sum \frac{(X_i - E_i)^2}{E_i}$$

検定の手順は，正規分布を使う場合の検定方法の手順と同じじゃ。ただし，χ^2 分布に関する値を知る必要がある。Excel では次の関数で計算できる。

分布名	関数名	内容
χ^2 分布	CHIDIST( )	パーセント点・自由度 →確率を求める
	CHINV( )	確率・自由度 →パーセント点を求める

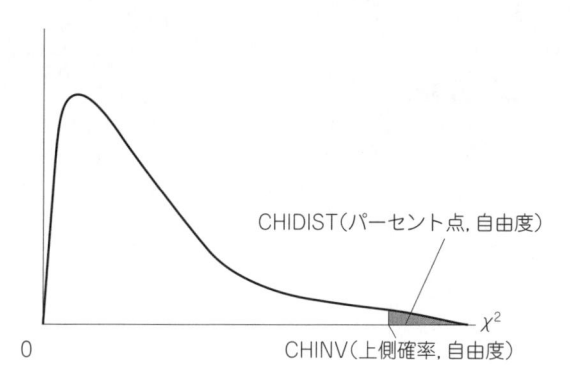

CHIDIST(パーセント点, 自由度)

CHINV(上側確率, 自由度)

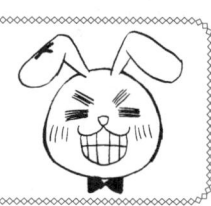

Question
もっと簡単に χ^2 分布による検定を行う方法はありますか？

Answer
次の Excel の関数を使って検定を行うことができるぞ。

分布名	関数名	内容
χ^2 分布を使った検定（χ^2 検定）	CHITEST( )	χ^2 検定を行う

この章で紹介した 事例2 の場合を検定してみよう。

①観測度数を入力する。

	A	B	C
1	観測度数		
2	要因／疾病	罹患あり	罹患なし
3	飲酒あり	16	49
4	飲酒なし	2	33

観測度数を入力する

4. 分割表　125

②期待度数を入力する。

	A	B	C	D	E	F	G
1	観測度数						
2	要因／疾病	罹患あり	罹患なし				
3	飲酒あり	16	49				
4	飲酒なし	2	33				
5							
6							
7	期待度数						
8	要因／疾病	罹患あり	罹患なし				
9	飲酒あり	11.7	53.3				
10	飲酒なし	6.3	28.7				

→ 期待度数を入力する

③＝CHITEST(観測度数範囲，期待度数範囲) を入力する。

	A	B	C	D	E	F	G
1	観測度数						
2	要因／疾病	罹患あり	罹患なし				
3	飲酒あり	16	49				
4	飲酒なし	2	33				
5							
6							
7	期待度数						
8	要因／疾病	罹患あり	罹患なし				
9	飲酒あり	11.7	53.3				
10	飲酒なし	6.3	28.7				
11							
12							
13							
14		=CHITEST(B3:C4,B9:C10)					

→ ＝CHITEST(観測度数範囲，期待度数範囲) を入力する

④結果を確認する。

	A	B	C	D	E	F	G
1	観測度数						
2	要因／疾病	罹患あり	罹患なし				
3	飲酒あり	16	49				
4	飲酒なし	2	33				
5							
6							
7	期待度数						
8	要因／疾病	罹患あり	罹患なし				
9	飲酒あり	11.7	53.3				
10	飲酒なし	6.3	28.7				
11							
12							
13							
14		0.018947					

→ 確率（P値）が表示される

結果は上側確率として表示される。事例2の解決法もあわせて確認するとよい。

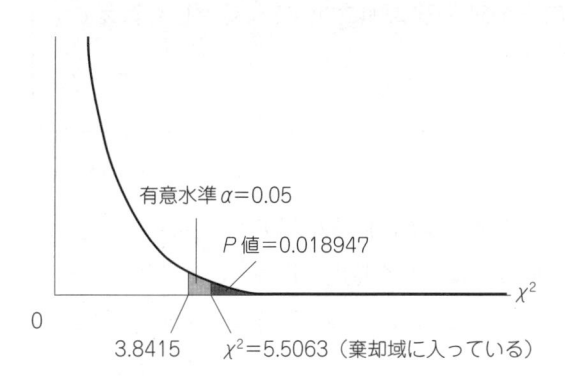

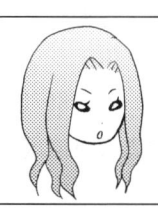

有意水準 $\alpha=0.05$
P 値$=0.018947$
0　　3.8415　$\chi^2=5.5063$（棄却域に入っている）

Question

オッズ比とリスク比の求め方を復習したいのですが…

Answer

次のようになっておる。よく復習するのじゃ。

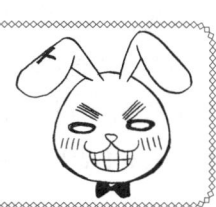

要因＼疾病	罹患あり	罹患なし	計
飲酒あり	①	②	①＋②
飲酒なし	③	④	③＋④

リスク比 (relative risk：RR) $= \dfrac{①/(①+②)}{③/(③+④)}$

オッズ比 (odds ratio：OR) $= \dfrac{(①/(①+③))/(③/(①+③))}{(②/(②+④))/(④/(②+④))}$

4．分割表

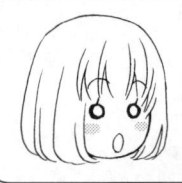

> **Question**
> コーホート研究とケースコントロール研究の事例について、くわしく教えてください。

> **Answer**
> コーホート研究は、ある対象を選択した上で、将来に向かって前向きに研究を行うものじゃ。これに対してケースコントロール研究は、ある時点で疾病に罹患している患者と健常者について研究を行う。過去にさかのぼって研究を行うため、後ろ向き研究とされる。

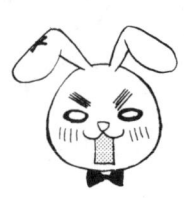

コーホート研究の事例としては、たとえば、ある時点のある学年の生徒を研究対象（コーホート）として選択し、10年後に生活習慣病（成人病）に罹患するかどうかを、将来にむかって追跡していく研究が考えられるじゃろう。

また、ケースコントロール研究の事例としては、本章のように肝臓病に罹患している症例（ケース：症例）と、罹患していない健常者（コントロール：対照）を対象とし、その飲酒の有無（要因への曝露）について研究する事例が考えられる。症例対照研究とも呼ばれておる。

肝臓病の要因についての研究などはコーホート研究として計画することも考えられるが、コーホート研究では研究期間が長期にわたることから、費用・時間等の面などの問題を考慮する必要があるじゃろう。一方、ケースコントロール研究では、研究を行いやすいという利点があるが、過去の記憶などをもとに研究を行うため、信頼性の面で問題が生じる場合がある。また、オッズ比を知ることはできるが、疾病率の比（リスク比）を知ることができない場合がある。オッズ比がリスク比の近似値となるのは疾病の発生がまれな場合に限られている。

こうした各研究の強みや問題点を把握しておくことが重要なのじゃ。

問題

4.1 次のデータについて、要因と疾病には関係があると言えるか。

要因＼結果	糖尿病に罹患した	罹患しなかった
喫煙あり	35人	125人
喫煙なし	20人	100人

4.2 4.1の標本データについて、リスク比とオッズ比を求めよ。

Chap. 5

分散分析

調査対象とするいくつかの集団の平均に差があるかどうかを調べる作業は重要です。このとき，分散分析と呼ばれる手法が役立ちます。分散分析では複数の集団の指標の比較を行います。集計したデータの形式によって，複数の手法が知られています。この章ではRB5メディカルハイスクールの発表会で，分散分析の内容と種類について学ぶことにしましょう。

講堂

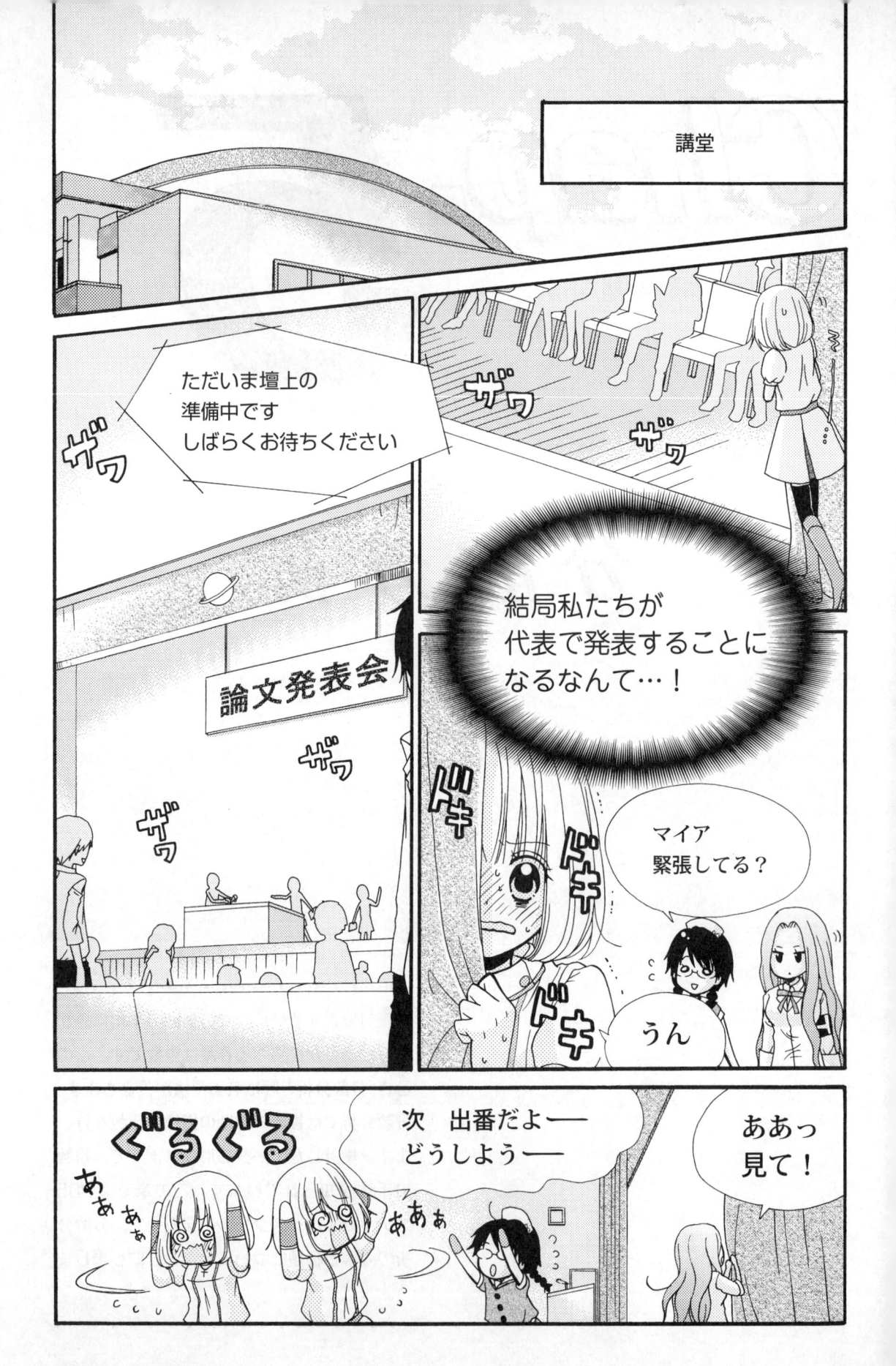

ただいま壇上の
準備中です
しばらくお待ちください

論文発表会

結局私たちが
代表で発表することに
なるなんて…！

マイア
緊張してる？

うん

次　出番だよ——
どうしよう——

ああっ
見て！

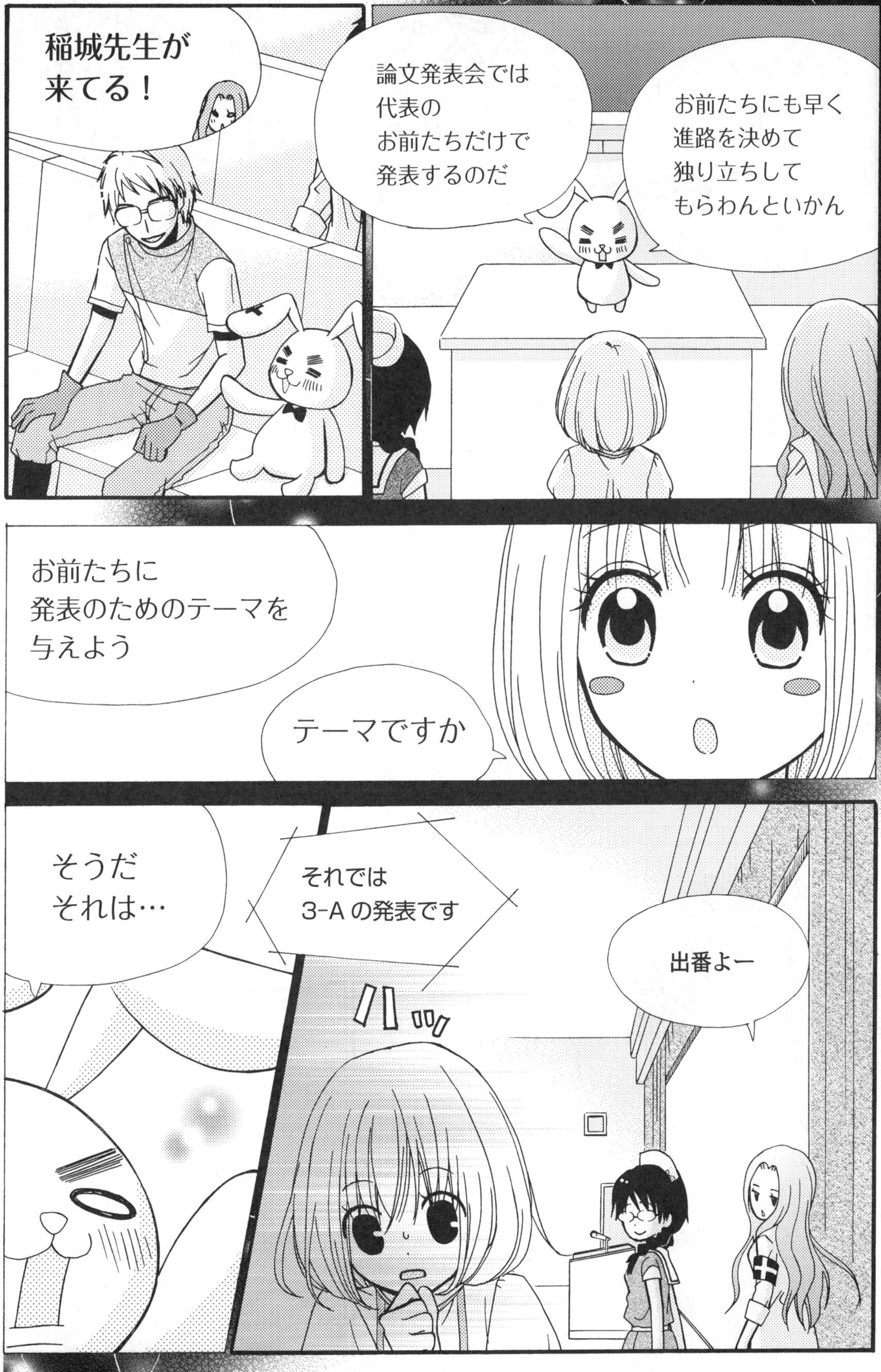
稲城先生が来てる！
論文発表会では代表のお前たちだけで発表するのだ
お前たちにも早く進路を決めて独り立ちしてもらわんといかん
お前たちに発表のためのテーマを与えよう
テーマですか
そうだ それは…
それでは 3-A の発表です
出番よー

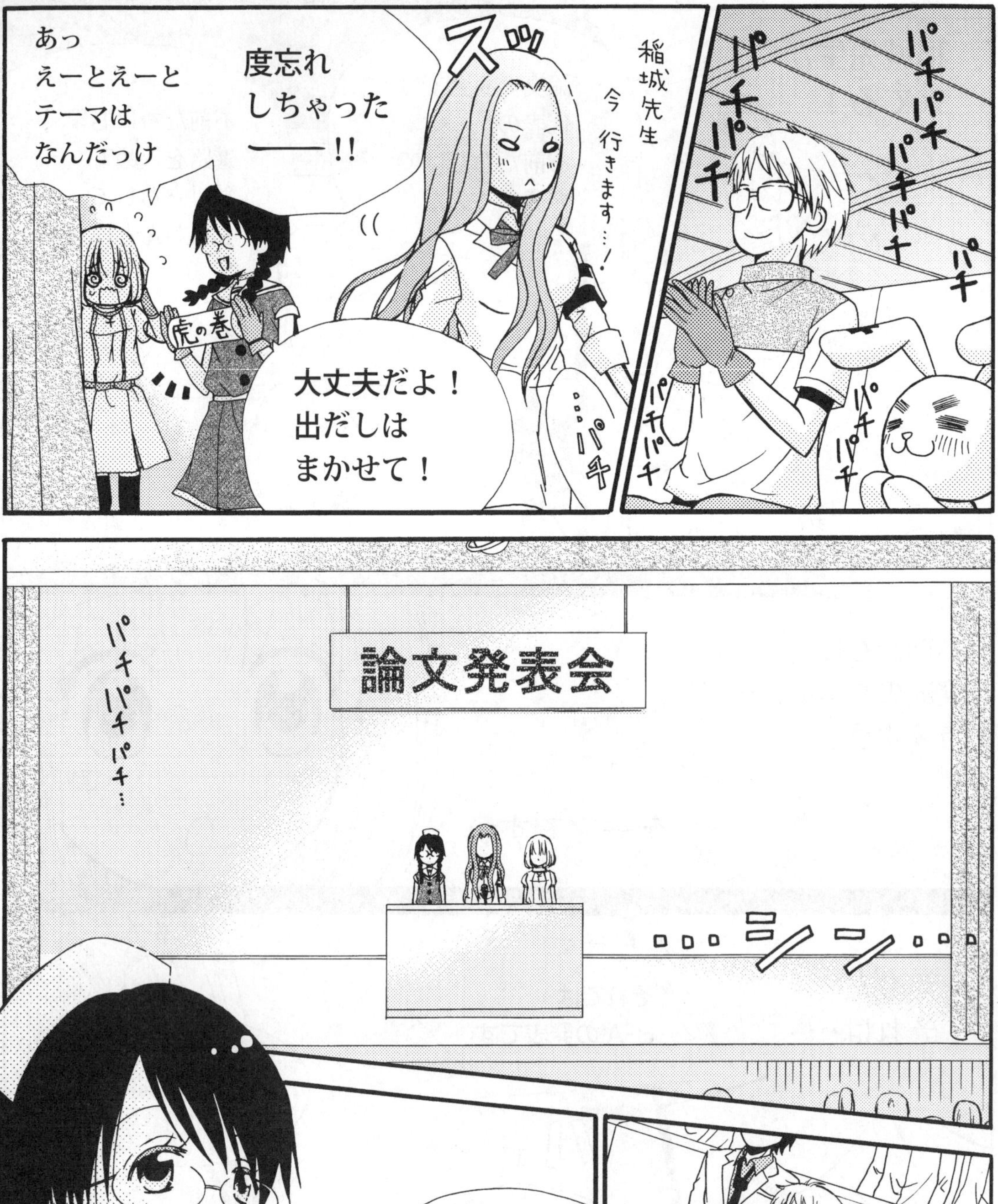
パチパチ
パチパチ
パチ
パチパチ
パチパチ
稲城先生 今行きます…!
ズッ
度忘れしちゃった——!!
あっ えーとえーと テーマはなんだっけ
虎の巻
大丈夫だよ! 出だしはまかせて!
…パチ
論文発表会
パチパチパチ…
シーン
それでは 3-Aの発表をはじめます

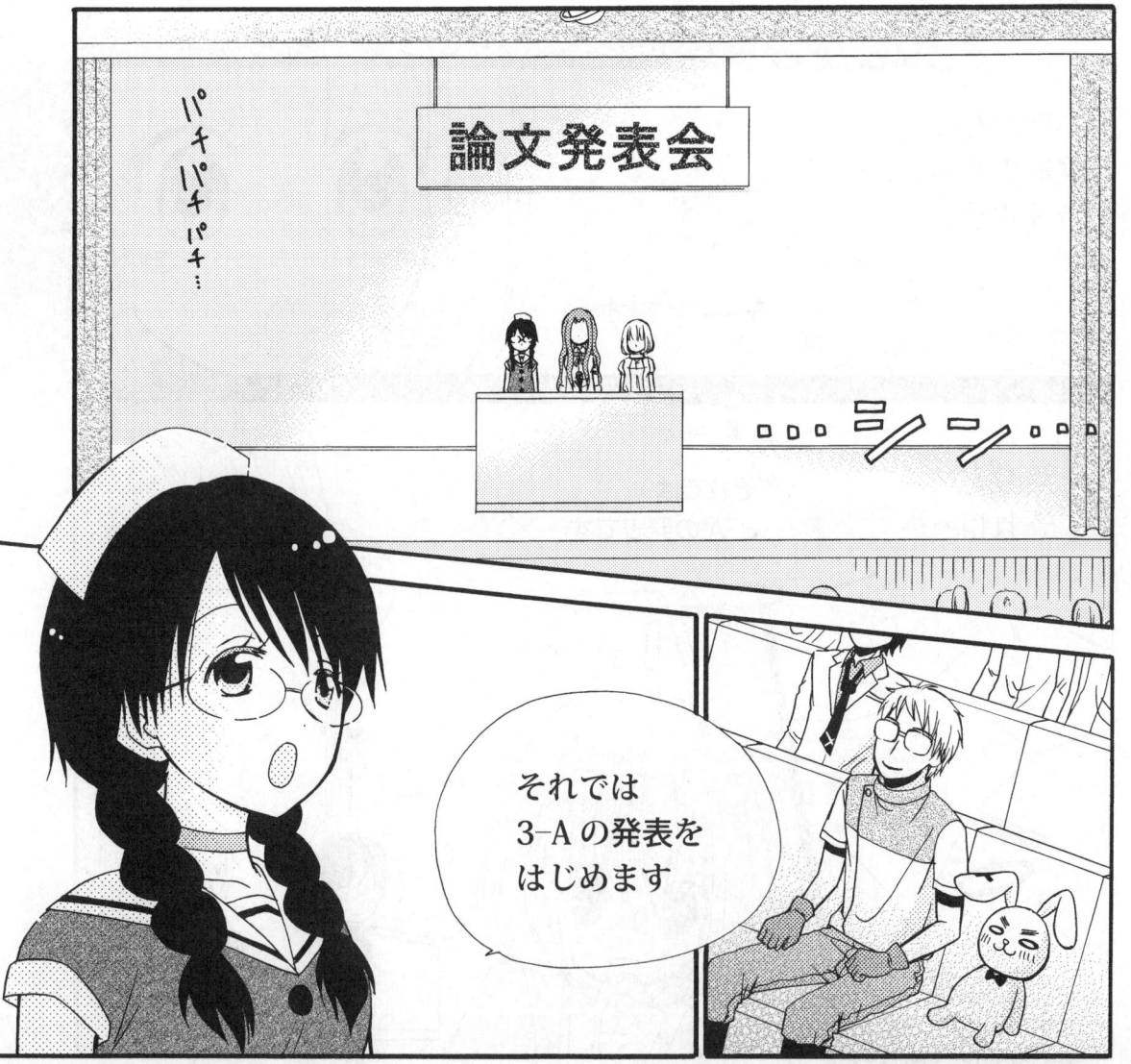

私たちは今日の発表テーマとして「分散分析」を選びました

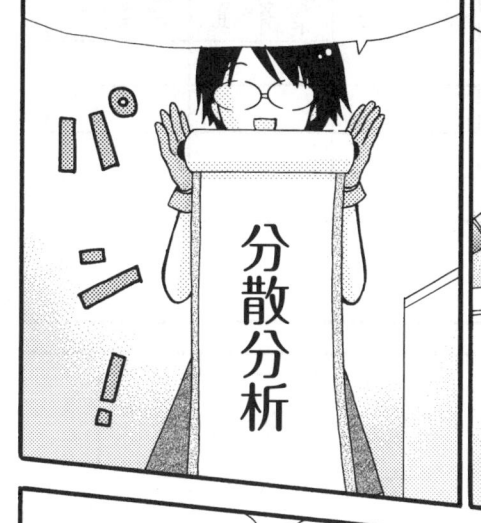

分散分析は3つ以上のグループの指標を比較するために行われます

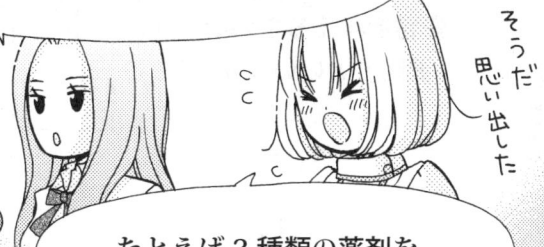

そうだ思い出した

たとえば3種類の薬剤を投与した場合に

薬剤によって血圧の変化に違いがあるかどうか調べるためなどに使われます

分散分析の典型的な例を示しましょう

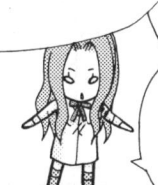

3種類の薬剤をそれぞれ10人の患者さんグループに投与しました

この結果から薬剤の種類によって血圧の変化に違いがあるのか調べようというのです

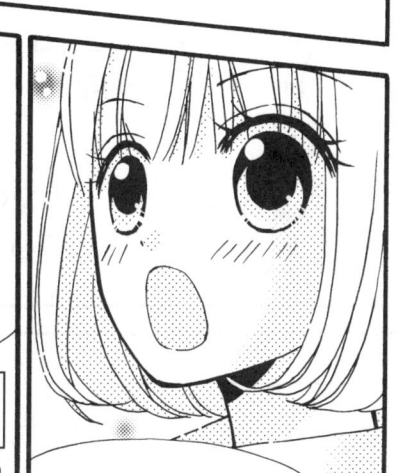

2種類の薬剤の影響の比較ならt分布による検定を使うことができます

ですが グループが3つ以上ある場合には分散分析が必要です

3種類の薬剤を投与したときの血圧の変化

(単位:mmHg)

患者	薬剤Ⅰ	薬剤Ⅱ	薬剤Ⅲ
1	−1.1	2.8	2.6
2	1.2	3.1	2.5
3	−3.5	5.1	2.4
4	3.9	4.1	2.1
5	−3.8	5.2	2.8
6	−1.2	2.6	1.5
7	−1.6	3.1	1.3
8	1.3	3.5	0.4
9	1.3	2.8	0.6
10	1.5	2.3	2.5

5. 分散分析

まず薬剤の種類のように結果　つまり血圧に影響を与えるものを「要因」といいます

ここでは薬剤という要因が1つあるわけです

要因 → | 薬剤I | 薬剤II | 薬剤III |
|---|---|---|
| | | |
| | | |
| | | |
| | | |

要因の違いを「水準」といいます

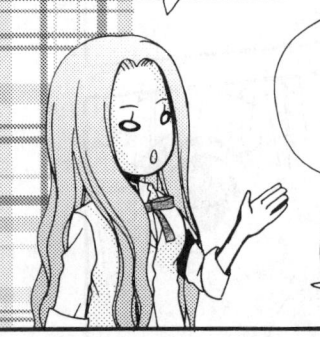

ここでは3種類の薬剤があるので

3つの水準があるわけです

水準＝3

薬剤I	薬剤II	薬剤III

薬剤I	薬剤II	薬剤III

各水準について観察したデータの数を「くりかえし」といいます

ここではそれぞれ10人の患者さんを調べましたから

各水準について10のくりかえしがあるわけです

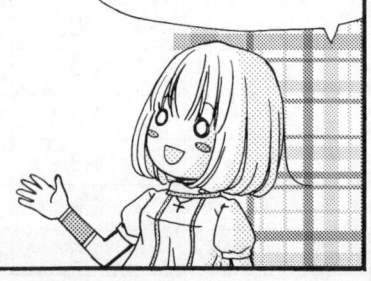

くりかえし＝10

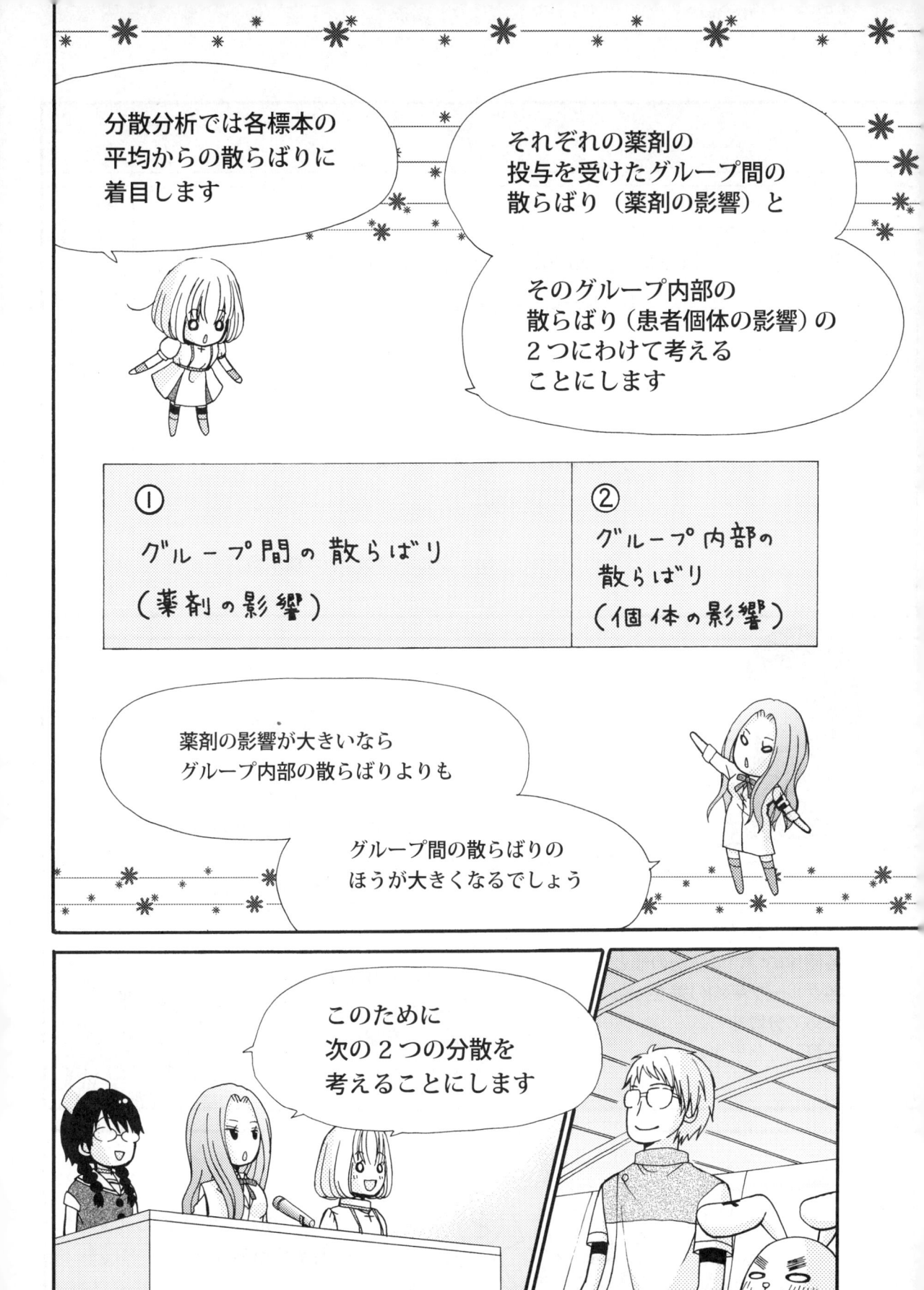

分散分析では各標本の平均からの散らばりに着目します

それぞれの薬剤の投与を受けたグループ間の散らばり（薬剤の影響）と

そのグループ内部の散らばり（患者個体の影響）の2つにわけて考えることにします

① グループ間の散らばり（薬剤の影響）

② グループ内部の散らばり（個体の影響）

薬剤の影響が大きいならグループ内部の散らばりよりも

グループ間の散らばりのほうが大きくなるでしょう

このために次の2つの分散を考えることにします

5. 分散分析　135

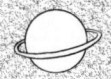

①「グループ間の散らばり」をあらわす不偏分散：

$$\frac{\sum_{k=1}^{g}(各グループ平均 - 全体平均)^2}{グループ数 - 1}$$

②「グループ内の散らばり」をあらわす不偏分散：

$$\frac{\sum_{k=1}^{n}(各個体値 - 各グループ平均)^2}{標本数 - 1}$$

(g＝グループ数，n＝標本数)

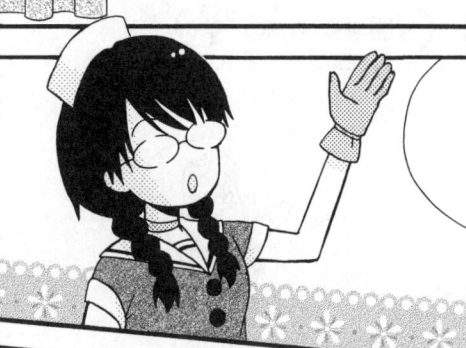

①の式の分子では 各グループについて全体の平均と各グループ平均との差を求めて分散を計算しています

グループの数だけデータがありますからグループ数－1で割って不偏分散を求めることになります

②の式の分子では各個体について個別の値と各グループ平均の差を求めて分散を計算しています

標本の数だけデータがありますから標本数－1で割って不偏分散を求めることになります

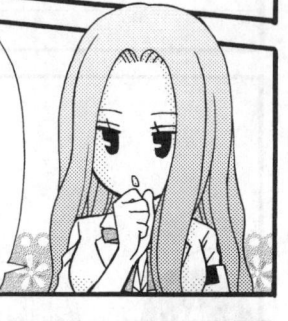

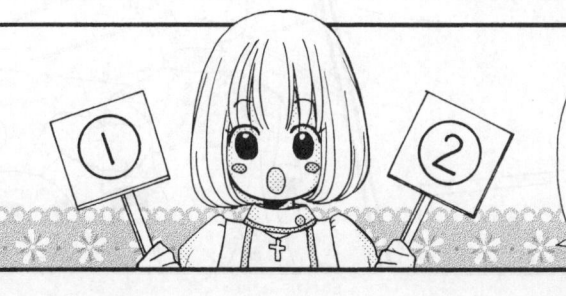

ここから全体の散らばりとしての分散を推定します

①に標本数をかけたものは全体の分散の推定量と考えられます

①より：標本数をかける

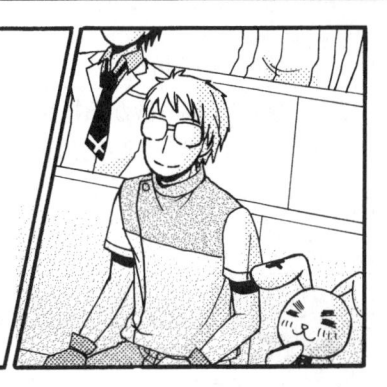

$$\dfrac{標本数 \times \sum_{k=1}^{g}(各グループ平均 - 全体平均)^2}{グループ数 - 1}$$

また ②をグループ数で割った平均もやはり全体の分散の推定量となっています

②より：グループ数で割る

$$\dfrac{\sum_{k=1}^{n}(各個体値 - 各グループ平均)^2}{グループ数 \times (標本数 - 1)}$$

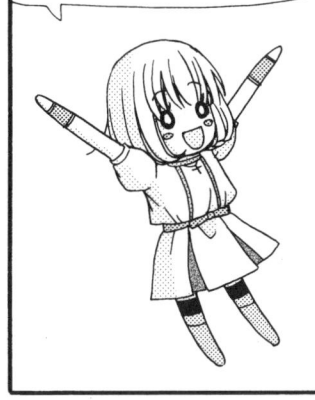

この2つの値はどちらも全体の分散の推定量としての不偏分散となります

しかし もしグループ間の散らばりが大きいつまり薬剤による影響が大きいのなら①より求めた値は②より求めた値よりも大きくなることでしょう

そこで 2つの不偏分散の比を調べその比についての検定を行います

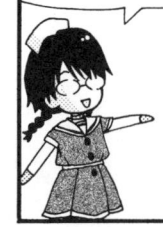

$$F = \dfrac{①から求めた不偏分散}{②から求めた不偏分散}$$

Fの値はこのようになります

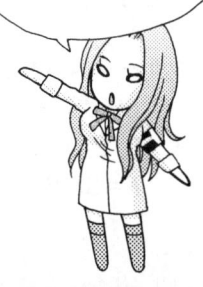

$$F = \dfrac{標本数 \times \sum_{k=1}^{g}(各グループ平均 - 全体平均)^2 / (グループ数 - 1)}{\sum_{k=1}^{n}(各個体値 - 各グループ平均)^2 / (グループ数 \times (標本数 - 1))}$$

それでは検定について
考えてみましょう

仮説は
こうなります

対立仮説：不偏分散の比 F が1より大きい。
（薬剤の影響が大きい。）

帰無仮説：不偏分散の比 F が1に等しい。
（薬剤の影響はない。）

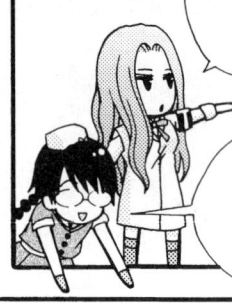

F の値を
計算しましょう

グループ間・グループ内から
それぞれ不偏分散を求めます

①グループ間の不偏分散の計算

	Ⅰ	Ⅱ	Ⅲ
患者1	…	…	…
患者2	…	…	…
…	…	…	…
平均	−0.2	3.46	1.87
全平均		1.71	
偏差の平方	$(-0.2-1.71)^2$ $=(-1.91)^2$ $=3.6481$	$(3.46-1.71)^2$ $=(1.75)^2$ $=3.0625$	$(1.87-1.71)^2$ $=(0.16)^2$ $=0.0256$

グループ間の不偏分散から推定した値
　　$10 \times (3.6481+3.0625+0.0256) \div (3-1) = 33.681$

②グループ内の不偏分散の計算

	Ⅰ	Ⅱ	Ⅲ
患者1	$(-1.1-(-0.2))^2$ $=0.81$	$(2.8-3.46)^2$ $=0.4356$	$(2.6-1.87)^2$ $=0.5329$
患者2	$(1.2-(0.2))^2$ $=1.96$	$(3.1-3.46)^2$ $=0.1296$	$(2.5-1.87)^2$ $=0.63$
…	…	…	…
…	…	…	…
計		69.885	

グループ内の不偏分散から推定した値
　　$69.885 \div (3 \times (10-1)) = 2.588$
よって2つの比は
　　$F = 33.681/2.588 = 13.013$

F分布

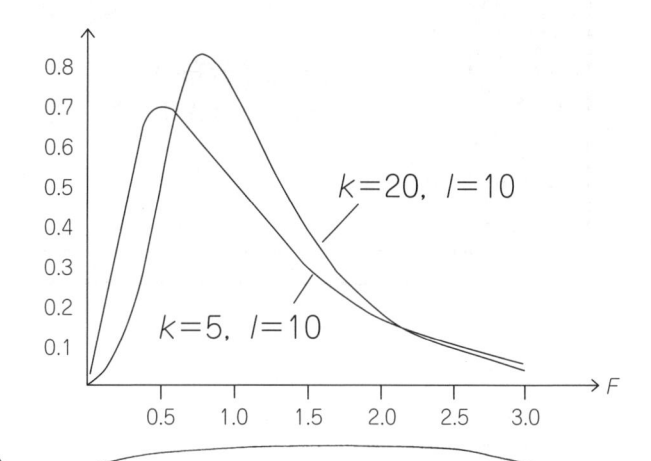

さて このFは
「F分布」と呼ばれる
分布にしたがいます

正規分布にしたがう
データが2つあったとき
そのデータの分散の比が
したがう分布が
F分布です

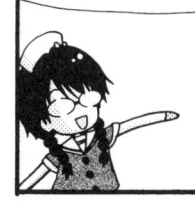

F分布には
2つの自由度が
あります

たとえば自由度(5, 10)と
自由度(20, 10)のF分布は
このようになっています

ここで求めたFの場合は
①②で求めた不偏分散の
分母が自由度です

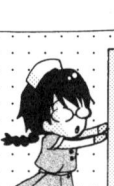

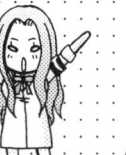

先生 見て！

自由度①	自由度②
グループ数 − 1	グループ数 × (標本数 − 1)

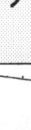

1つめの自由度が
(グループ数−1)で…

2つめの
自由度が

グループ数×(標本数−1)
となります

したがって
ここではFは
次のような自由度の
F分布にしたがうことに
なるわけです

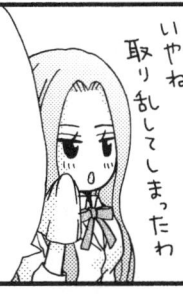

いやね 取り乱してしまったわ

自由度①	自由度②
3 − 1 = 2	3 × (10 − 1) = 27

5. 分散分析　139

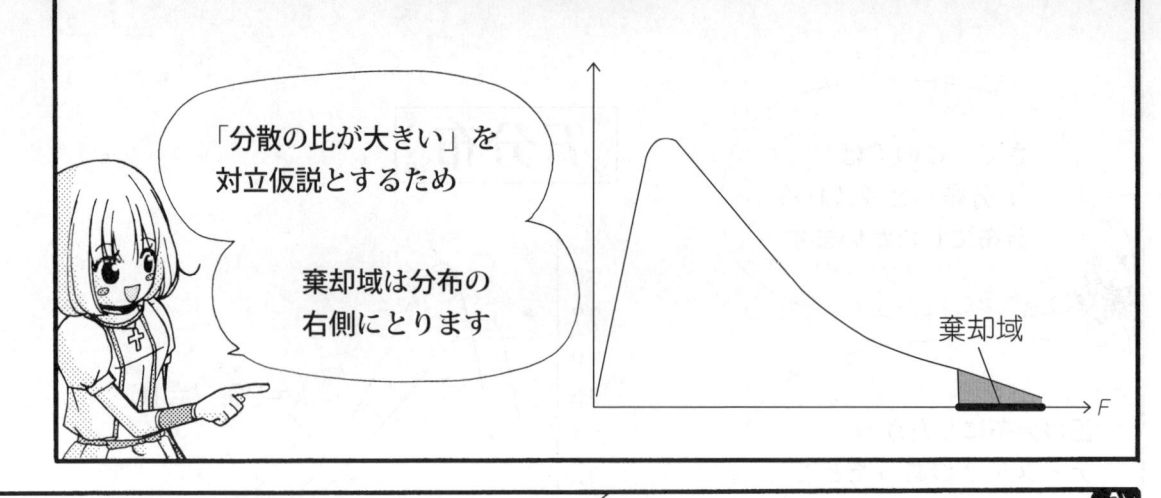

「分散の比が大きい」を対立仮説とするため

棄却域は分布の右側にとります

棄却域

それでは今までの話をまとめてみましょう

事例 1

薬剤の種類による影響はあるだろうか。

解決 1

①対立仮説：不偏分散の比 F が 1 より大きい。（薬剤の影響が大きい。）
　帰無仮説：不偏分散の比 F が 1 に等しい。（薬剤の影響はない。）

② F は自由度 (2, 27) の F 分布にしたがう。
　自由度 (2, 27) の F 分布の上側確率 0.05 に対応する値 (3.354) から，棄却域は $F > 3.354$ となっている。

分散分析（Excel より作成）

変動要因	変動*	自由度	不偏分散	分散の比	F 境界値	（P 値）
グループ間	67.362	2	33.681	13.013	3.354	(0.00011)
グループ内	69.885	27	2.588			

（＊：偏差の平方和）

③不偏分散の比 13.013 は棄却域にあるので帰無仮説を棄却する。

よって，薬剤の影響が大きい。

5. 分散分析　141

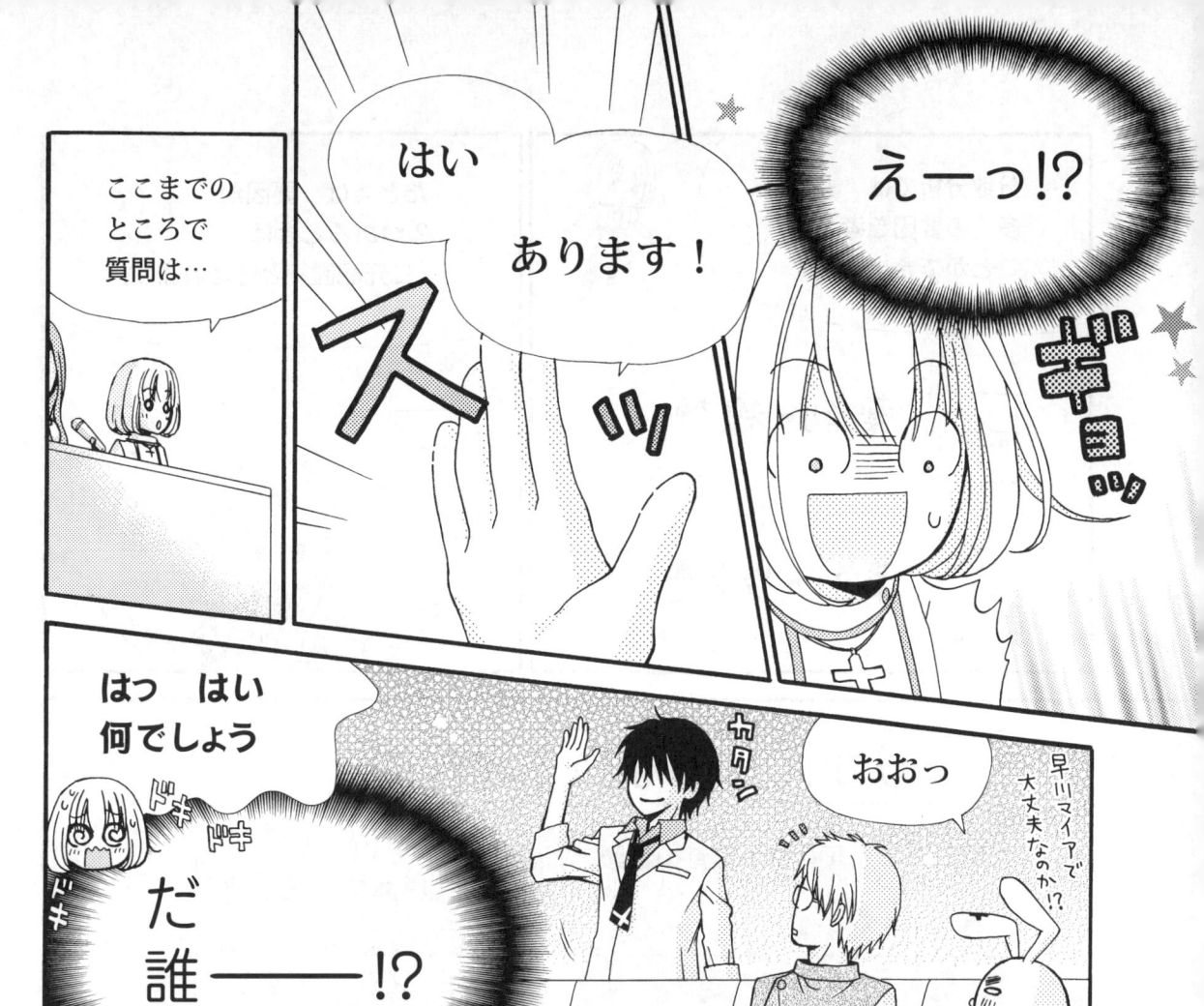

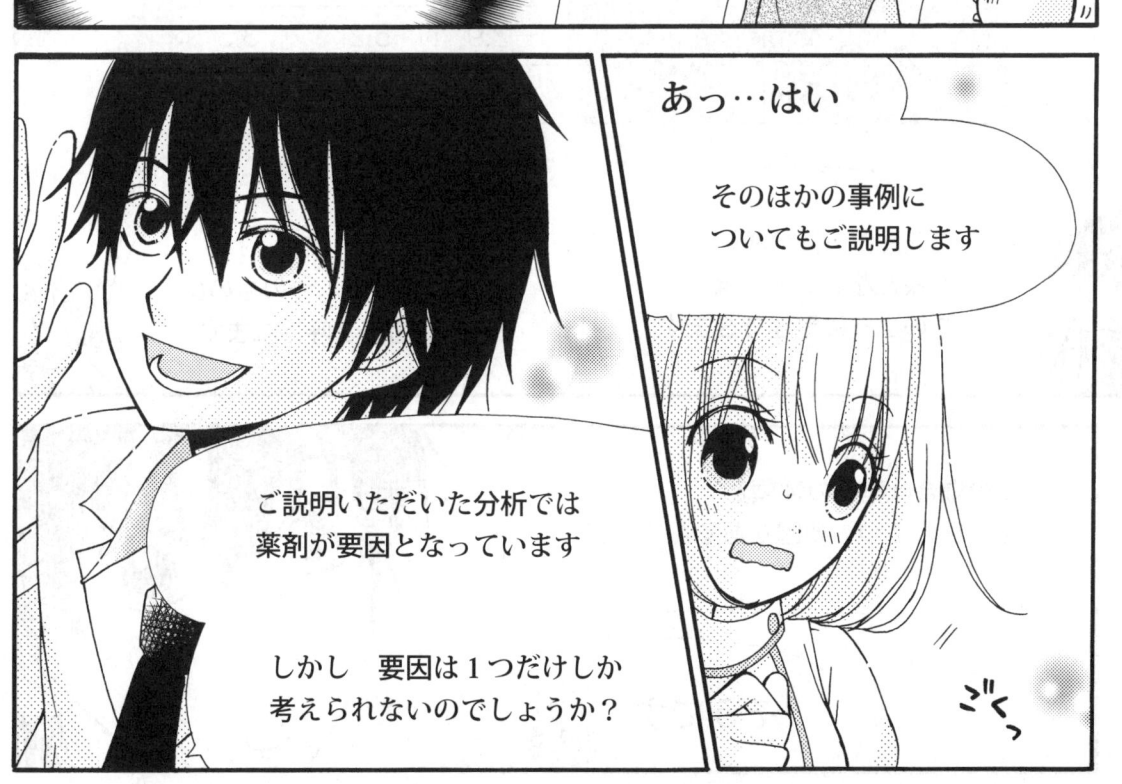

分散分析では もっと多くの要因を考えることができます

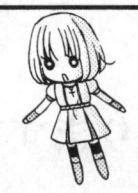

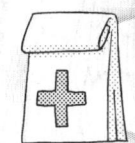

薬剤の種類

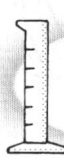

薬剤の投与量

たとえば 要因が2つあるときは「二元配置」と呼ばれます

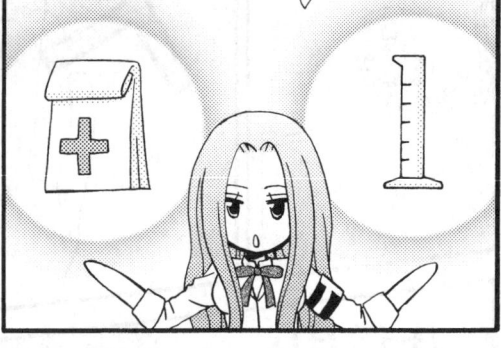

くりかえしのない二元配置

要因2：投与量 \ 要因1：薬剤の種類	薬剤Ⅰ	薬剤Ⅱ	薬剤Ⅲ
1 ml	−1.1	2.8	2.6
2 ml	−2.9	5.2	3.3
3 ml	−4.8	5.4	2.5

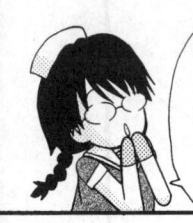

二元配置分散分析の対象となるデータはこのように整理できます

これに対して 事例1 のように要因が1つのものは「一元配置」と呼ばれます

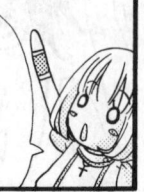

この場合は薬剤の種類と投与量の2つの要因があるんですね

そうです

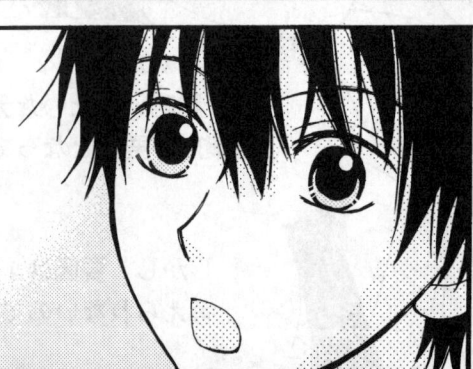

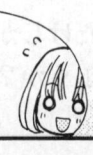

それぞれの要因について
1つのデータだけを調査した
二元配置分散分析を
紹介しましたが

それぞれについて
複数のデータを調査
する場合もあります

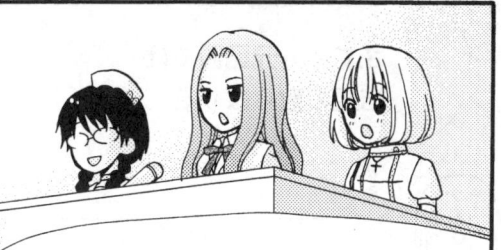

たとえば投与量について
3個ずつデータをとることが
できた場合には
次のようになります

くりかえしのある二元配置

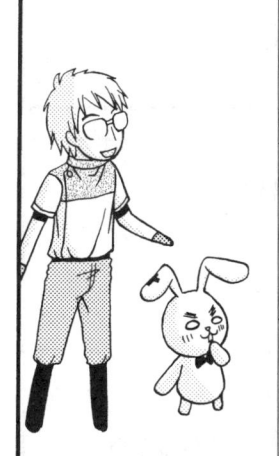

投与量	種類	薬剤Ⅰ	薬剤Ⅱ	薬剤Ⅲ
1 ml	1	−1.1	2.8	2.6
	2	1.2	3.1	2.5
	3	1.3	3.5	0.4
2 ml	1	−2.9	5.2	3.3
	2	−3.5	5.1	2.4
	3	1.1	2.5	1.3
3 ml	1	−4.8	5.4	2.5
	2	1.3	2.8	0.6
	3	1.5	2.3	2.5

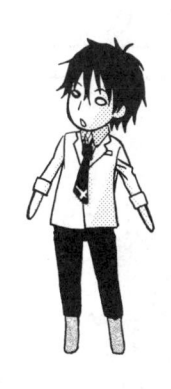

各水準のデータの数を
くりかえしと呼びますから…

こちらは
「くりかえしのある二元配置」
と呼ばれます

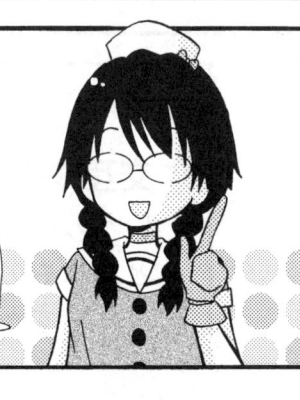

5. 分散分析　143

さて 一元配置では結果の散らばりを 薬剤という要因によるものとそうでないものにわけて考えました

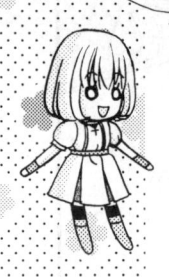

| ① 要因による散らばり | ② その他の散らばり |

くりかえしのない二元配置でも同じように要因による散らばりとその他の散らばりにわけることにします ただし 今度は要因が2つですから次のようにわけて考えます

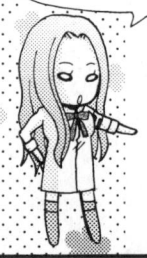

| ① 要因1による散らばり | ② 要因2による散らばり | ③ その他の散らばり |

くりかえしのある二元配置では さらに次の散らばりにわけて考える必要があります

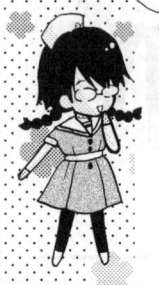

| ① 要因1による散らばり | ② 要因2による散らばり | ③ 交互作用による散らばり | ④ その他の散らばり |

あの… **交互作用**っていうのはどんなものなんですか

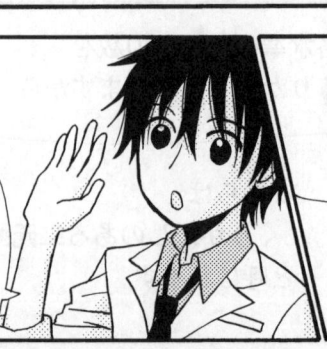

要因の組み合わせによる影響のことです

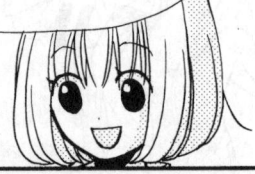

薬の投与量と薬の種類の組み合わせによって
影響が異なる可能性があります

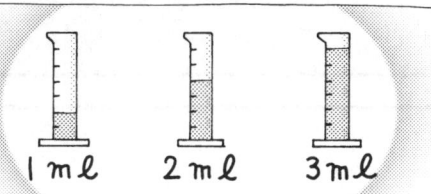

要因の組み合わせは
プラスにはたらく
こともあれば　マイナスに
はたらくこともあります

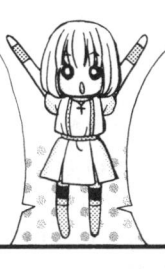

また　同じ要因でも
水準が変わると
影響が違う方向にはたらく
場合もあるのです

たとえば薬剤Ⅰを1ml投与
する場合は血圧を上げる方向に
効果があるもしれませんが…

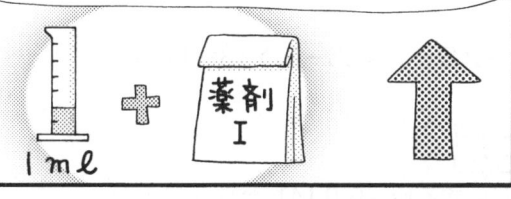

薬剤Ⅱを2ml投与する場合は
逆に血圧を下げる方向に
効果があるかもしれません

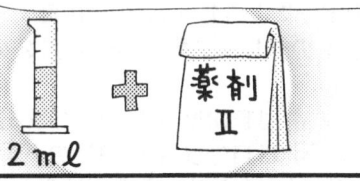

このように組み合わせによる影響を
考慮する必要があるのです

これが交互作用に
よる散らばりです

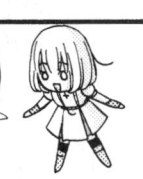

二元配置では
こうした効果を含めた
複数の効果について
複数の帰無仮説を検討
する必要があります

たとえば　くりかえしのない
二元配置の場合は
このようになります

対立仮説：不偏分散の比 F_{10}, F_{20} が1より大きい。（薬剤の投与量による影響が大きくかつ種類による影響も大きい。）

帰無仮説1：不偏分散の比 F_{10} が1に等しい。（薬剤の投与量による影響はない。）

帰無仮説2：不偏分散の比 F_{20} が1に等しい。（薬剤の種類による影響はない。）

> 事例は
> こうなります

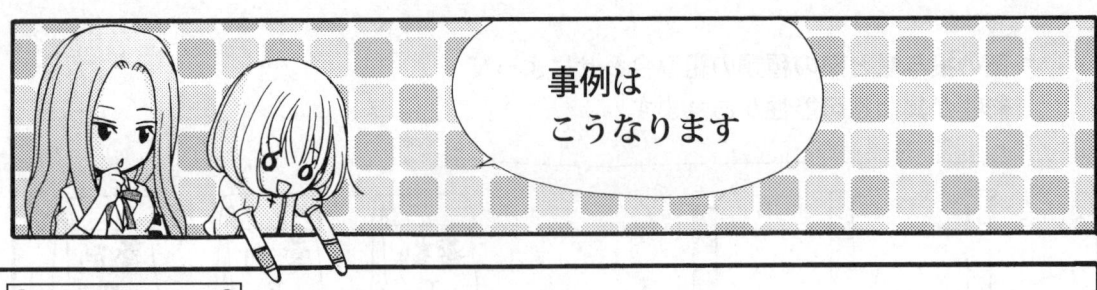

事例2

くりかえしのない二元配置の分散分析を行う。

解決2

①対立仮説：不偏分散の比 F_{10}, F_{20} が1より大きい。（薬剤の種類による影響が大きくかつ投与量による影響も大きい。）
帰無仮説1：不偏分散の比 F_{10} が1に等しい。（薬剤の投与量による影響はない。）
帰無仮説2：不偏分散の比 F_{20} が1に等しい。（薬剤の種類による影響はない。）

②要因1の影響による分散 F_1 の自由度：
　　要因1のグループ数－1＝3－1＝2
要因2の影響による分散 F_2 の自由度：
　　要因2のグループ数－1＝3－1＝2
その他の誤差による分散 F_0 の自由度：
　　要因1のグループ数－1×（要因2のグループ数－1）＝（3－1）×（3－1）＝4

$F_{10}(=F_1/F_0)$ は自由度 (2, 4) の F 分布にしたがう。
$F_{20}(=F_2/F_0)$ は自由度 (2, 4) の F 分布にしたがう。
自由度 (2, 4) の F 分布の上側確率 0.05 に対応する値 (6.944) から，
帰無仮説1の棄却域は $F_{10}>6.944$，帰無仮説2の棄却域は $F_{20}>6.944$ となっている。

分散分析表（Excelより作成）

変動要因	変動	自由度	不偏分散	分散の比	F 境界値	（P 値）
行（要因1）	1.0422	2	0.521 (F_1)	0.201 ($F_{10}=F_1/F_0$)	6.944	0.8257
列（要因2）	90.409	2	45.204 (F_2)	17.435 ($F_{20}=F_2/F_0$)	6.944	0.0106
誤差	10.371	4	2.593 (F_0)			

③ $F_{10}=0.201$ は棄却域にないので帰無仮説1を棄却できない。
$F_{20}=17.435$ は棄却域にあるので帰無仮説2を棄却する。

よって，薬剤の投与量の影響はあるとは言えないが，種類の影響はあると考えられる。

> コンピュータで計算した
> 分散だけを示しています

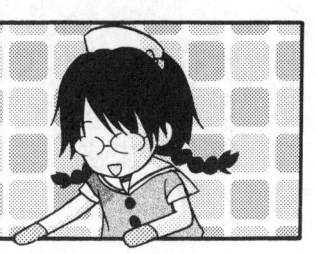

事例3

くりかえしのある二元配置の分散分析を行う。

解決3

① 対立仮説：不偏分散の比 F_{10}, F_{20}, F_{30} が1より大きい。（薬剤の種類による影響が大きくかつ投与量による影響が大きくかつ交互作用がある。）
　帰無仮説1：不偏分散の比 F_{10} が1に等しい。（薬剤の投与量による影響はない。）
　帰無仮説2：不偏分散の比 F_{20} が1に等しい。（薬剤の種類による影響はない。）
　帰無仮説3：不偏分散の比 F_{30} が1に等しい。（交互作用による影響はない。）

② 要因1の影響による分散 F_1 の自由度：
　　要因1のグループ数－1＝3－1＝2
　要因2の影響による分散 F_2 の自由度：
　　要因2のグループ数－1＝3－1＝2
　交互作用の影響による分散 F_3 の自由度：
　　（要因1のグループ数－1）×（要因2のグループ数－1）＝（3－1）×（3－1）＝4
　その他の誤差による分散 F_0 の自由度：
　　要因1のグループ数×要因2のグループ数×（標本数－1）＝3×3×（3－1）＝18

$F_{10}(=F_1/F_0)$ は自由度 (2, 18) の F 分布にしたがう。
$F_{20}(=F_2/F_0)$ は自由度 (2, 18) の F 分布にしたがう。
$F_{30}(=F_3/F_0)$ は自由度 (4, 18) の F 分布にしたがう。
帰無仮説1の棄却域は $F_{10}>3.554$，帰無仮説2の棄却域は $F_{20}>3.554$，帰無仮説3の棄却域は $F_{30}>2.928$ となっている。

分散分析表 (Excelより作成)

変動要因	変動	自由度	不偏分散	分散比	F境界値	(P値)
標本 （要因1）	0.305185	2	0.153 (F_1)	0.0459 ($F_{10}=F_1/F_0$)	3.554	0.956
列 （要因2）	84.41185	2	42.206 (F_2)	12.701 ($F_{20}=F_2/F_0$)	3.554	0.000363
交互作用	9.652593	4	2.413 (F_3)	0.726 ($F_{30}=F_3/F_0$)	2.928	0.586
くりかえし 誤差	59.81333	18	3.323 (F_0)			

③ $F_{10}=0.0459$ は棄却域にないので帰無仮説1を棄却できない。
　$F_{20}=12.701$ は棄却域にあるので帰無仮説2を棄却する。
　$F_{30}=0.726$ は棄却域にないので帰無仮説3を棄却できない。

よって，薬剤の投与量・交互作用の影響はあるとは言えないが，種類の影響はあると考えられる。

148　5. 分散分析

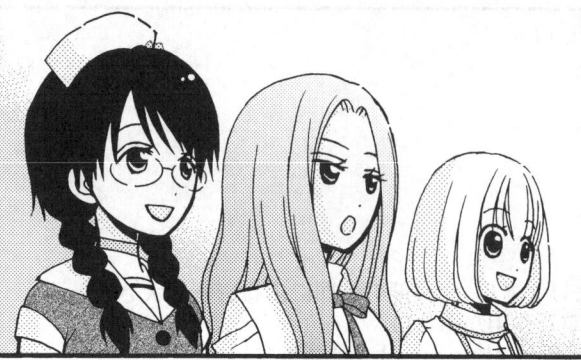

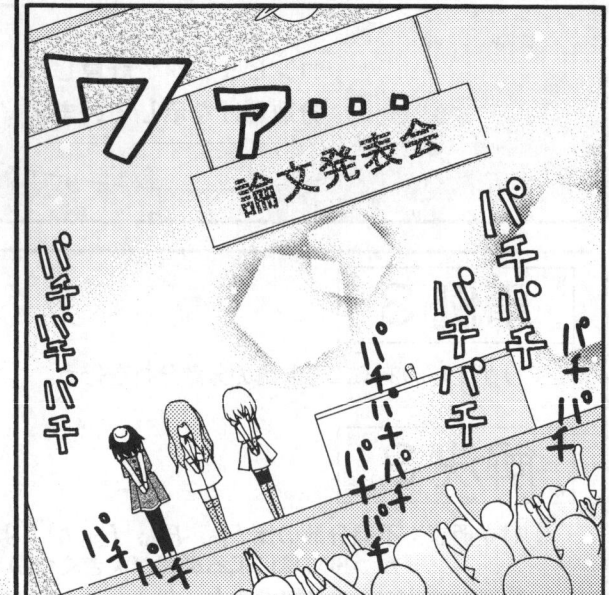

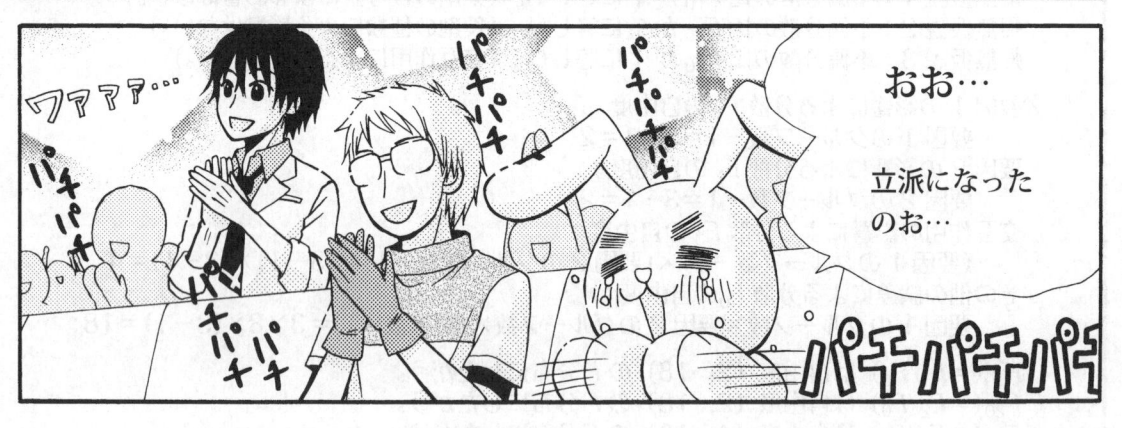

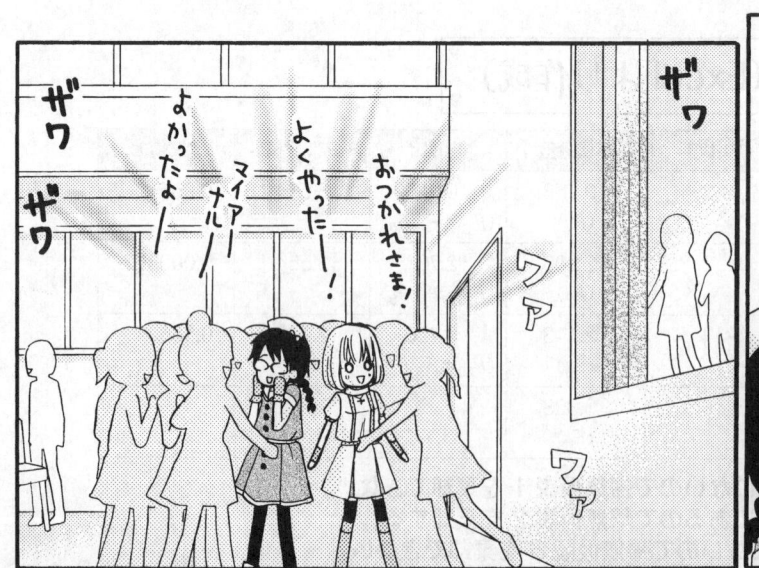

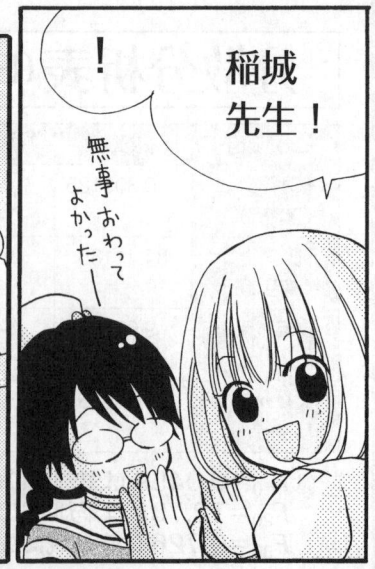

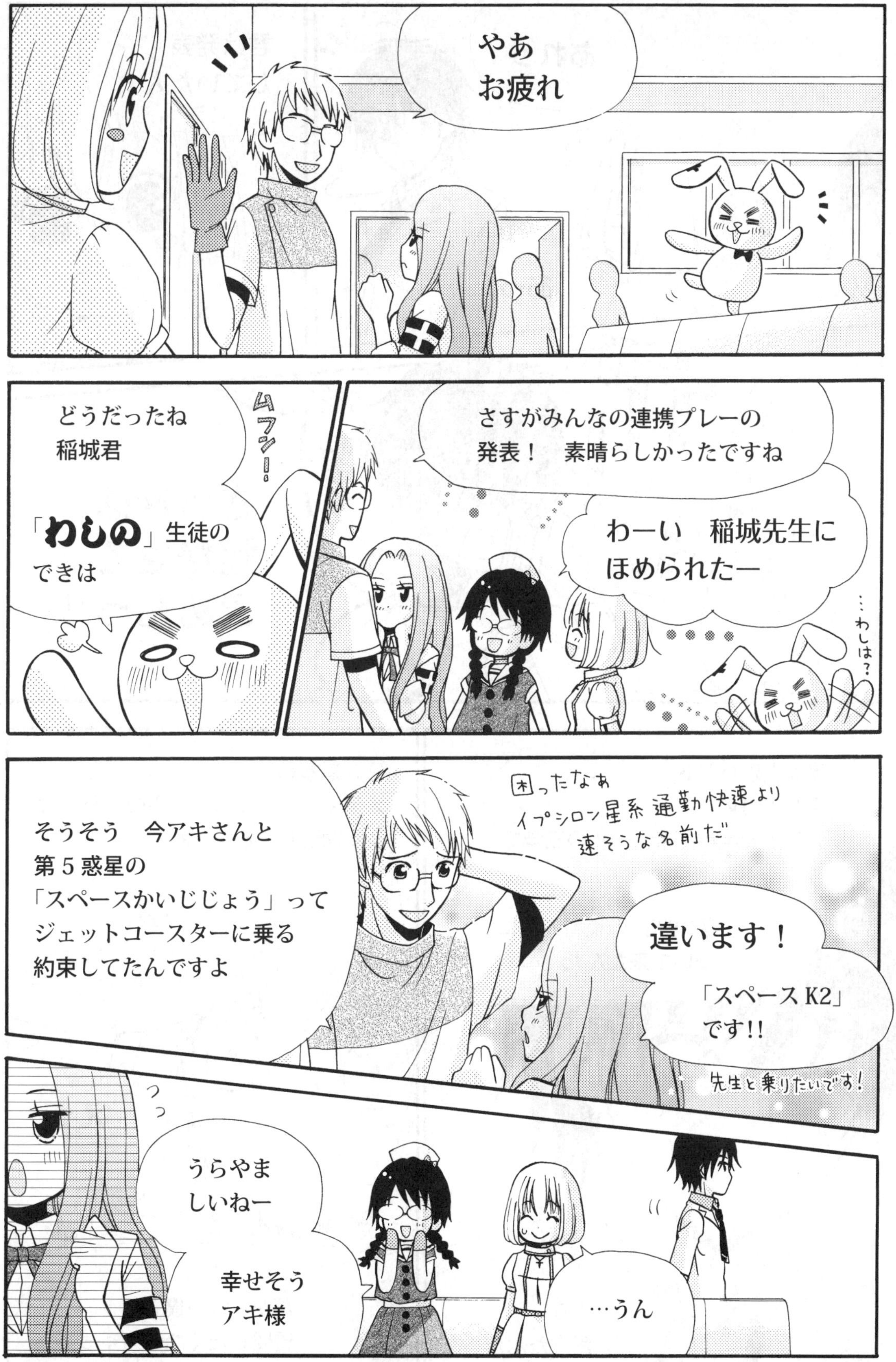
やあ
お疲れ
さすがみんなの連携プレーの
発表！　素晴らしかったですね
わーい　稲城先生に
ほめられたー
…わしは？
ムフン！
どうだったね
稲城君
「わしの」生徒の
できは
そうそう　今アキさんと
第５惑星の
「スペースかいじじょう」って
ジェットコースターに乗る
約束してたんですよ
困ったなあ
イプシロン星系通勤快速より
速そうな名前だ
違います！
「スペースK2」
です!!
先生と乗りたいです！
っっ
うらやま
しいねー
幸せそう
アキ様
…うん

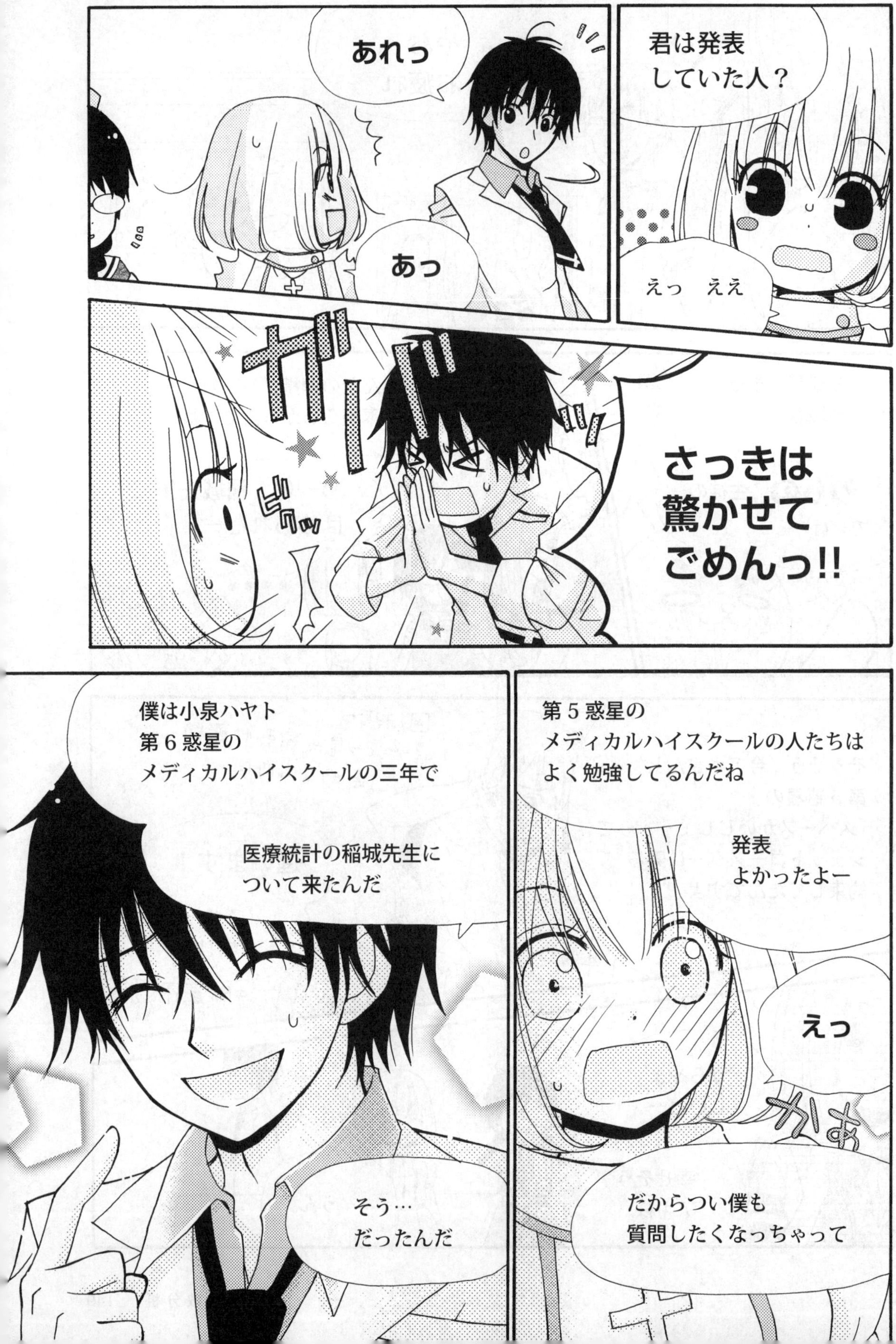
君は発表
していた人？
えっ　ええ
あれっ
あっ
さっきは
驚かせて
ごめんっ!!
僕は小泉ハヤト
第６惑星の
メディカルハイスクールの三年で
医療統計の稲城先生に
ついて来たんだ
そう…
だったんだ
第５惑星の
メディカルハイスクールの人たちは
よく勉強してるんだね
発表
よかったよー
えっ
だからつい僕も
質問したくなっちゃって

君はもう進路決めた?

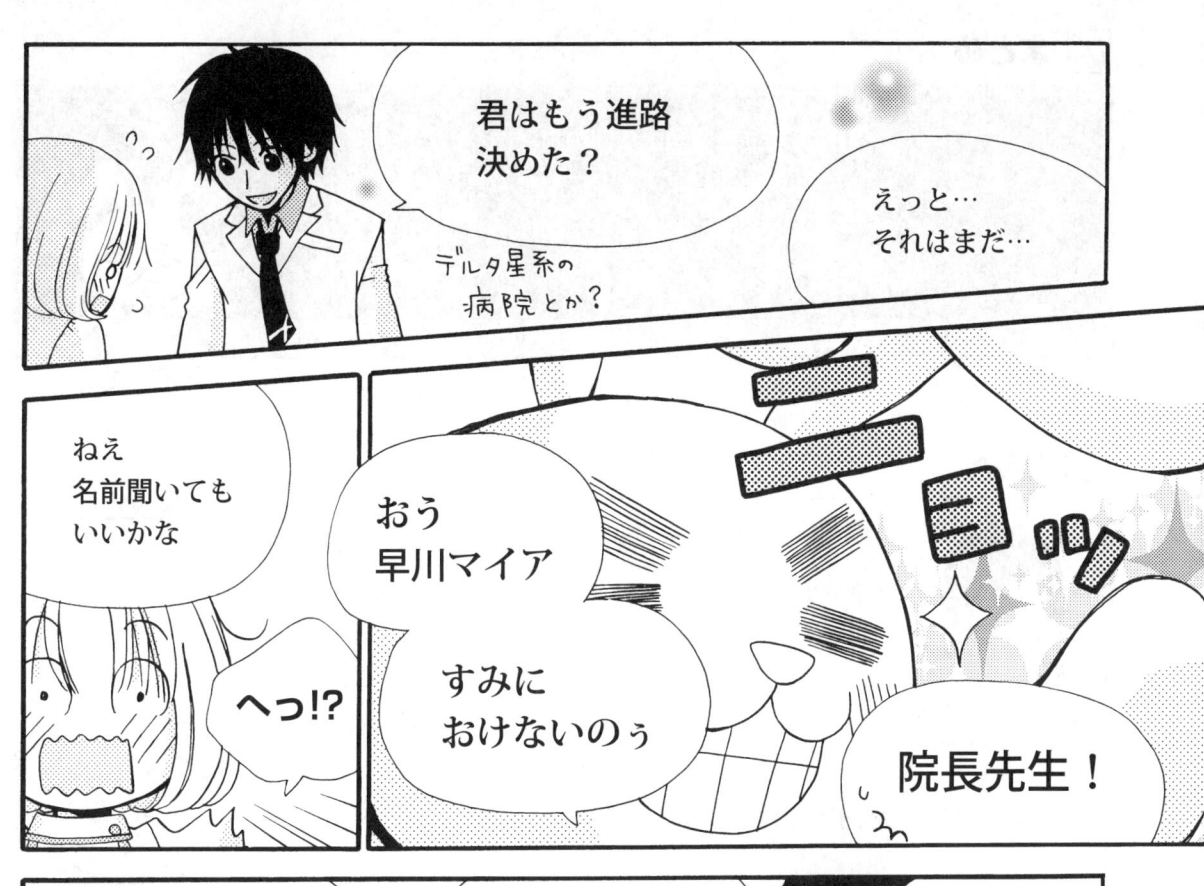

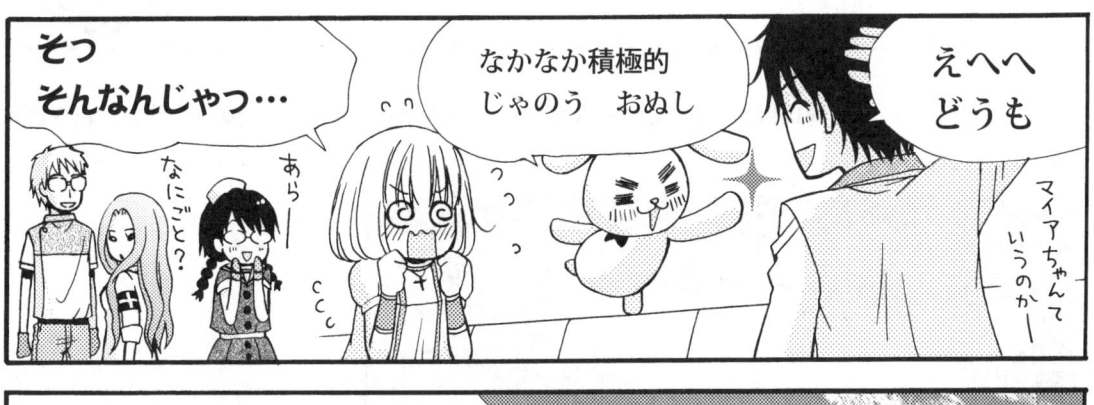

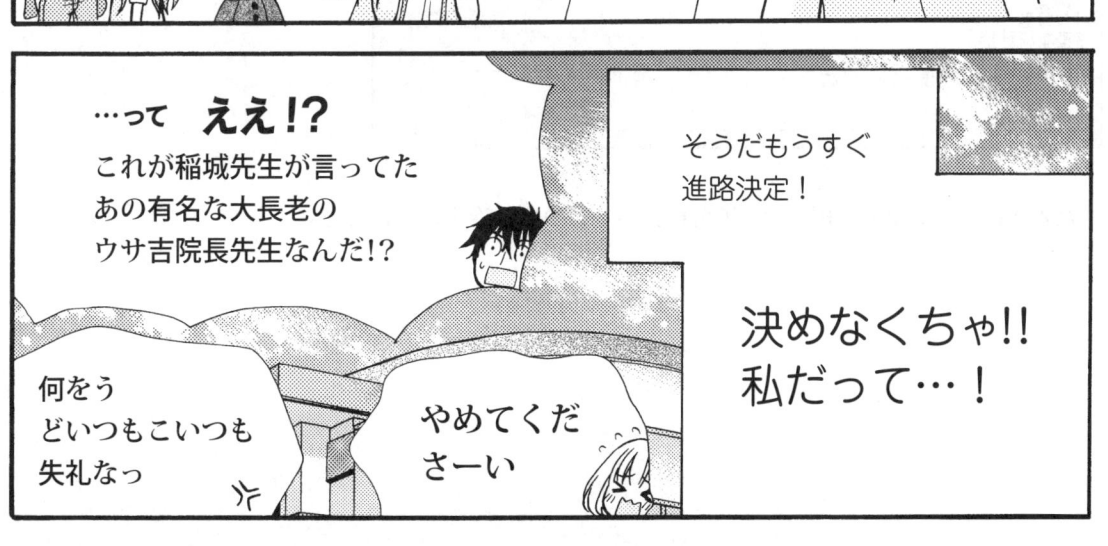

デルタ星系の病院とか?

えっと…それはまだ…

ねえ名前聞いてもいいかな

へっ!?

おう早川マイア

すみにおけないのぅ

ニョッ

院長先生!

えへへ どうも

なかなか積極的じゃのう おぬし

そっそんなんじゃっ…

あら

なにごと?

マイアちゃんていうのかー

そうだもうすぐ進路決定!

決めなくちゃ!!
私だって…!

…って ええ!?
これが稲城先生が言ってたあの有名な大長老のウサ吉院長先生なんだ!?

何をう どいつもこいつも失礼なっ

やめてくださーい

5. 分散分析

✓ まとめ

分散分析では複数の集団の指標について比較するぞ。データの形式によって一元配置・二元配置などの種類に分類される。それぞれの手法について計算方法をおさえておくことが重要じゃ。

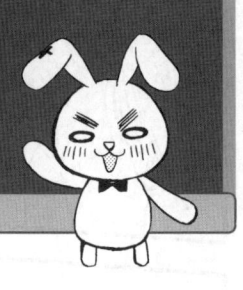

! Q&A

Question

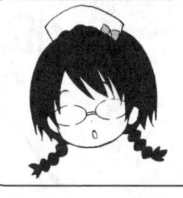

分散分析をするにはどうしたらいいですか。

Answer

Excel の「データ分析」が使えるぞ。

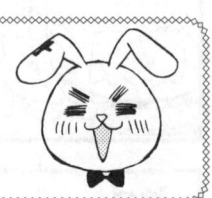

メニューの「データ」を選択した後，「データ分析」を選択する。すると3種類の分散分析を選択できるようになるぞ。

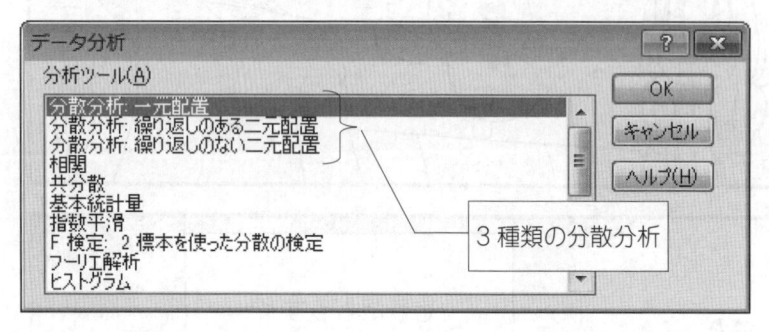

たとえば，この章の事例について分散分析を行うと，次のようになる。

①一元配置(事例1)

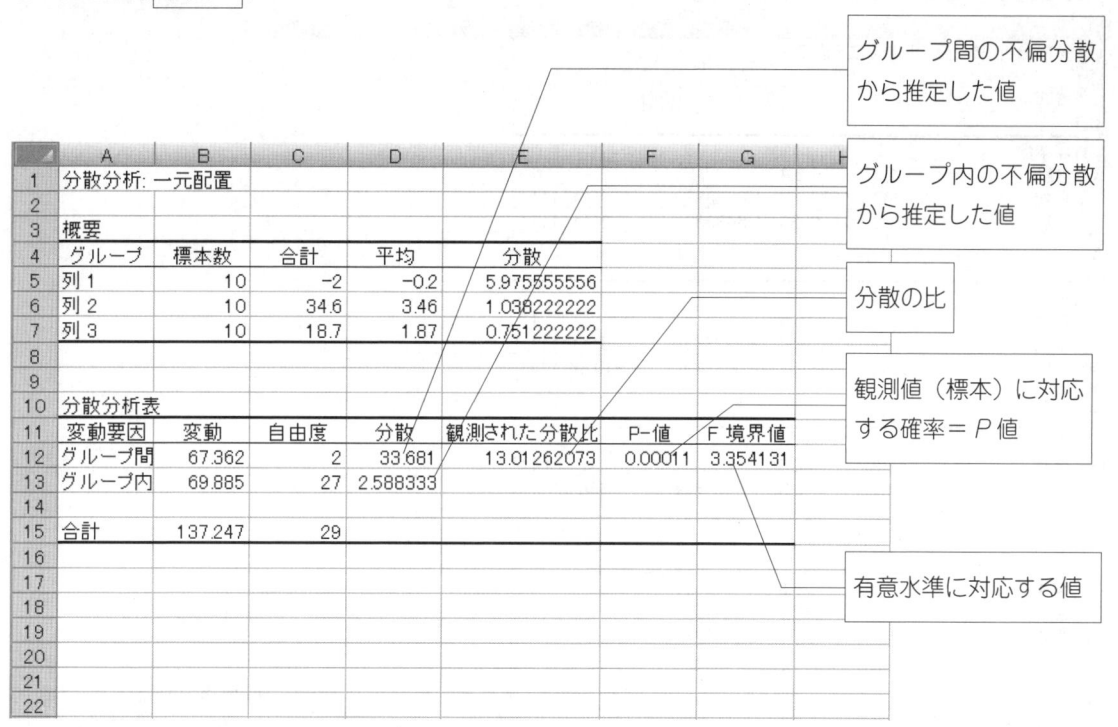

	A	B	C	D	E	F	G
1	分散分析: 一元配置						
2							
3	概要						
4	グループ	標本数	合計	平均	分散		
5	列 1	10	-2	-0.2	5.975555556		
6	列 2	10	34.6	3.46	1.038222222		
7	列 3	10	18.7	1.87	0.751222222		
8							
9							
10	分散分析表						
11	変動要因	変動	自由度	分散	観測された分散比	P-値	F 境界値
12	グループ間	67.362	2	33.681	13.01262073	0.00011	3.354131
13	グループ内	69.885	27	2.588333			
14							
15	合計	137.247	29				

- グループ間の不偏分散から推定した値
- グループ内の不偏分散から推定した値
- 分散の比
- 観測値(標本)に対応する確率 = P 値
- 有意水準に対応する値

②くり返しのない二元配置(事例2)

	A	B	C	D	E	F	G
1	分散分析: 繰り返しのない二元配置						
2							
3	概要	標本数	合計	平均	分散		
4	行 1	3	4.3	1.433333	4.823333333		
5	行 2	3	5.6	1.866667	17.94333333		
6	行 3	3	3.1	1.033333	27.62333333		
7							
8	列 1	3	-8.8	-2.93333	3.423333333		
9	列 2	3	13.4	4.466667	2.093333333		
10	列 3	3	8.4	2.8	0.19		
11							
12							
13	分散分析表						
14	変動要因	変動	自由度	分散	観測された分散比	P-値	F 境界値
15	行	1.042222	2	0.521111	0.200985644	0.825706	6.944272
16	列	90.40889	2	45.20444	17.43475466	0.01059	6.944272
17	誤差	10.37111	4	2.592778			
18							
19	合計	101.8222	8				

- 分散の比
- 観測値(標本)に対応する確率 = P 値
- 有意水準に対応する値

③くり返しのある二元配置（事例３）

	A	B	C	D	E	F	G
1	分散分析: 繰り返しのある二元配置						
2							
3	概要	I	II	III	合計		
4	A						
5	標本数	3	3	3	9		
6	合計	1.4	9.4	5.5	16.3		
7	平均	0.466667	3.133333	1.833333	1.811111111		
8	分散	1.843333	0.123333	1.543333	2.211111111		
9							
10	B						
11	標本数	3	3	3	9		
12	合計	-5.3	12.8	7	14.5		
13	平均	-1.76667	4.266667	2.333333	1.611111111		
14	分散	6.253333	2.343333	1.003333	9.518611111		
15							
16	C						
17	標本数	3	3	3	9		
18	合計	-2	10.5	5.6	14.1		
19	平均	-0.66667	3.5	1.866667	1.566666667		
20	分散	12.82333	2.77	1.203333	7.505		
21							
22	合計						
23	標本数	9	9	9			
24	合計	-5.9	32.7	18.1			
25	平均	-0.65556	3.633333	2.011111			
26	分散	6.165278	1.56	0.996111			
27							
28							
29	分散分析表						
30	変動要因	変動	自由度	分散	観測された分散比	P-値	F 境界値
31	標本	0.305185	2	0.152593	0.045920642	0.955229	3.554557
32	列	84.41185	2	42.20593	12.70129291	0.000363	3.554557
33	交互作用	9.652593	4	2.413148	0.726203745	0.585507	2.927744
34	繰り返し誤差	59.81333	18	3.322963			
35							
36	合計	154.183	26				

- 分散の比
- 観測値（標本）に対応する確率＝ P 値
- 有意水準に対応する値

分散分析表の読み方については，各事例をよく復習するのじゃぞ。

問題

5.1 次のデータについて，薬剤の種類による違いがあると言えるか。

(単位：mmHg)

患者	薬剤Ⅰ	薬剤Ⅱ	薬剤Ⅲ
1	1.6	1.7	2.6
2	1.4	3.3	2.5
3	1.5	4.0	2.3
4	5.1	5.0	1.2
5	2.8	3.7	−0.6
6	−1.5	2.7	2.5
7	1.5	2.8	1.3
8	1.2	3.6	1.2

5.2 次のデータについて，薬剤の種類・投与日による違いがあると言えるか。

(単位：mmHg)

要因2：投与日 \ 要因1：薬剤の種類	薬剤Ⅰ	薬剤Ⅱ	薬剤Ⅲ
1日目	1.5	−2.8	2.5
2日目	−2.9	−5.2	3.4
3日目	3.7	5.4	2.7

Chap. 6

医療分野への応用

医療の分野では、これまで学んできた知識をもとにした、さまざまな統計手法が応用されています。医療分野でよく利用される応用手法として、重回帰分析・因子分析などの多変量解析、生存時間分析などが存在します。この章では医療に生かされている統計の応用手法を紹介しましょう。

6. 医療分野への応用

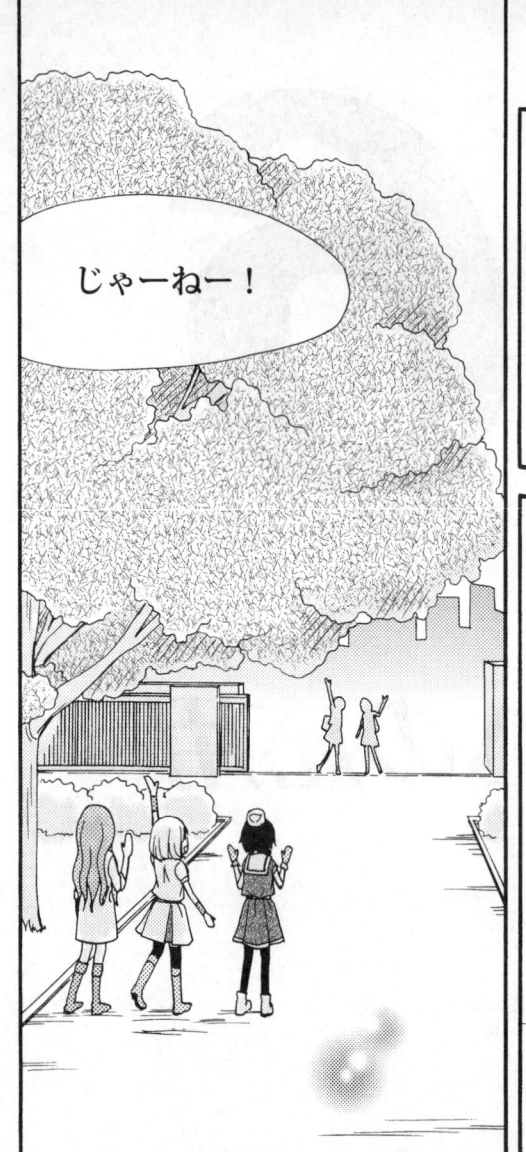

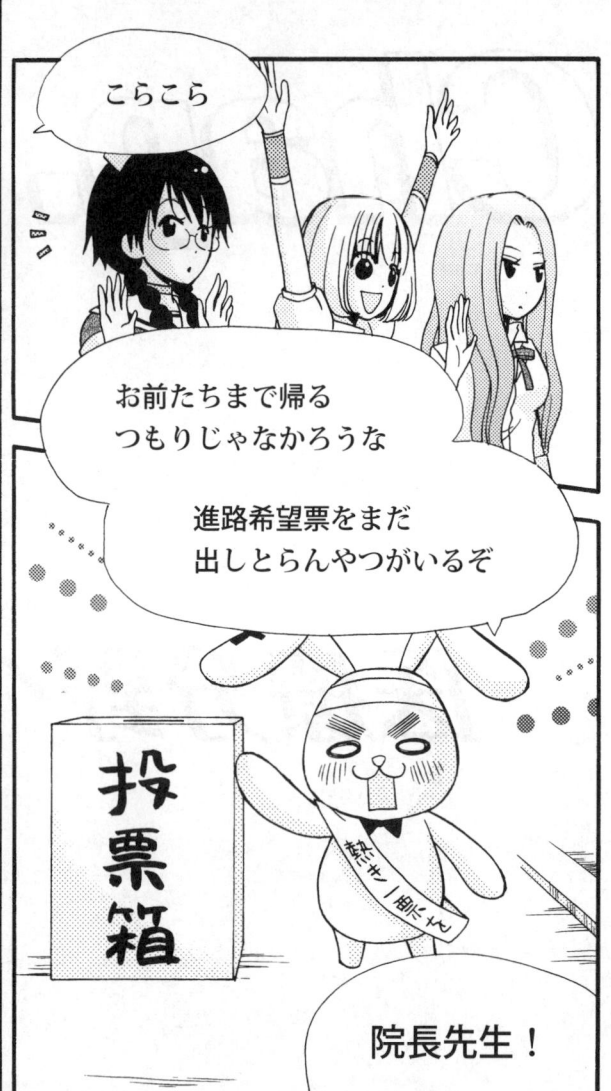

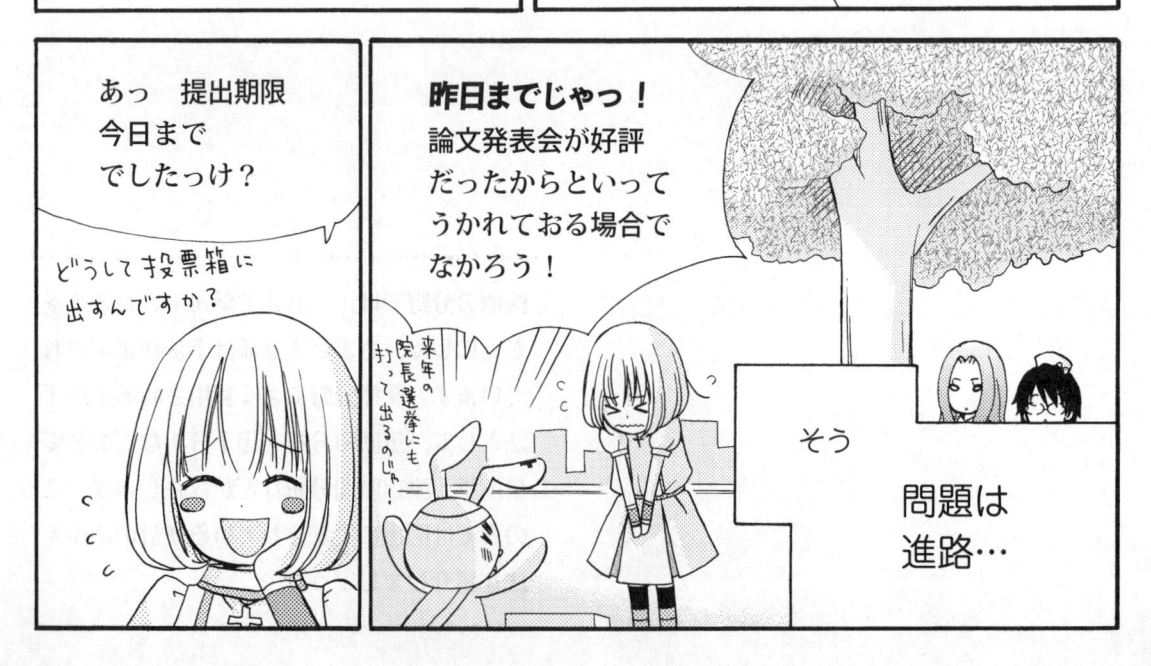

6. 医療分野への応用　159

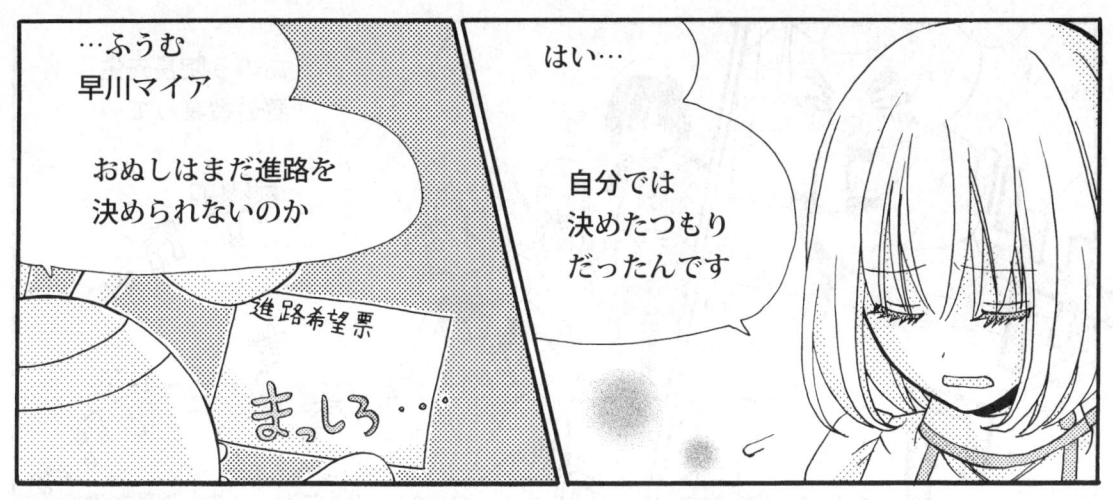

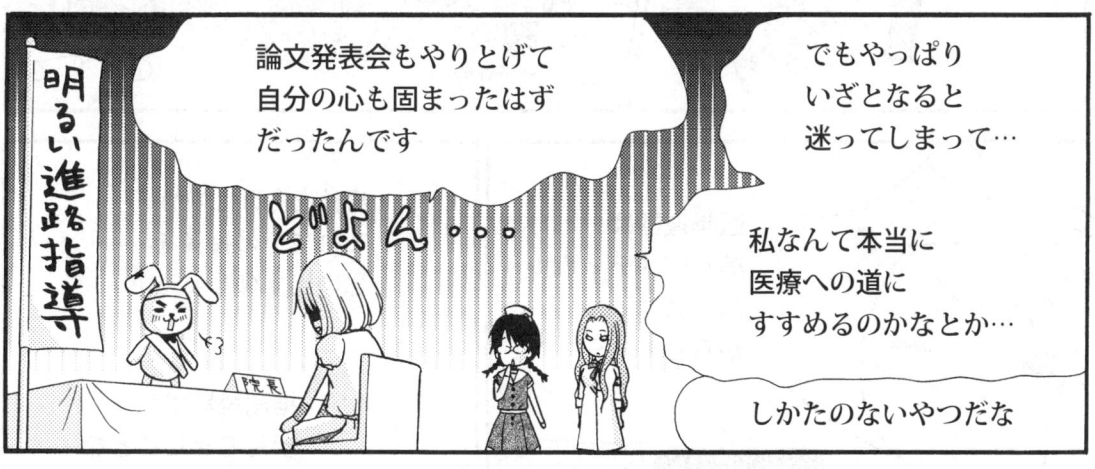

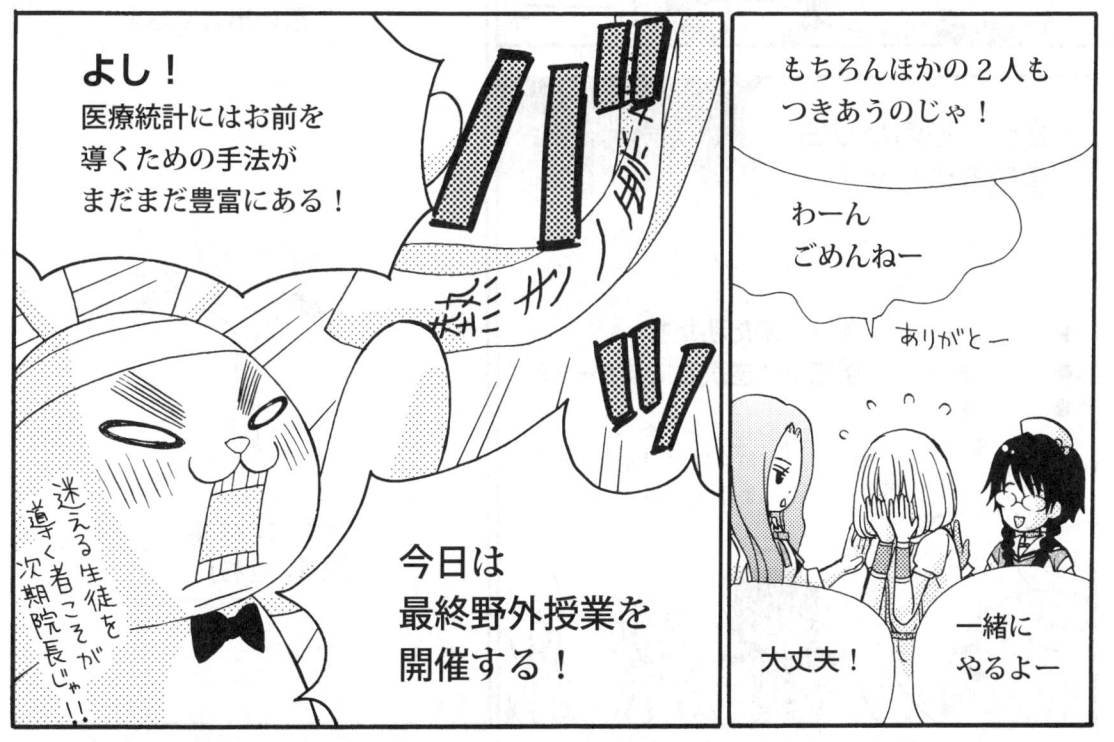

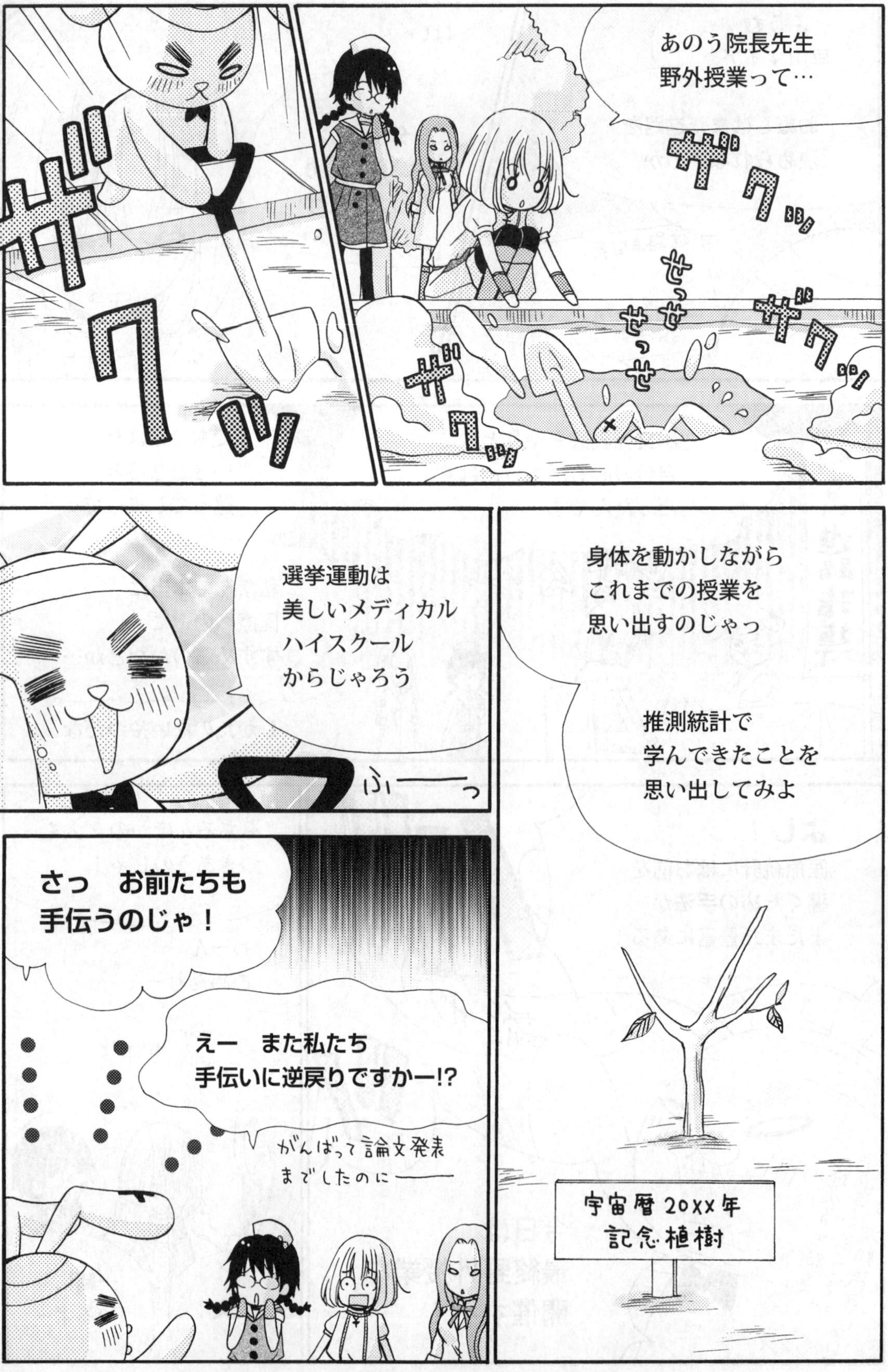

あのう院長先生
野外授業って…
ザクッ
せっせっ
ザクッ
ザクッ
ザクッ
身体を動かしながら
これまでの授業を
思い出すのじゃっ
推測統計で
学んできたことを
思い出してみよ
宇宙暦 20XX年
記念植樹
選挙運動は
美しいメディカル
ハイスクール
からじゃろう
ふーーっ
さっ お前たちも
手伝うのじゃ！
えー また私たち
手伝いに逆戻りですかー!?
がんばって論文発表
までしたのにーーー

ええと
母集団の平均を
推定・検定しました

平均の
差について
検定もしたね

適合度の
検定もよ

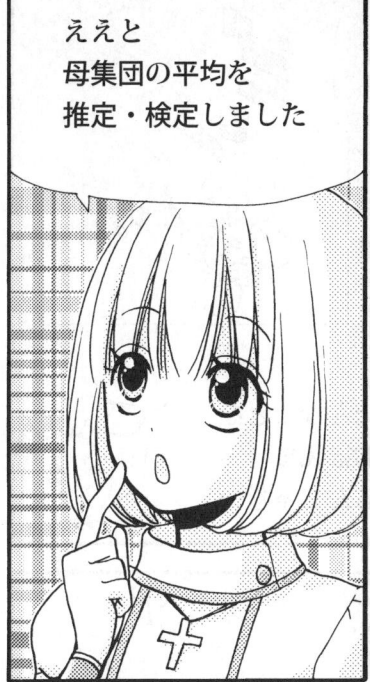

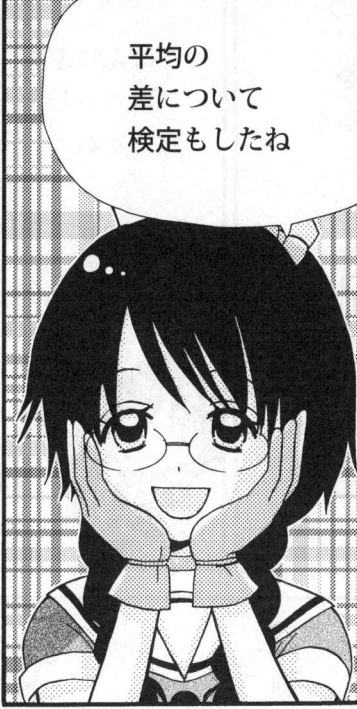

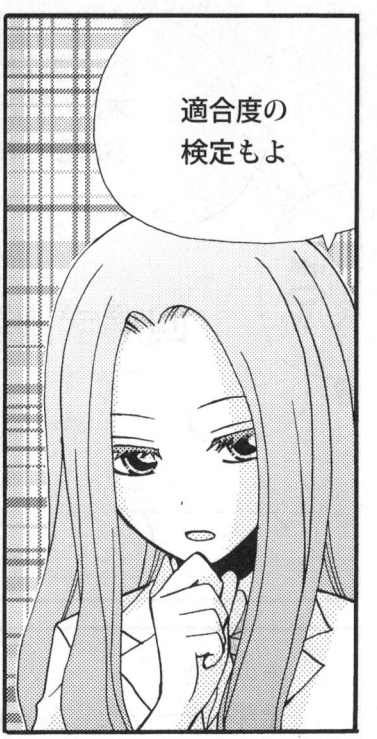

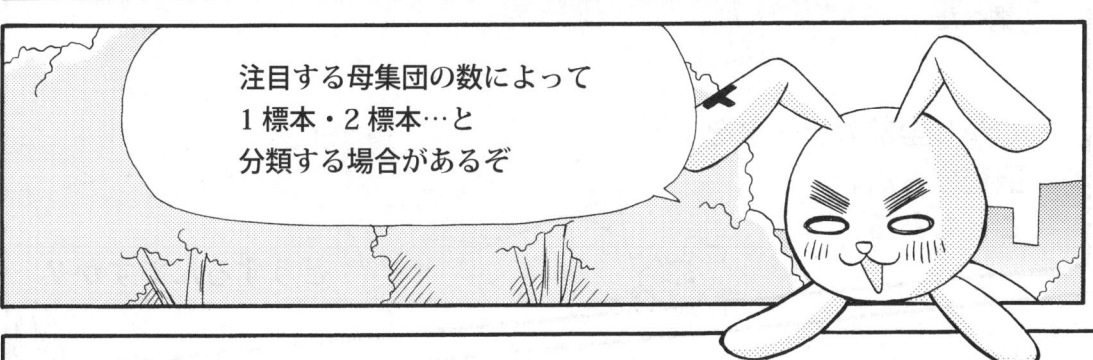

注目する母集団の数によって
1標本・2標本…と
分類する場合があるぞ

各種の推測統計

1標本	1つの母集団の平均・分散・比率などの推定・検定	
2標本	2つの母集団の平均の差・分散の比・比率の差などの推定・検定	χ^2 検定 （適合度の検定・独立性の検定）
3標本以上	3つ以上の母集団の分散分析	

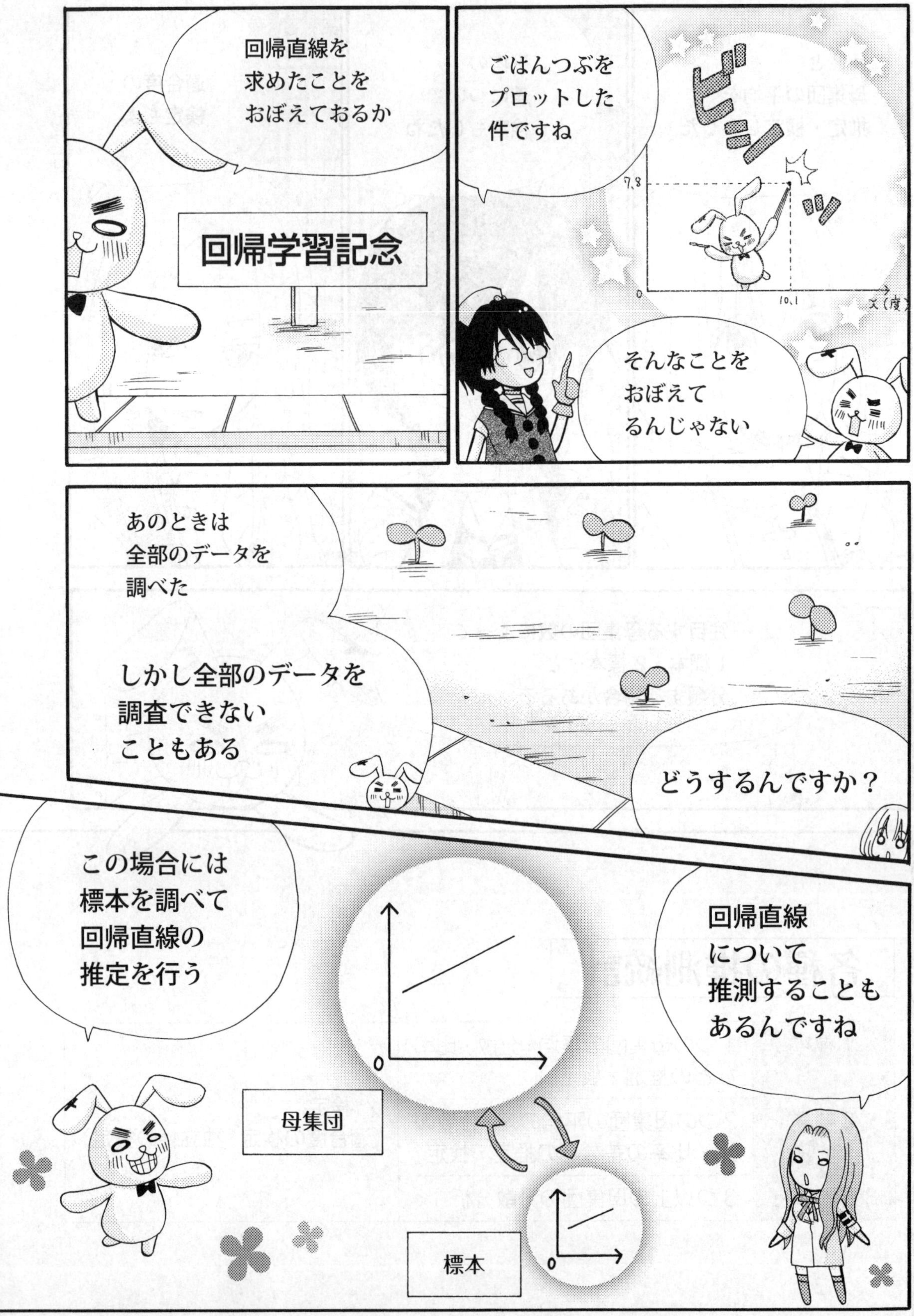
回帰直線を
求めたことを
おぼえておるか
回帰学習記念
ごはんつぶを
プロットした
件ですね
ビシッ
7.8
0
10.1
x(度)
そんなことを
おぼえて
るんじゃない
あのときは
全部のデータを
調べた
しかし全部のデータを
調査できない
こともある
どうするんですか？
この場合には
標本を調べて
回帰直線の
推定を行う
0
母集団
0
標本
回帰直線
について
推測することも
あるんですね

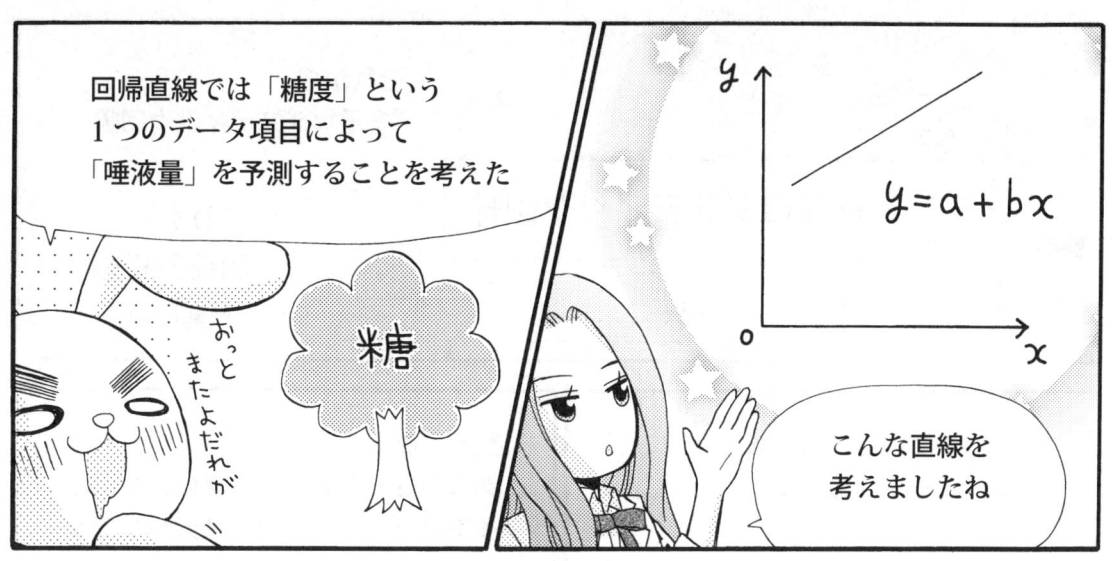

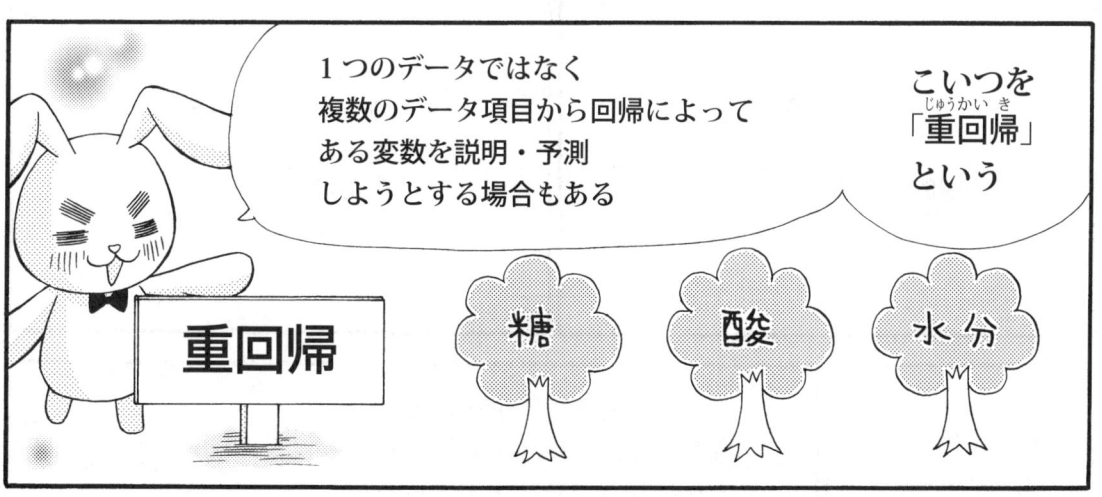

回帰直線では「糖度」という
1つのデータ項目によって
「唾液量」を予測することを考えた

$y = a + bx$

こんな直線を
考えましたね

おっと
またよだれが

糖

1つのデータではなく
複数のデータ項目から回帰によって
ある変数を説明・予測
しようとする場合もある

こいつを
「重回帰」
という

重回帰

糖　酸　水分

重回帰では糖度だけではなく
酸度・水分・重量…など

複数の変数から唾液の量を
説明することを考えるのじゃ

単回帰：$y = a + bx$
　　　　　唾液量　糖度

重回帰：$y = a + bx_1 + cx_2 + \cdots + nx_k$
　　　　　唾液量　糖度　酸度

重回帰の計算も
コンピュータで
できるんですね

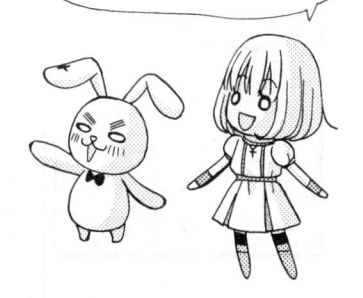

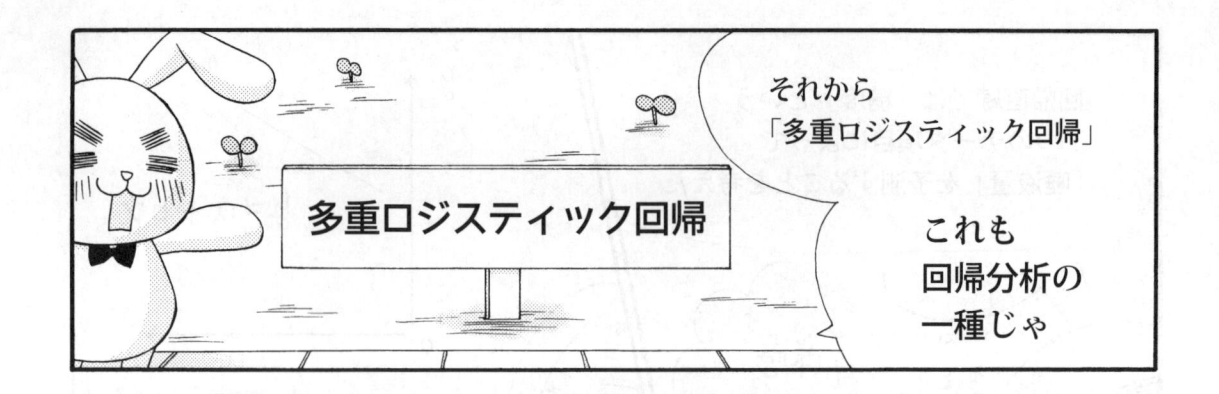

多重ロジスティック回帰

それから「多重ロジスティック回帰」

これも回帰分析の一種じゃ

これまでの回帰分析では量的データを扱った

y　$x_1 x_2 x_3$ …

量的データ

説明されるデータが0または1であらわされる質的データのときに多重ロジスティック回帰分析を使う

y　$x_1 x_2 x_3$ …

0または1

0または1であらわす…どんなケースだろう

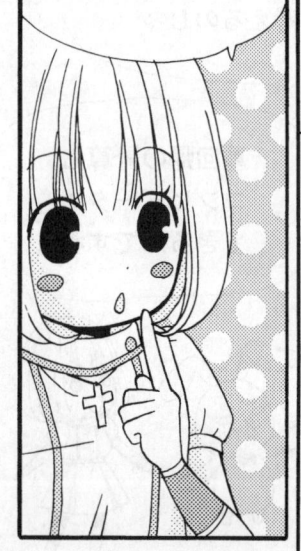

たとえば調査対象が肝臓病に罹患しているかどうかを○×すなわち0または1であらわし

この要因を飲酒量・血糖値などの複数の項目から説明しようとする場合じゃ

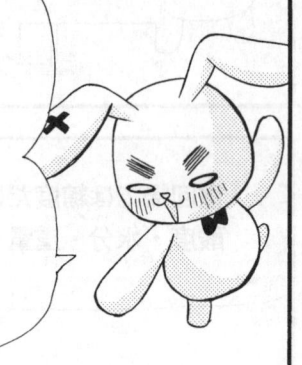

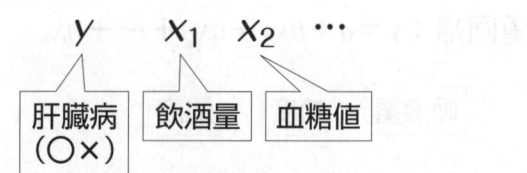

y　x_1　x_2　…

肝臓病（○×）　飲酒量　血糖値

次に「主成分分析」

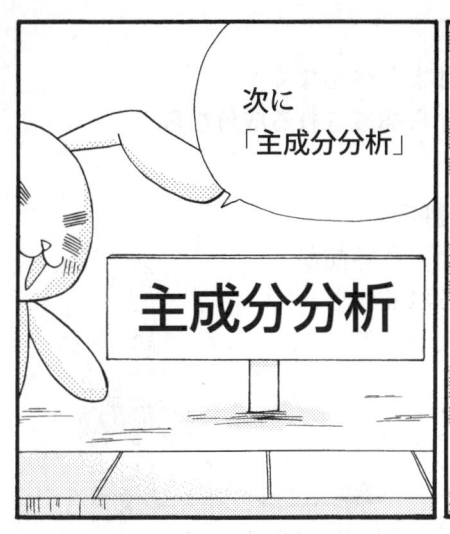

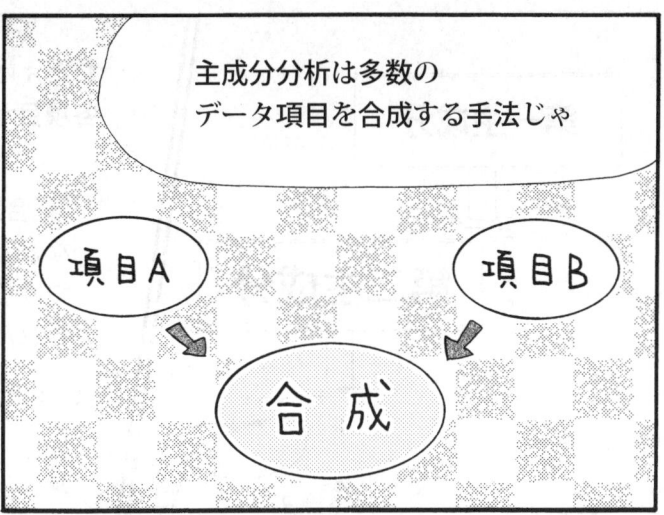

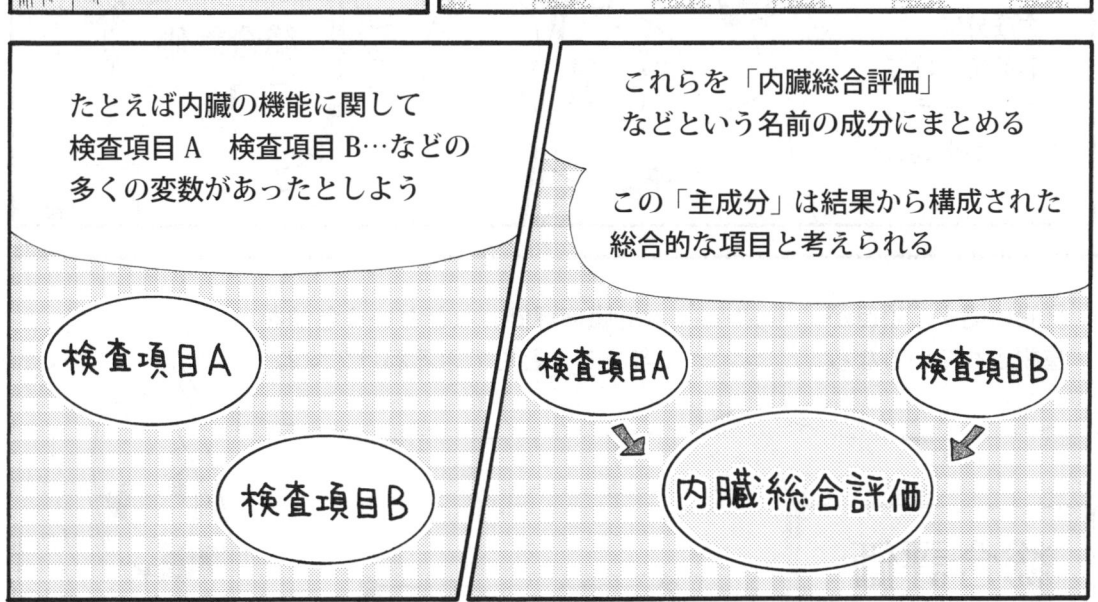

主成分分析

主成分分析は多数のデータ項目を合成する手法じゃ

項目A → 合成 ← 項目B

たとえば内臓の機能に関して検査項目A　検査項目B…などの多くの変数があったとしよう

検査項目A
検査項目B

これらを「内臓総合評価」などという名前の成分にまとめる

この「主成分」は結果から構成された総合的な項目と考えられる

検査項目A → 内臓総合評価 ← 検査項目B

第一主成分：
$$z_1 \leftarrow \beta_{11}x_{11} + \beta_{21}x_{21} + \cdots + \beta_{k1}x_{k1}$$
第二主成分：
$$z_2 \leftarrow \beta_{12}x_{12} + \beta_{22}x_{22} + \cdots + \beta_{k2}x_{k2}$$

主成分 Z　　項目 X

こうやって第一主成分を見つけ第二主成分…と見つけていく

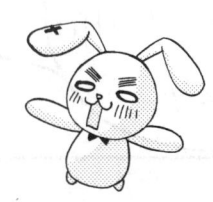

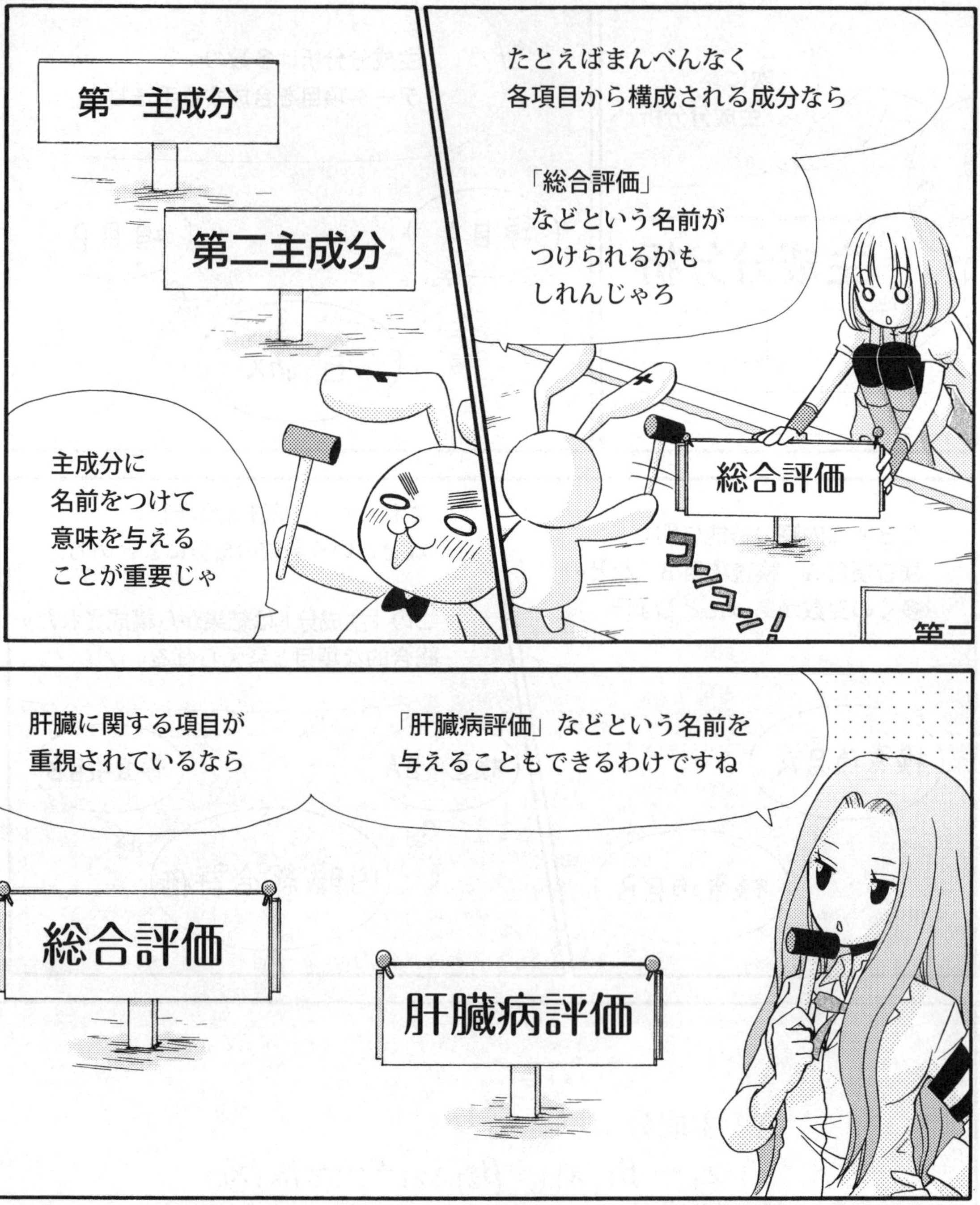
第一主成分
第二主成分
主成分に名前をつけて意味を与えることが重要じゃ
たとえばまんべんなく各項目から構成される成分なら
「総合評価」などという名前がつけられるかもしれんじゃろ
総合評価
コンコン!
肝臓に関する項目が重視されているなら
「肝臓病評価」などという名前を与えることもできるわけですね
総合評価
肝臓病評価
次に「因子分析(いんし)」
因子分析

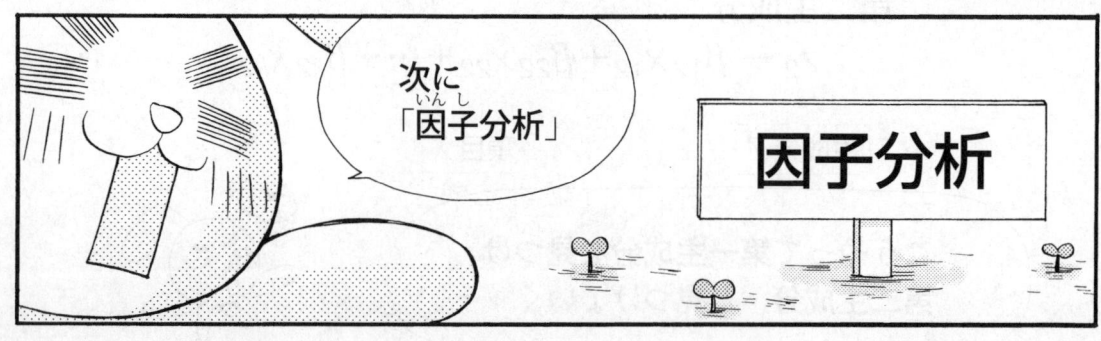

因子分析では隠された因子を見つける

項目A ← 因子 → 項目B

たとえばこんなアンケートをとったとしよう

ちなみにこれはわしの回答じゃ

1. 人と話すのが好きだ
   ①はい ②いいえ ③どちらでもない
2. 自分は素晴らしい存在だと感じる
   ①はい ②いいえ ③どちらでもない
3. 他人の面倒をよく見る
   ①はい ②いいえ ③どちらでもない

アンケート回答
1. ①
2. ①
3. ①

このとき「社交性」「責任感」「協調性」などの因子が存在し

これがアンケートの回答に影響を与えていると考える

社交性 — ①の解答
責任感 — ②の解答
協調性 — ③の解答

「因子」は結果としては観察されないが

結果に影響を与えている項目と考えられる

因子 → 結果

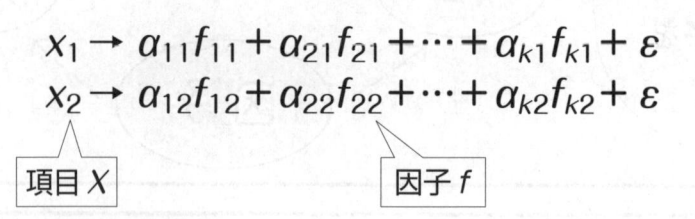

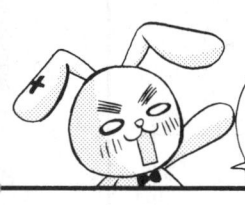

$$x_1 \rightarrow a_{11}f_{11} + a_{21}f_{21} + \cdots + a_{k1}f_{k1} + \varepsilon$$
$$x_2 \rightarrow a_{12}f_{12} + a_{22}f_{22} + \cdots + a_{k2}f_{k2} + \varepsilon$$

項目 X　　因子 f

すなわちこいつを見つける手法じゃ

式は主成分分析と似てるように見えるけど…

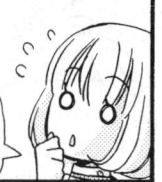

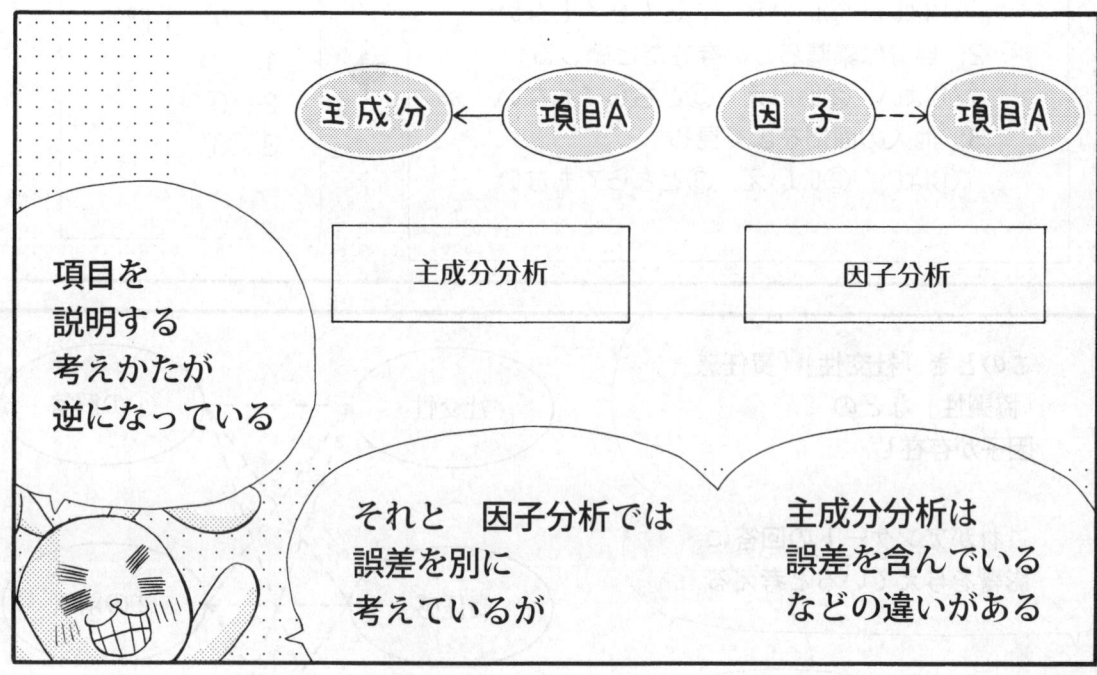

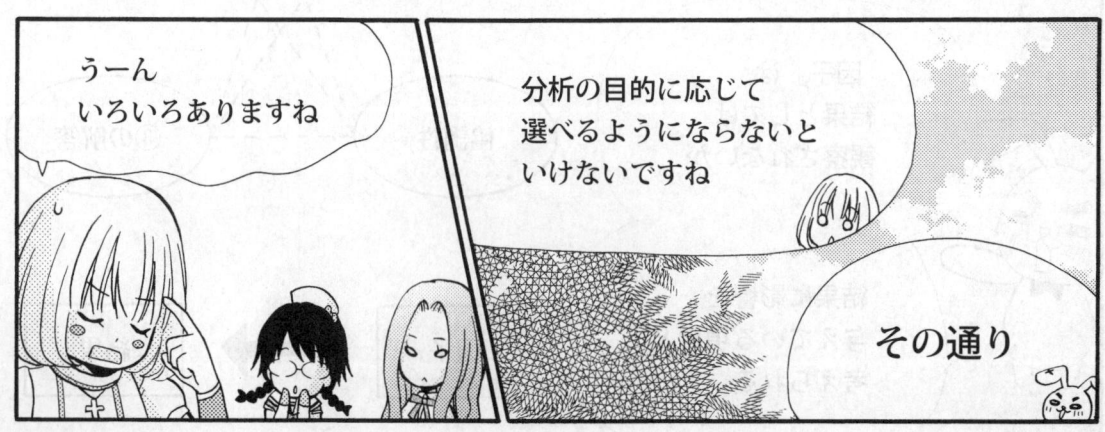

主成分 ← 項目A　　因子 --→ 項目A

主成分分析　　因子分析

項目を説明する考えかたが逆になっている

それと　因子分析では誤差を別に考えているが

主成分分析は誤差を含んでいるなどの違いがある

うーん　いろいろありますね

分析の目的に応じて選べるようにならないといけないですね

その通り

さて

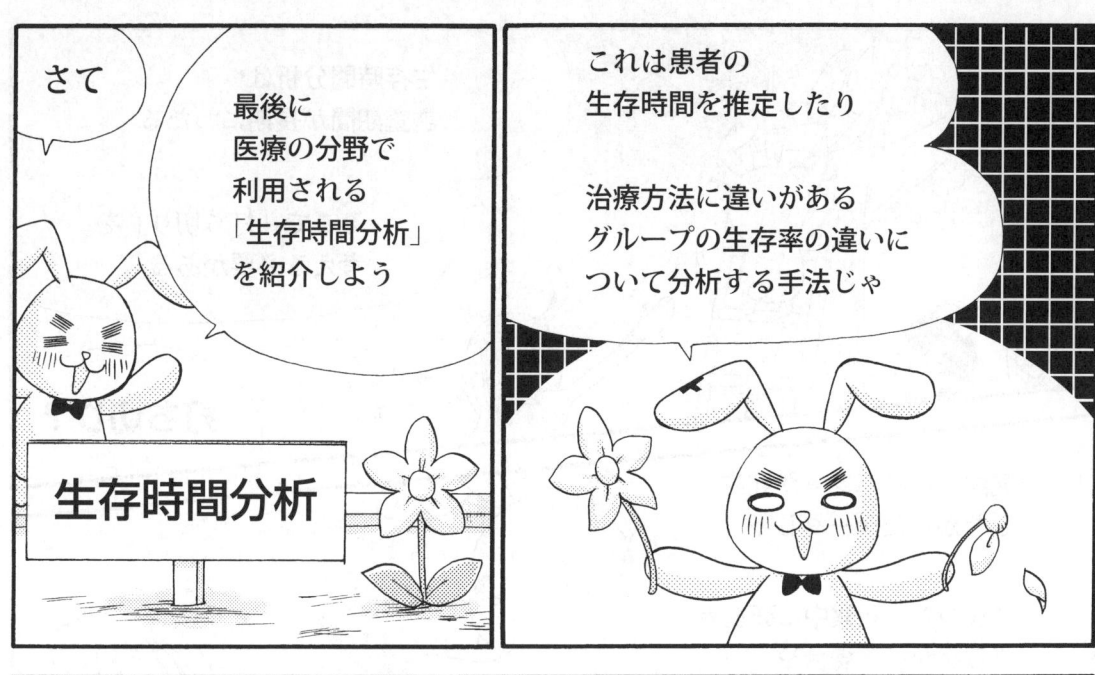

最後に医療の分野で利用される「生存時間分析」を紹介しよう

生存時間分析

これは患者の生存時間を推定したり

治療方法に違いがあるグループの生存率の違いについて分析する手法じゃ

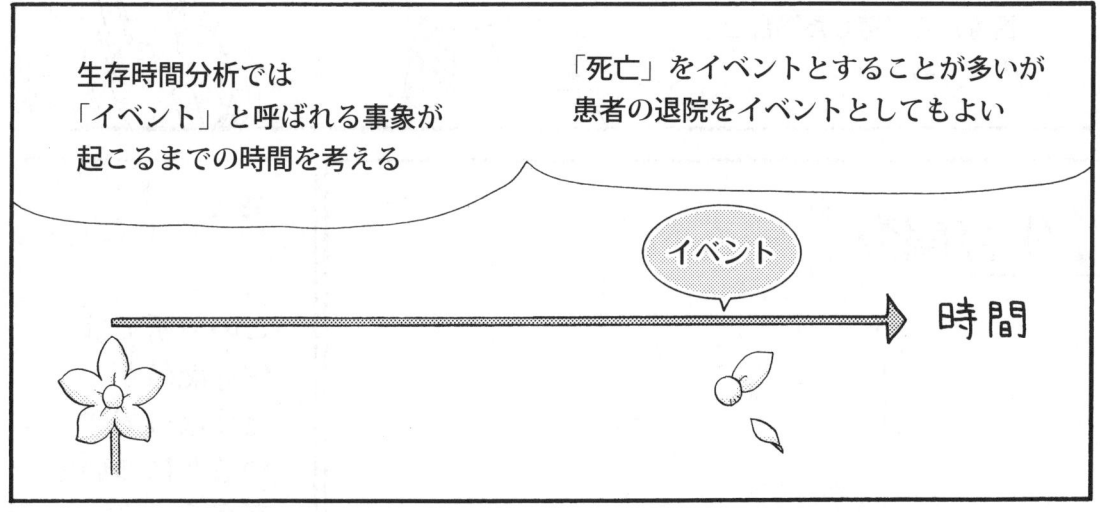

生存時間分析では「イベント」と呼ばれる事象が起こるまでの時間を考える

「死亡」をイベントとすることが多いが患者の退院をイベントとしてもよい

イベント → 時間

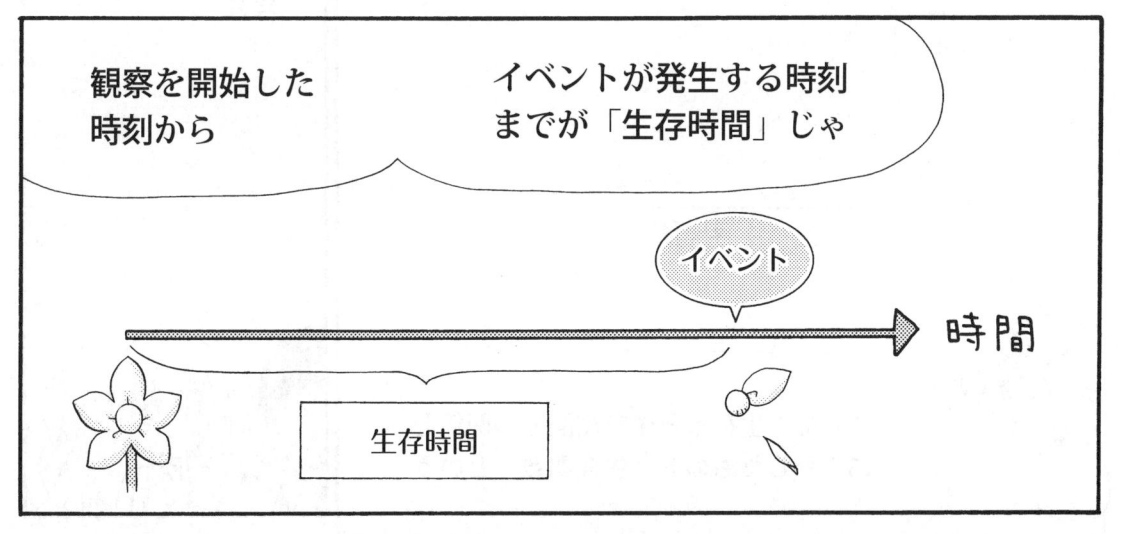

観察を開始した時刻から

イベントが発生する時刻までが「生存時間」じゃ

イベント → 時間

生存時間

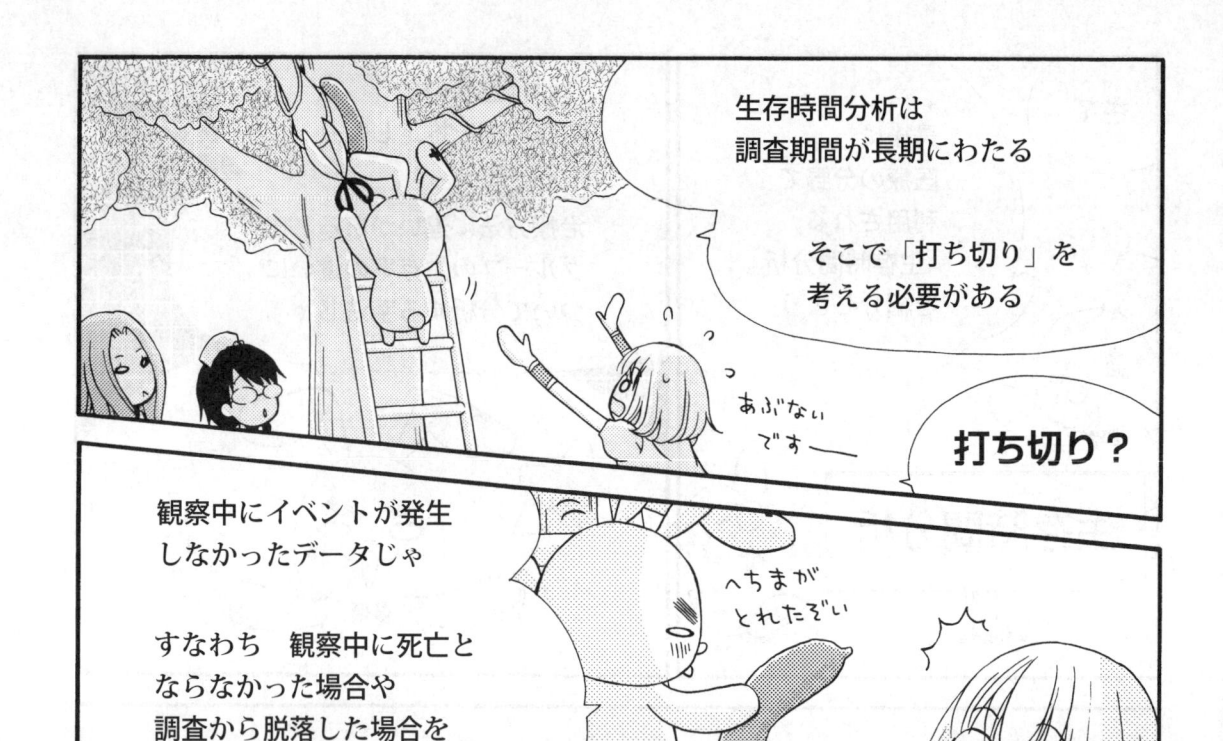

生存時間分析は
調査期間が長期にわたる

そこで「打ち切り」を
考える必要がある

あぶないですー

打ち切り？

観察中にイベントが発生
しなかったデータじゃ

すなわち 観察中に死亡と
ならなかった場合や
調査から脱落した場合を
考えておくのじゃ

へちまがとれたぞい

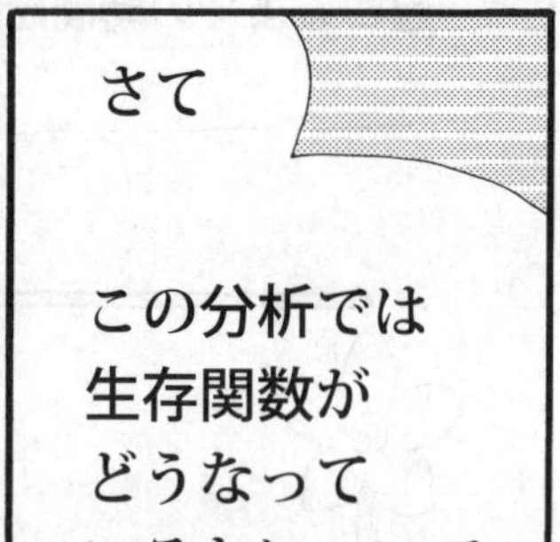

さて

この分析では
生存関数が
どうなって
いるかについて
考える

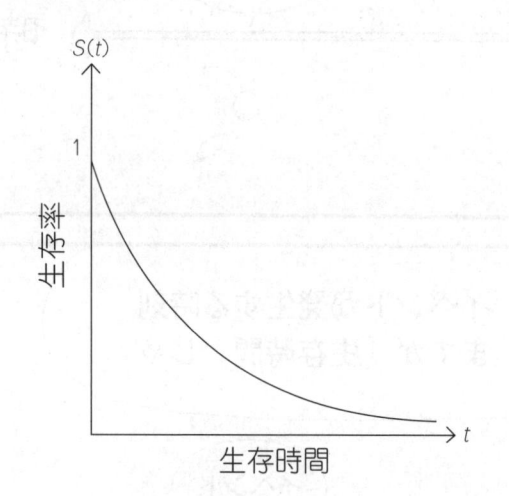

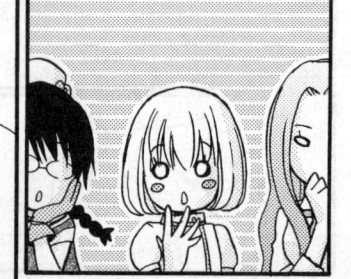

生存関数

S(t)

1

生存率

生存時間

t

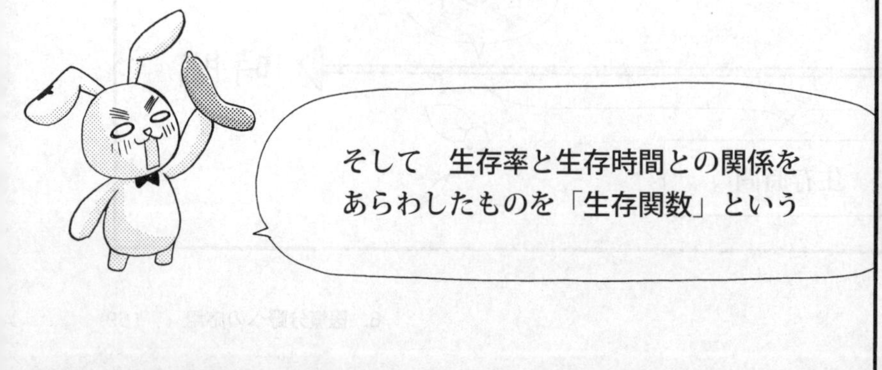

そして 生存率と生存時間との関係を
あらわしたものを「生存関数」という

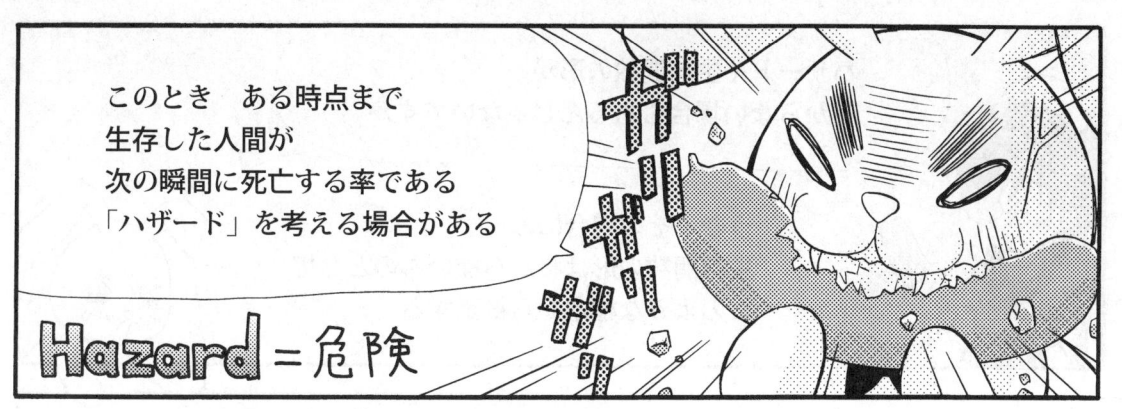

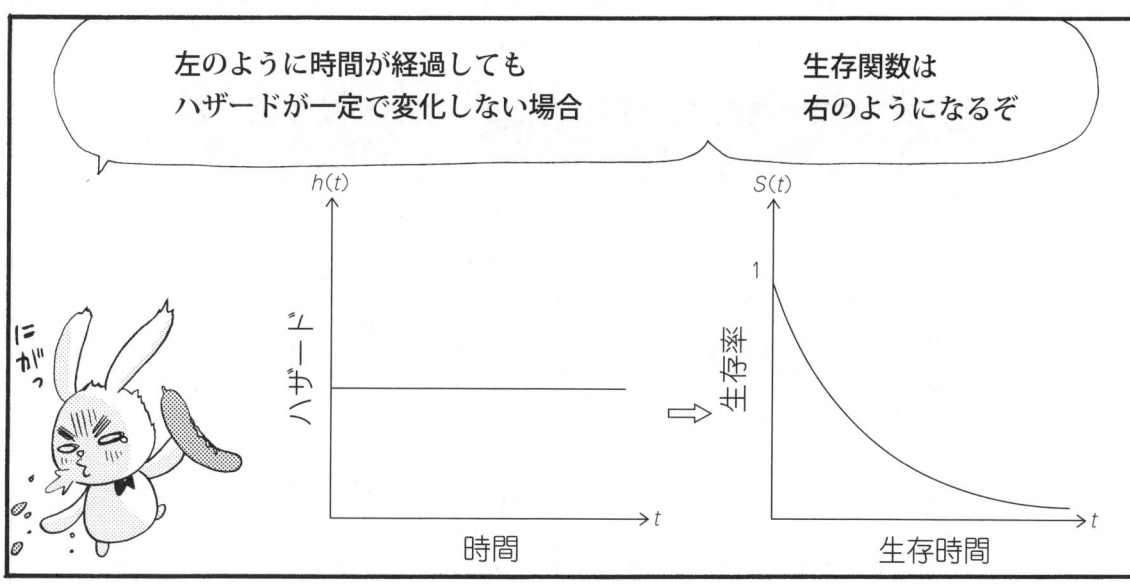

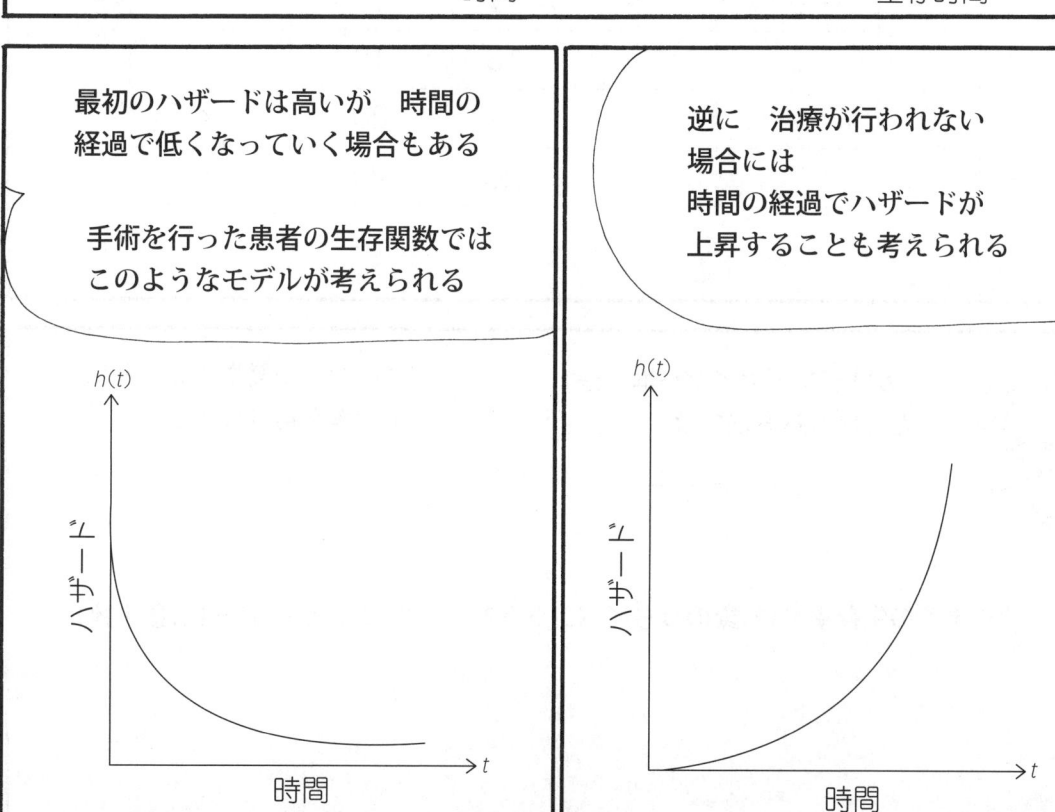

このとき ある時点まで生存した人間が次の瞬間に死亡する率である「ハザード」を考える場合がある

Hazard＝危険

左のように時間が経過してもハザードが一定で変化しない場合

生存関数は右のようになるぞ

最初のハザードは高いが 時間の経過で低くなっていく場合もある

手術を行った患者の生存関数ではこのようなモデルが考えられる

逆に 治療が行われない場合には時間の経過でハザードが上昇することも考えられる

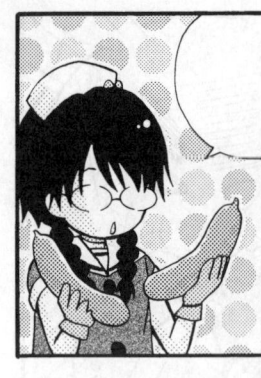

「ハザードや生存関数の形が
わからない場合もあるんじゃないですか」

「うむ その場合には
生存関数の形はわからないものとして
このような標本から推定する」

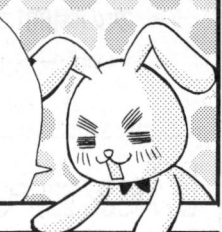

患者	生存時間（週）	打ち切り（×）	患者	生存時間（週）	打ち切り（×）
1	3		11	10	
2	3		12	10	
3	3		13	10	×
4	4		14	12	
5	4		15	12	
6	5		16	13	
7	6	×	17	15	×
8	6		18	18	
9	7		19	20	×
10	7		20	20	×

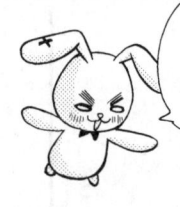

「「カプラン・マイヤー推定法」
と呼ばれる方法では

イベントが発生するごとに
生存率を再計算する」

直前までの生存率×(対象のうちイベントが起こらなかった人数)÷(対象人数)

カプラン・マイヤー推定法

- 0〜3週：
  1（＝100％）…全員生存している
- 3〜4週：
  $1×(20-3)÷20=0.85$…イベント発生3人
- 4〜5週：
  $0.85×(17-2)÷17=0.75$…イベント発生2人
- 5〜6週：
  $0.75×(15-1)÷15=0.7$…イベント発生1人
- 6〜7週：
  $0.7×(14-1)÷14=0.65$…イベント発生1人
  （1人は打ち切り→次の計算時に対象人数から除く）
- 7〜10週：
  $0.65×(12-2)÷12=0.542$…イベント発生2人
  （7週めの1人は対象人数から除いている）
- 10〜12週：
  $0.542×(10-2)÷10=0.434$…イベント発生2人
  （1人打ち切り→次の計算時に対象人数から除く）
- 12〜13週：
  $0.434×(7-2)÷7=0.31$…イベント発生2人
  （10週めの1人は対象人数から除いている）
- 13〜18週：
  $0.31×(5-1)÷5=0.248$…イベント発生1人
  （1人打ち切り→次の計算時に対象人数から除く）
- 18〜20週：
  $0.248×(3-1)÷3=0.165$…イベント発生1人
  （15週めの1人は対象人数から除いている）
  （2人打ち切り）

グラフにすると階段状になるんですね

グラフの形から生存関数の形を考えることもできそうね

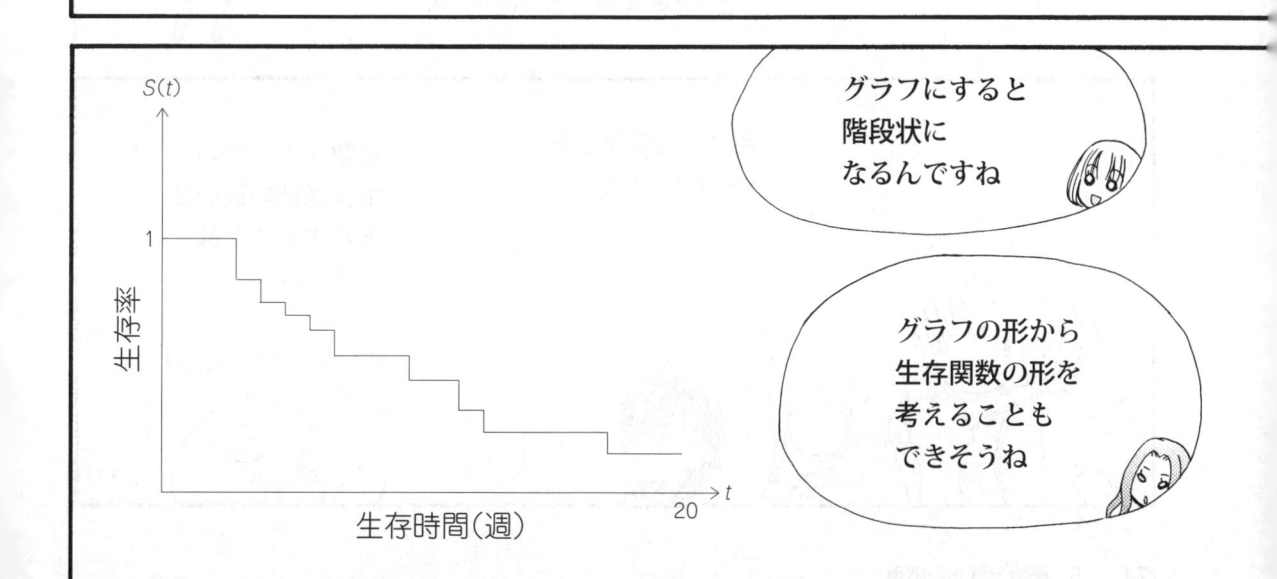

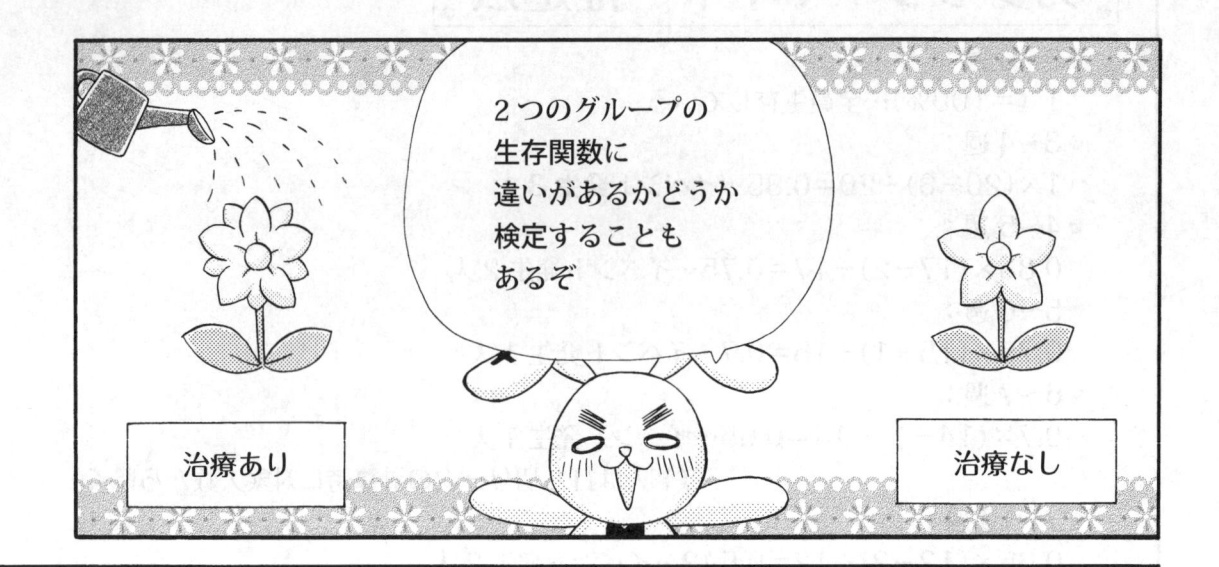

2つのグループの
生存関数に
違いがあるかどうか
検定することも
あるぞ

治療あり

治療なし

ログランク検定	各時点のイベントを同等に評価する
一般化ウィルコクソン検定	早期に発生したイベントを重視する

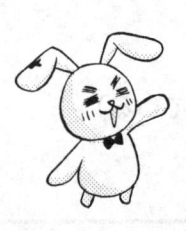

イベントが発生した時点で
2グループのイベントの
有無について分割表を作成し
χ^2検定を行う方法がある

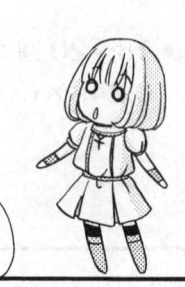

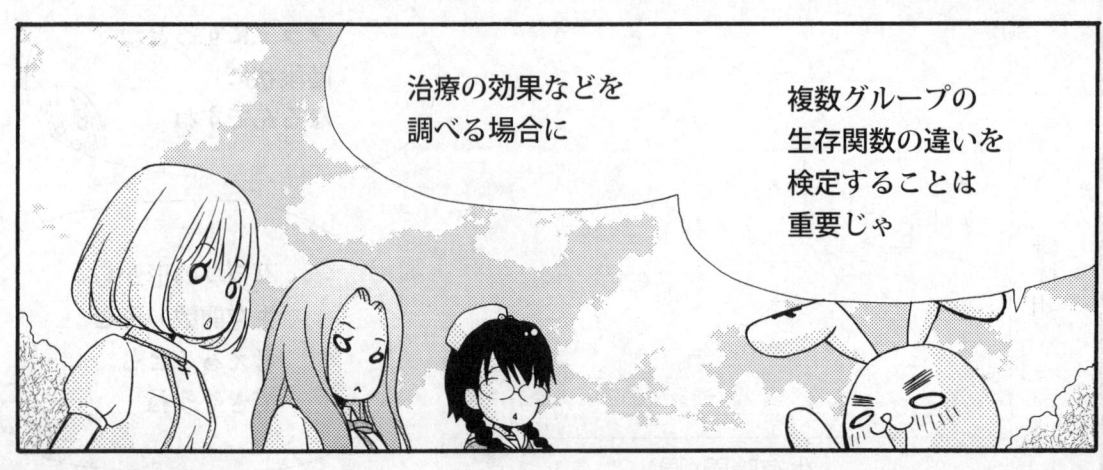

治療の効果などを
調べる場合に

複数グループの
生存関数の違いを
検定することは
重要じゃ

生存関数に影響を与える項目を考えることもある

たとえば飲酒やタバコ

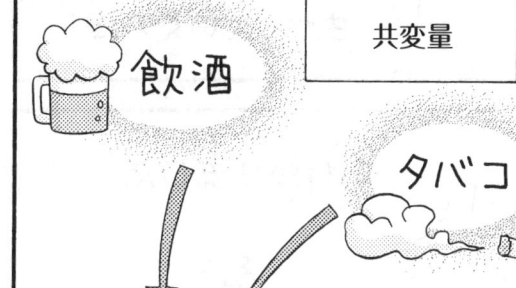

飲酒

共変量

タバコ

生存時間

こうした項目を「共変量（きょうへんりょう）」と呼ぶ

これらによって生存時間は違ってくる可能性があるじゃろう

飲酒やタバコの量すなわち共変量によって

生存時間がどうなるかを予測する回帰モデルを考えその形状を推定する

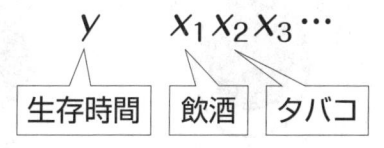

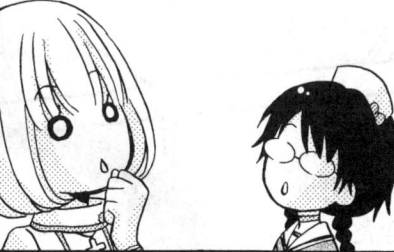

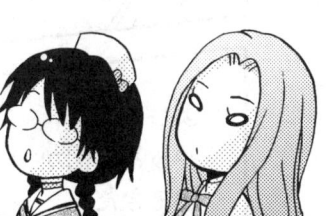

y　　$x_1 x_2 x_3 \cdots$

生存時間　飲酒　タバコ

このとき共変量が異なってもハザードの比は常に一定とするモデルが使われているぞ

これは「コックス比例ハザードモデル」と呼ばれている

コックス比例ハザードモデル

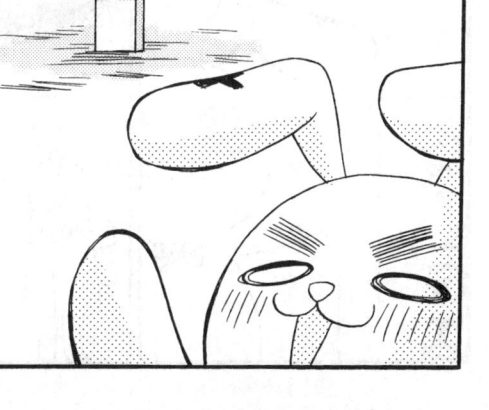

6. 医療分野への応用　175

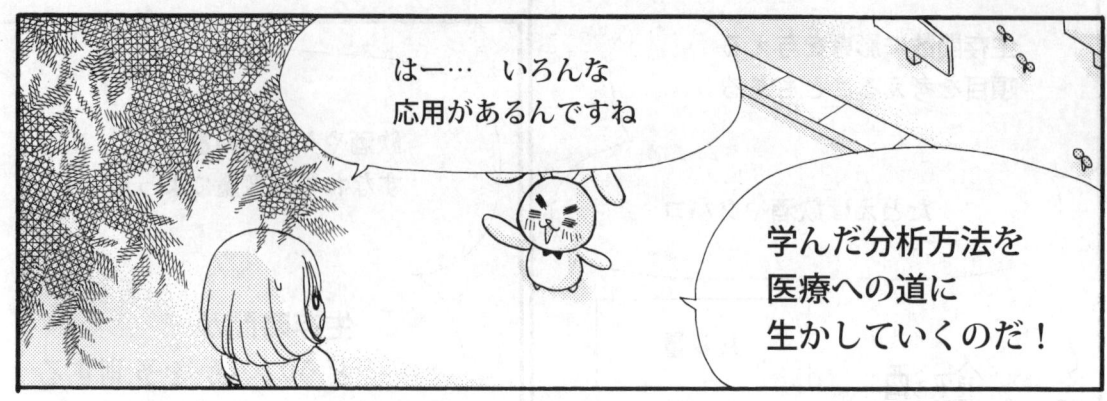

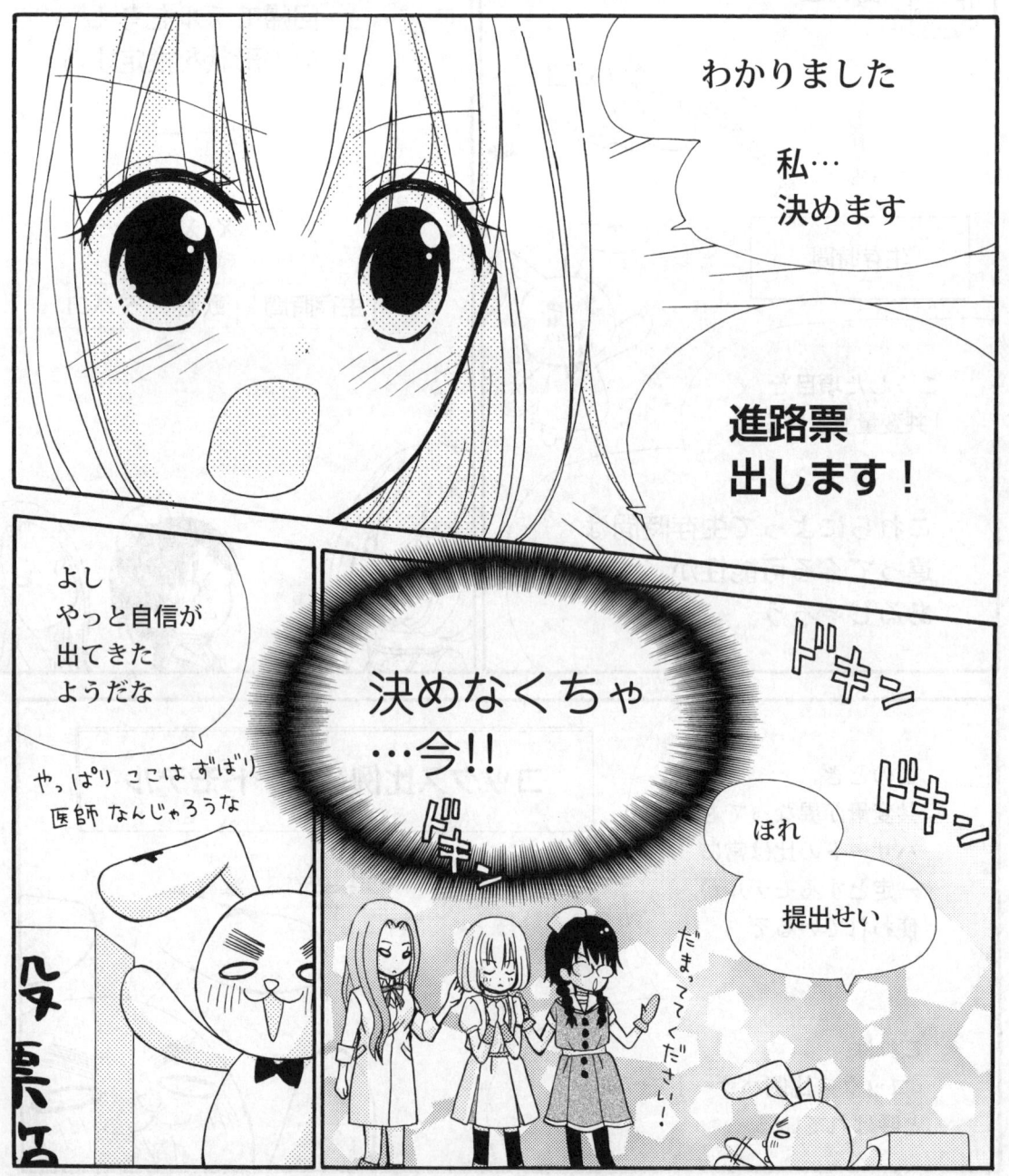

はー… いろんな応用があるんですね

学んだ分析方法を医療への道に生かしていくのだ！

わかりました

私…決めます

進路票出します！

よし やっと自信が出てきたようだな

やっぱり ここはずばり 医師なんじゃろうな

決めなくちゃ…今!!

ドキン ドキン ドキン

ほれ 提出せい

だまってください…！

6. 医療分野への応用　177

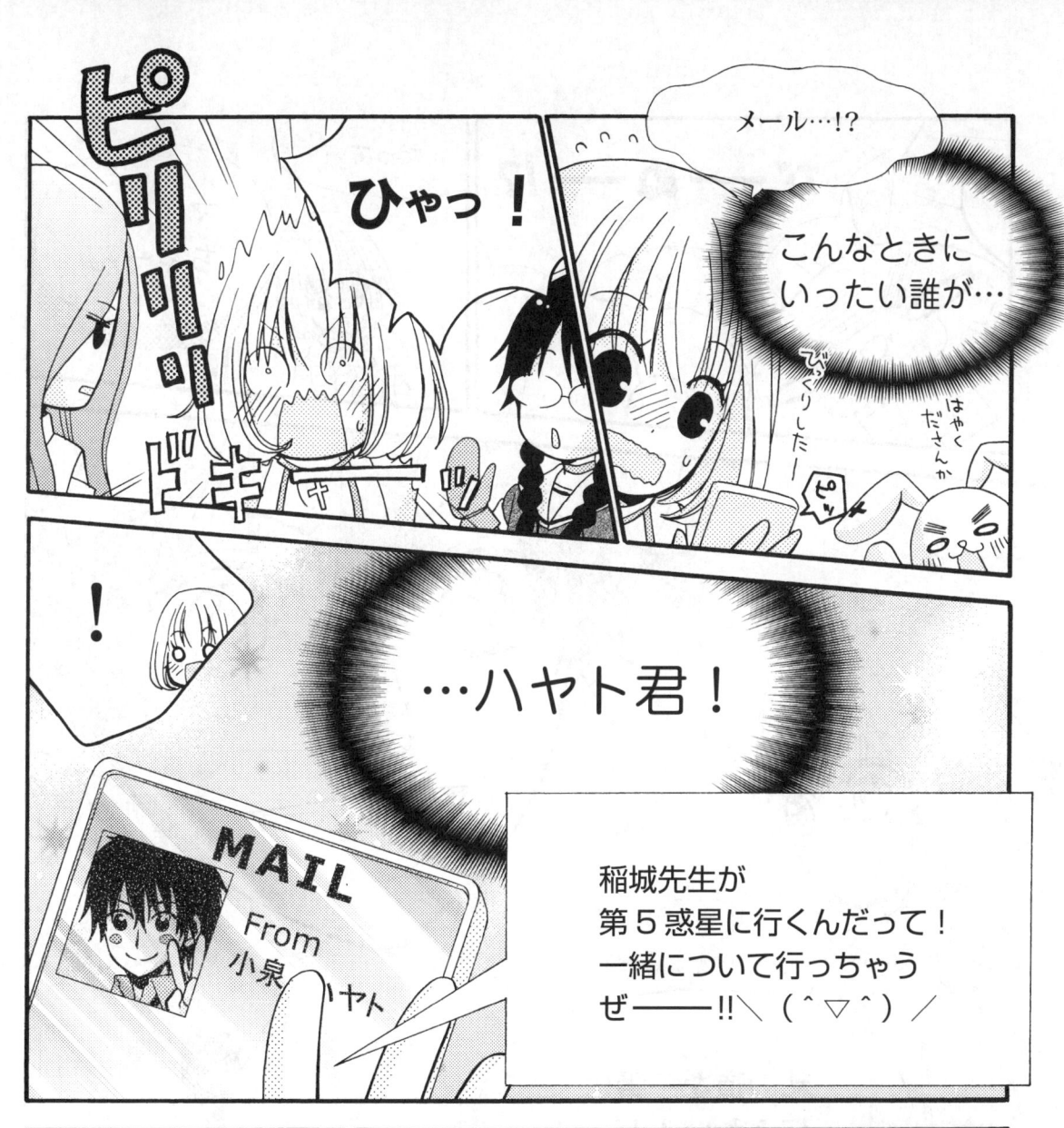

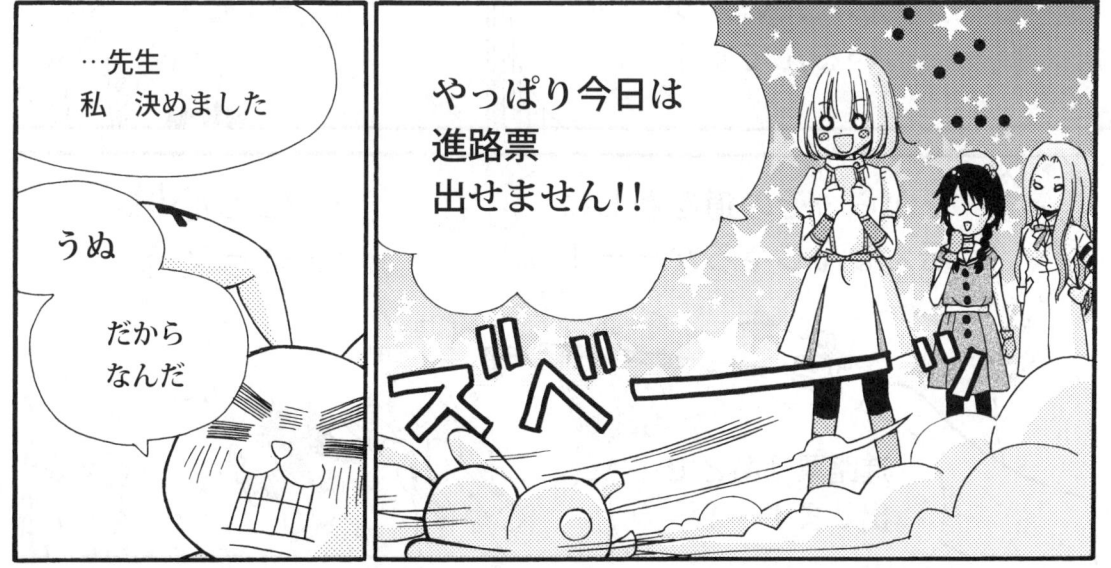

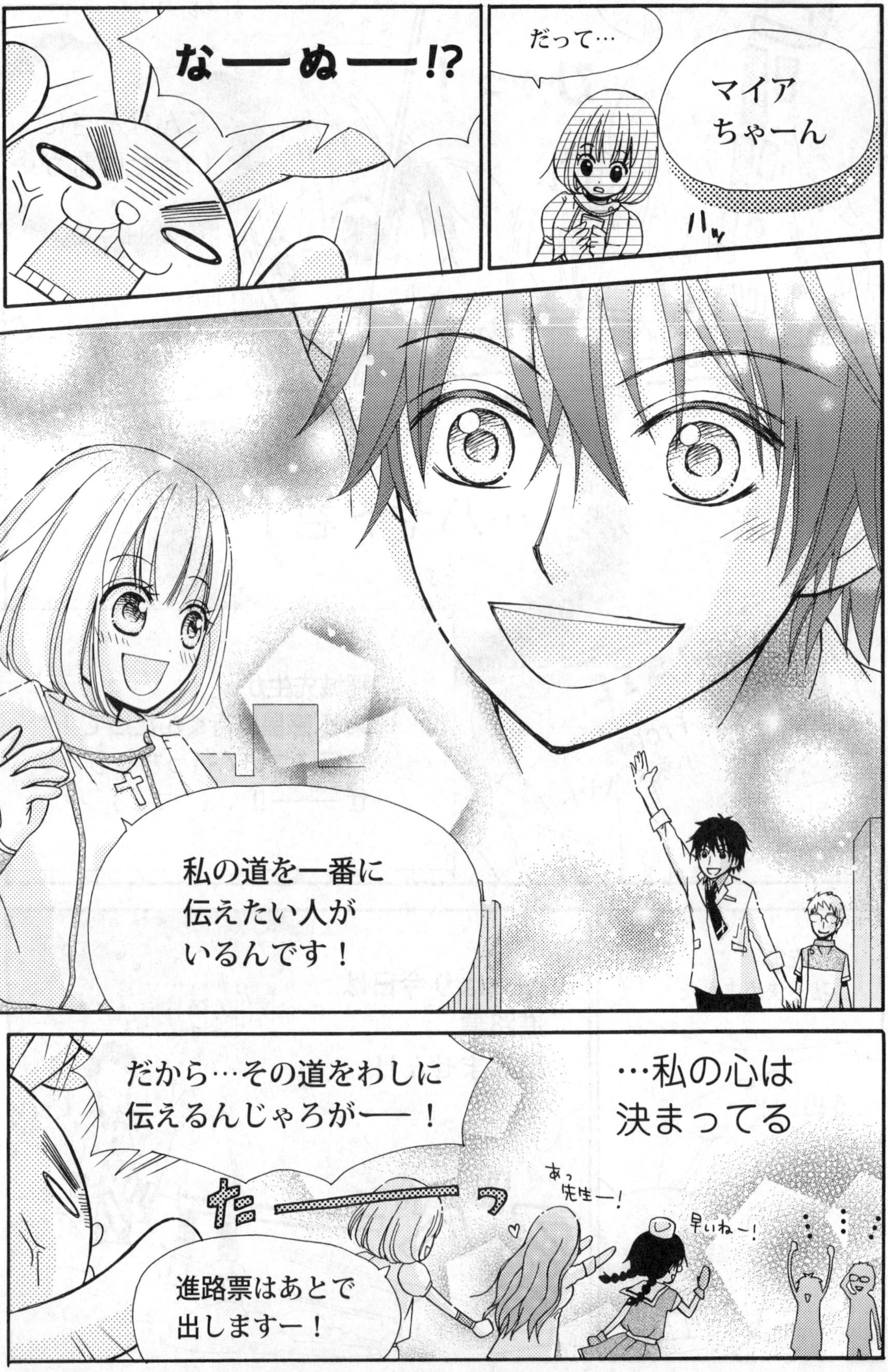
だって…
マイア
ちゃーん
ハッ
なーぬー!?
私の道を一番に
伝えたい人が
いるんです！
…私の心は
決まってる
あっ
先生ー!
早いねー!
だから…その道をわしに
伝えるんじゃろがー！
たーっ
進路票はあとで
出しますー！

どんな道に
すすんだとしても

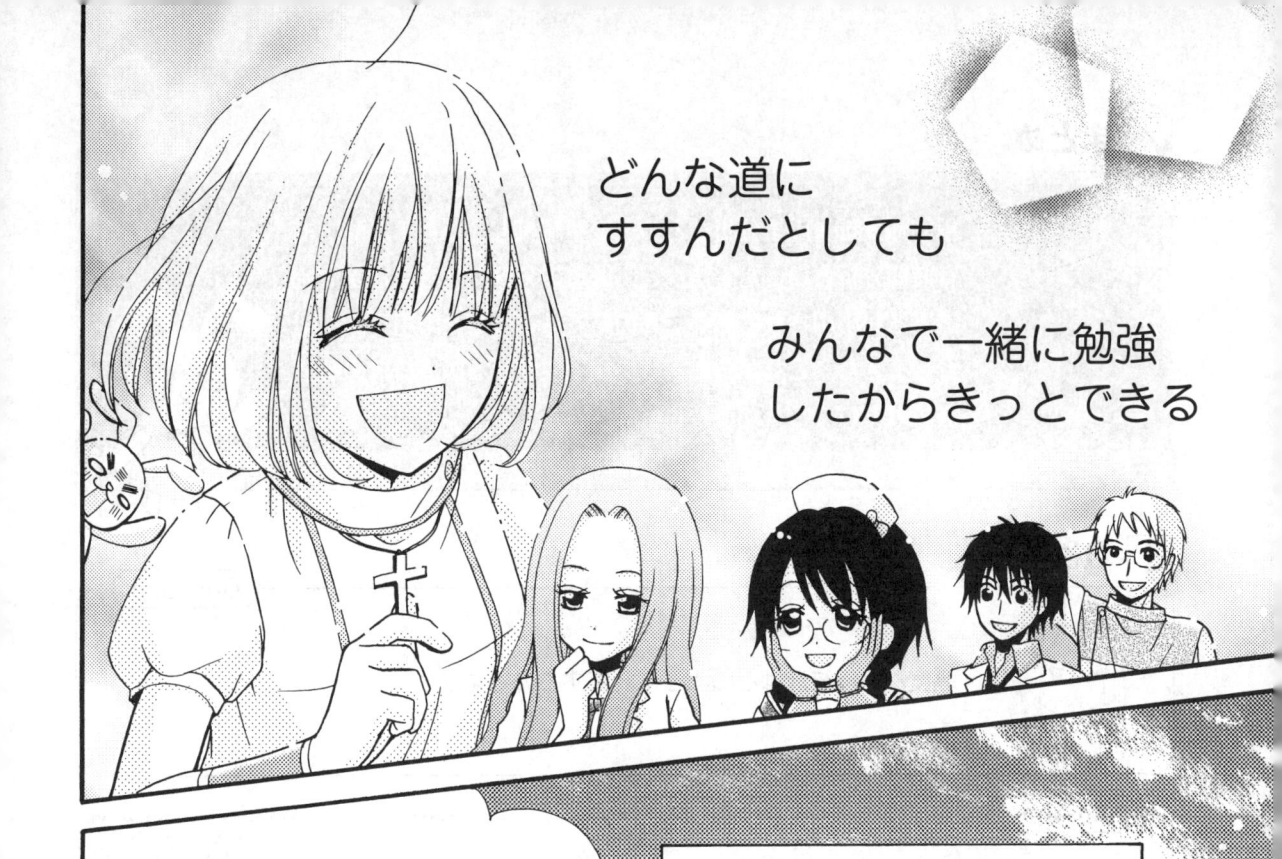

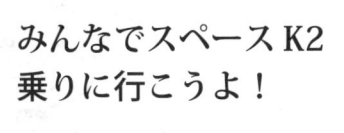

みんなで一緒に勉強
したからきっとできる

医療への道に
きっと生かせる

みんなでスペースK2
乗りに行こうよ！

くぉら——
わしも一緒に行くぞ——

先頭に乗ってやるー！

えー
院長先生も
ですかー？

じゃあ
おごって
くださいね！

きっと！

✓ まとめ

重回帰分析・因子分析などの多変量解析といった手法や，生存時間分析といった手法など，医療の分野ではさまざまな統計手法が応用されておる。この章ではこうした応用手法を紹介してきた。これからも実践の場で生かせる医療統計の勉強を続けていくことが重要じゃな。

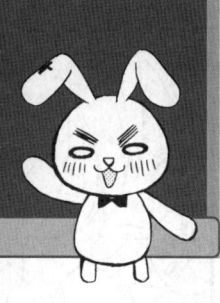

❗ Q&A

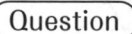

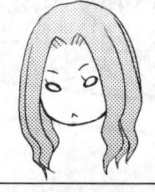

Question

高度な医療統計はどのように計算するのですか？

Answer

統計用のパッケージを利用する。

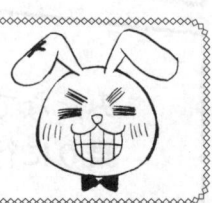

本書では，一般的に普及している表計算ソフトExcelを使って，簡単な統計分析手法を見てきた。高度な処理については"R"や"SPSS"と呼ばれる統計パッケージを利用することが多くなる。さまざまなツールを使って勉強を続けていくとよいじゃろう。

■付　録

Excel の関数

指標	関数	使い方
平均	AVERAGE( )	範囲を指定する
中央値	MEDIAN( )	
最頻値	MODE( )	
範囲	MAX( )－MIN( )	
偏差平方和	DEVSQ( )	
分散	VARP( )	
標準偏差	STDEVP( )	
共分散	COVAR( )	2列の範囲を指定する
相関係数	CORREL( )	
正規分布	NORMDIST( )	パーセント点→確率を求める
	NORMINV( )	確率→パーセント点を求める
標準正規分布	NORMSDIST( )	パーセント点→確率を求める
	NORMSINV( )	確率→パーセント点を求める
t 分布	TDIST( )	パーセント点・自由度→確率を求める
	TINV( )	確率・自由度→パーセント点を求める
χ^2 分布	CHIDIST( )	パーセント点・自由度→確率を求める
	CHINV( )	確率・自由度→パーセント点を求める

■ 解　　答

1.1　平均＝157.6，分散＝9.55，標準偏差＝3.09

2.1　共分散＝5.572，相関係数＝0.768
2.2　$y = -90.56 + 0.889x$

	A	B	C	D	E	F	G	H	I	J
1	概要									
2										
3		回帰統計								
4	重相関 R	0.767531								
5	重決定 R2	0.589103								
6	補正 R2	0.566276								
7	標準誤差	1.959289								
8	観測数	20								
9										
10	分散分析表									
11		自由度	変動	分散	測された分散	有意 F				
12	回帰	1	99.06686	99.06686	25.80664	7.81E-05				
13	残差	18	69.09864	3.838813						
14	合計	19	168.1655							
15										
16		係数	標準誤差	t	P-値	下限 95%	上限 95%	下限 95.0%	上限 95.0%	
17	切片	-90.5608	30.36637	-2.98227	0.007987	-154.358	-26.7635	-154.358	-26.7635	
18	X 値 1	0.888923	0.174984	5.080024	7.81E-05	0.521295	1.25655	0.521295	1.25655	

3.1

	A	B	C	D
1	確率	0.025		
2				
3	パーセント点	=NORMSINV(1-B1)		
4				
5				

↓

	A	B	C	D
1	確率	0.025		
2				
3	パーセント点	1.959964		
4				
5				

3.2

	A	B	C	D
1	自由度	19		
2	確率	0.025		
3				
4	パーセント点	=TINV(B2*2,B1)		
5				
6				
7				
8				

↓

	A	B	C	D
1	自由度	19		
2	確率	0.025		
3				
4	パーセント点	2.093024		
5				
6				
7				
8				

3.3 標本平均 $\bar{X}$ は，平均 μ，標準偏差 $\sigma/\sqrt{n}$ の正規分布にしたがう。

標準正規分布上の上側の確率 $(1-0.95)\div 2=0.025$ に対応する値（1.96）から，95%信頼区間は次のようになっている。

$$\bar{X}-1.96\times\sigma/\sqrt{n}\leq\mu\leq\bar{X}+1.96\times\sigma/\sqrt{n}$$

よって，

$$167.2-1.96\times\sqrt{2}/\sqrt{20}\leq\mu\leq 167.2+1.96\times\sqrt{2}/\sqrt{20}$$
$$166.58\leq\mu\leq 167.82$$

3.4 標本平均 $\bar{X}$ は，平均 μ，標準偏差 $s/\sqrt{n}$，自由度 19（=20-1）の t 分布にしたがう。

自由度 19 の t 分布の上側確率 $(1-0.95)\div 2=0.025$ に対応する値（2.093）から，95%信頼区間は次のようになっている。

$$\bar{X}-2.093\times s/\sqrt{n}\leq\mu\leq\bar{X}+2.093\times s/\sqrt{n}$$

よって，

$$167.2-2.093\times\sqrt{2}/\sqrt{20}\leq\mu\leq 167.2+2.093\times\sqrt{2}/\sqrt{20}$$
$$166.54\leq\mu\leq 167.86$$

3.5 ①対立仮説 H_1：平均身長は 165 センチでない。（$\mu\neq 165$）

帰無仮説 H_0：平均身長は 165 センチである。（$\mu=165$）

②標本平均 $\bar{X}$ は，平均 μ，標準偏差 $s/\sqrt{n}$，自由度 19（=20-1）の t 分布にしたがう。

自由度 19 の t 分布の上側確率 $0.05\div 2=0.025$ に対応する値（2.093）から，棄却域は

$$\bar{X}<\mu-2.093s/\sqrt{n} \text{ または } \mu+2.093s/\sqrt{n}<\bar{X}$$ となっている。

③$\bar{X}<165-2.093\times\sqrt{2}/\sqrt{20}$ または $165+2.093\times\sqrt{2}/\sqrt{20}<\bar{X}$ であることより，

$\bar{X}<164.34$ または $\bar{X}>165.66$ であれば帰無仮説を棄却する。

標本平均 167.2 は棄却域にあるので帰無仮説を棄却する。

よって，平均身長は 165 センチではないと考えられる。

3.6 ①対立仮説 H_1：平均身長は 165 センチより高い。（$\mu>165$）

帰無仮説 H_0：平均身長は 165 センチである。（$\mu=165$）

②標本平均 $\bar{X}$ は平均 μ，標準偏差 $s/\sqrt{n}$，自由度 19（$=20-1$）の t 分布にしたがう。

自由度 19 の t 分布の上側確率 0.05 に対応する値（1.729）から，棄却域は
$\mu+1.729s/\sqrt{n}<\bar{X}$ となっている。

③ $165+1.729\times\sqrt{2}/\sqrt{20}<\bar{X}$ であることより，

$\bar{X}>165.55$ であれば帰無仮説を棄却する。

標本平均 167.2 は棄却域にあるので帰無仮説を棄却する。

よって，平均身長は 165 センチより高いと考えられる。

4.1

観測度数

要因＼疾病	罹患あり	罹患なし	計
喫煙あり	35 人	125 人	160 人
喫煙なし	20 人	100 人	120 人
計	55 人	225 人	

期待度数

要因＼疾病	罹患あり	罹患なし	計
喫煙あり	（55×160÷280＝）31.4 人	（225×160÷280＝）128.6 人	160 人
喫煙なし	（55×120÷280＝）23.6 人	（225×120÷280＝）96.4 人	120 人
計	55 人	225 人	

①対立仮説 H_1：χ^2 値が 5% 有意水準に対応する値をこえている。

帰無仮説 H_0：χ^2 値は 5% 有意水準に対応する値と等しい。

②χ^2 値は自由度（行数－1）×（列数－1）の χ^2 分布にしたがう。

自由度 $(2-1)\times(2-1)=1$ の χ^2 分布の上側確率 0.05 に対応する値（3.8415）から，棄却域は $\chi^2>3.8415$ となっている。

③$\chi^2>3.8415$ であれば帰無仮説を棄却する。

$$\chi^2 \text{値} \frac{(35-31.4)^2}{31.4}+\frac{(125-128.6)^2}{128.6}+\frac{(20-23.6)^2}{23.6}+\frac{(100-96.4)^2}{96.4}=1.197$$

は棄却域にないので，帰無仮説を棄却することができない。

よって，喫煙と糖尿病の間には関係があると言えない。

4.2 リスク比＝$\dfrac{①/(①+②)}{③/(③+④)}=\dfrac{35/(35+125)}{20/(20+100)}=1.31$

オッズ比＝$\dfrac{(①/(①+③))/(③/(①+③))}{(②/(②+④))/(④/(②+④))}=\dfrac{(35/55)/(20/55)}{(125/225)/(100/225)}=1.4$

5.1 ①対立仮説：不偏分散の比 F が 1 より大きい。（薬剤の影響が大きい。）

帰無仮説：不偏分散の比 F が 1 に等しい。（薬剤の影響はない。）

	A	B	C	D	E	F	G
1	分散分析: 一元配置						
2							
3	概要						
4	グループ	標本数	合計	平均	分散		
5	列 1	8	13.6	1.7	3.348571		
6	列 2	8	26.8	3.35	0.968571		
7	列 3	8	13	1.625	1.193571		
8							
9							
10	分散分析表						
11	変動要因	変動	自由度	分散	測された分散比	P-値	F 境界値
12	グループ間	15.21	2	7.605	4.140117	0.030498	3.4668
13	グループ内	38.575	21	1.836905			
14							
15	合計	53.785	23				

（E12：分散の比／F12：観測値（標本）に対応する確率＝P 値／G12：有意水準に対応する値）

② F は自由度 (2, 21) の F 分布にしたがう。

自由度 (2, 21) の F 分布の上側確率 0.05 に対応する値 (3.4668) から、棄却域は $F > 3.4668$ となっている。

③不偏分散の比 4.140 は棄却域にあるので帰無仮説を棄却する。

よって、薬剤の影響が大きい。

5.2 ①対立仮説：不偏分散の比 F_{10}, F_{20} が 1 より大きい。（薬剤の種類による影響が大きくかつ投与量による影響も大きい。）

帰無仮説 1：不偏分散の比 F_{10} が 1 に等しい。（薬剤の投与日による影響はない。）

帰無仮説 2：不偏分散の比 F_{20} が 1 に等しい。（薬剤の種類による影響はない。）

	A	B	C	D	E	F	G
1	分散分析: 繰り返しのない二元配置						
2							
3	概要	標本数	合計	平均	分散		
4	行 1	3	1.2	0.4	7.93		
5	行 2	3	-4.7	-1.56667	19.82333333		
6	行 3	3	11.8	3.933333	1.863333333		
7							
8	列 1	3	2.3	0.766667	11.29333333		
9	列 2	3	-2.6	-0.86667	30.89333333		
10	列 3	3	8.6	2.866667	0.223333333		
11							
12							
13	分散分析表						
14	変動要因	変動	自由度	分散	観測された分散比	P-値	F 境界値
15	行	46.60222	2	23.30111	2.43877195	0.203018	6.944272
16	列	21.01556	2	10.50778	1.099779044	0.416292	6.944272
17	誤差	38.21778	4	9.554444			
18							
19	合計	105.8356	8				

（E15：分散の比／F15：観測値（標本）に対応する確率＝P 値／G19：有意水準に対応する値）

② $F_{10}(=F_1/F_0)$ は自由度 (2, 4) の F 分布にしたがう。

$F_{20}(=F_2/F_0)$ は自由度 (2, 4) の F 分布にしたがう。

自由度 (2, 4) の F 分布の上側確率 0.05 に対応する値 (6.944) から，帰無仮説 1 の棄却域は $F_{10}>6.944$，帰無仮説 2 の棄却域は $F_{20}>6.944$ となっている。

③ $F_{10}=2.439$ は棄却域にないので帰無仮説 1 を棄却できない。

$F_{20}=1.100$ は棄却域にないので帰無仮説 2 を棄却できない。

よって，薬剤の投与日の影響も，種類の影響も，あるとは言えないと考えられる。

■ あとがき

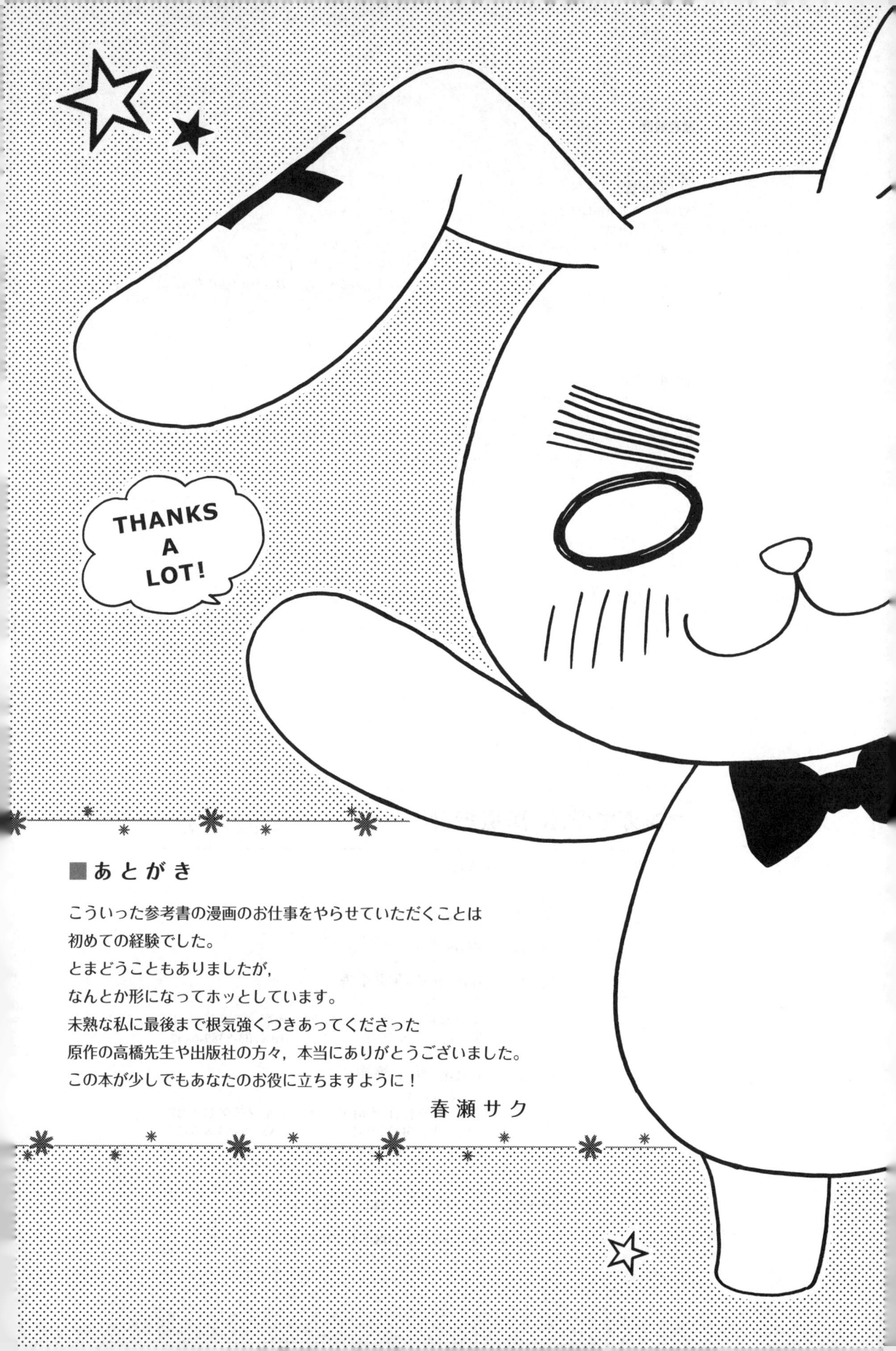

こういった参考書の漫画のお仕事をやらせていただくことは
初めての経験でした。
とまどうこともありましたが,
なんとか形になってホッとしています。
未熟な私に最後まで根気強くつきあってくださった
原作の高橋先生や出版社の方々, 本当にありがとうございました。
この本が少しでもあなたのお役に立ちますように！

春瀬サク

著者略歴

高橋麻奈
たかはし まな

1971年　東京都に生まれる
1995年　東京大学経済学部卒業
主　著　『やさしいJava』『やさしいC』『やさしいiOSプログラミング』
　　　　『やさしいAndroidプログラミング』（ソフトバンククリエイティブ）
　　　　『入門テクニカルライティング』『ここからはじめる統計学の教科書』（朝倉書店）
　　　　『心くばりの文章術』（文藝春秋）

春瀬サク
はるせ

　　　　埼玉県に生まれる
2004年　第39回なかよし新人漫画賞準入選
代表作　『ひとりじゃないこと』『パパとあたしのヴァーサスな日常』（講談社）
　　　　「つばさピチカート！」（「なかよし」連載）

マンガで学ぶ　医療統計

定価はカバーに表示

2013年8月29日　初版第1刷発行

著　者　高橋麻奈
作　画　春瀬サク
発　行　株式会社 みみずく舎
　　　　〒169-0073
　　　　東京都新宿区百人町 1-22-23　新宿ノモスビル 2F
　　　　TEL：03-5330-2585　　　　FAX：03-5389-6452

発　売　株式会社 医学評論社
　　　　〒169-0073
　　　　東京都新宿区百人町 1-22-23　新宿ノモスビル 2F
　　　　TEL：03-5330-2441（代）　　FAX：03-5389-6452
　　　　http://www.igakuhyoronsha.co.jp/

印刷・製本：三報社印刷　／　装丁：安孫子正浩

ISBN 978-4-86399-208-5 C3047